輸血学・血液学小事典

大坂顯通
順天堂大学 大学院医学研究科 輸血・幹細胞制御学教授

中外医学社

まえがき

　本書は,タイトルにも掲げたように,輸血学および血液学を理解するための用語解説集です.従来,輸血療法に関する著書は数多くありますが,用語解説集として書かれた輸血学テキストはなかったように思います.医療系の職種を目指す学生さんを対象に企画された「輸血学テキスト」を2013年に中外医学社から出版させていただきましたが,本書を執筆するきっかけは,その中に掲載したキーワード集のアイデアに基づいています.輸血学を理解するためには,輸血学の領域に限定せず,血液学や免疫学にも踏み込む必要性を感じておりました.今回のキーワードの選択において,辞書のようなキーワードの羅列に簡単な説明を加えるものではなく,単独のキーワードとして,読み応えのある文章を心がけました.したがって,キーワードの数としては少ないとお感じになる方もおられると思います.外科系医師と麻酔科医にとって,輸血療法は,日常的に携わる手術において馴染みのある医療分野ですが,血液内科医以外の内科系医師にとっては,少々馴染みの薄い分野でしょう.輸血療法は,内科系医師,外科系医師,麻酔科医師のそれぞれの立場の違いにより,そのとらえ方は微妙に異なりますが,基本的な事項は共通しています.本書は,あくまでも短い記載の用語解説集として,日常診療に携わる医療従事者の立場にかかわらず,理解いただけるように心がけたつもりです.

　本書は,和文(アイウエオ順)と欧文(アルファベット順)の二部構成になっていますが,原則として,どちらからでもキーワードにたどり着けるようにしたつもりです.それぞれの記載は,輸血療法に主眼をおいていますので,必要な場合には

専門書を参照していただければと思います．また，不足していると思われるキーワードが多々あるとは思いますが，輸血学の領域において，このような形式の著書はないことから，ご批判を覚悟で執筆いたしました．今後，改訂版をつくる機会をいただいた場合には，さらに充実した用語解説集にしたいと考えております．

　本書の執筆に際して，輸血学，血液学，免疫学などのテキストに加えて，日本輸血・細胞治療学会認定医制度審議会カリキュラム委員会編「新版日本輸血・細胞治療学会認定医制度指定カリキュラム」を参考にさせていただきました．また，日本輸血・細胞治療学会，日本造血細胞移植学会，日本血栓止血学会，日本血液学会，国立感染症研究所などの公式ホームページ，およびBloodBankGuy，UpToDate，Wikipedia（英語版）などのホームページを参考にさせていただきました．原則として，キーワードの内容について，私自身が理解するために参考にさせていただいたことをお断りさせていただきます．この場をお借りして，関係者の皆様に深謝いたします．

　日常診療において，輸血療法を行う診療科医師や研修医，看護師，コメディカルの方々を念頭に執筆させていただきましたが，輸血医療に携わっている医療関係者および製薬企業の方々にもお読みいただけましたら幸いです．さらに，医学生や看護学生にも理解しやすいように，平易に記載したつもりですので，試験前のチェックなどに活用していただけましたら幸いです．

　輸血療法はリスクを伴う治療法ですが，患者さんに安全な輸血療法を提供することは，医療関係者の責務です．輸血療法の安全性は，輸血用血液製剤の安全性（blood safety）だけでは

なく，輸血療法を行う過程における安全性（transfusion safety）も確保する必要があります．日本赤十字社血液センターから供給される輸血用血液製剤の安全性は飛躍的に向上しましたが，医療施設において行われる輸血療法の安全性は，まだ十分とはいえないと思います．したがって，輸血療法を安全に行うためには，医師だけではなく，看護師やコメディカルを含め，すべての医療関係者が，輸血療法に精通している必要があります．若い研究者が，輸血医学の領域に数多く参入してくれること，そのためには輸血医学がより魅力的な学問領域になること，そのために自分自身として何をなすべきか，など考えながら本書を執筆しておりました．本書が，微力ながらも，その一助となってくれれば，著者としてこの上ない喜びです．

　本書の発刊にあたり，順天堂医院の輸血・セルプロセシング室，臨床検査部，薬剤部のスタッフ，および企画の段階から完成に至るまでご尽力いただいた中外医学社の小川孝志氏に深謝いたします．また，挫折しそうになった時に励ましてくれた家族と辛抱強く原稿を待っていただいた小川氏なしに，本書は完成しませんでした．改めて感謝の意を表したいと思います．

　　　2017 年　桜が待ち遠しい晩冬

　　　　　　　　　　　　　　　　　　　　　　　大坂顯通

本書の使い方

1. アイウエオ順とアルファベット順に分けてあります．
2. 原則として，アイウエオ順の項で解説していますが，英語表記が一般的と思われる用語は，アルファベット順の項に解説があります．
3. 英語表記が一般的と思われる用語は，カタカナではなく英語としています．
4. アルファベット順の項において，英語の略語が頻繁に使用される用語は略語を先行させています．
5. 本文中にピンクで示した用語は，他の見出し語として解説があります．
6. アイウエオ順の項において，用語の英文表記については，内容がわかりやすいように意訳しているものがあります．
7. 本書は，単なる辞書とは違う用語解説集であり，各用語の解説は少々長くなっています．
8. 本書に網羅しきれていない用語が多数あるかもしれません．他の専門書などを参照してください．
9. 各用語の解説は，2016年12月の執筆時点において，妥当だと思われる記載をしています．研究分野の進歩により，将来的に，記載とは異なる事象が出てくるかもしれませんが，ご容赦いただけましたら幸いです．

アウエル小体（Auer's body）：Auer 小体を参照.

亜型（subtype）

　一般的に，正常と異なる表現型を呈するものを変異型（variant）と称するが，ABO 血液型において，遺伝的に血液型抗原の性状に異常を認める変異型を亜型（あがた）と呼ぶ．赤血球の抗原量が減少しているもの，血清中に抗 A_1 抗体などの不規則抗体を保有するもの，分泌型であれば唾液中の型物質量に違いを認めるものなどがある．典型的な ABO 亜型は，血液型糖転移酵素をコードする遺伝子の変異により糖転移酵素活性が低下し，赤血球上の A 抗原あるいは B 抗原の抗原決定基数が減少するために，赤血球の抗原性が減弱するものである．ABO 血液型検査のオモテ試験において，亜型では，抗 A 血清あるいは抗 B 血清に対して凝集が認められないか極めて弱い反応であり，O 型と判定される可能性がある．ウラ試験では，A_1 血球あるいは B 血球に対する反応はほぼ正常であり，オモテ試験とウラ試験の不一致を呈する．また，オモテ試験では，抗 A 血清あるいは

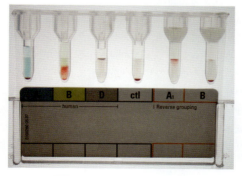

図1　B 型亜型（B3，カード法）

抗B血清との反応において，凝集する細胞集団と凝集しない細胞集団とが混在（mixed field agglutination）する異常な凝集像を呈する場合がある．検査法として，通常の試験管法よりもカラム凝集法のほうが部分的な凝集反応を検出しやすい（図1）．亜型を確定するためには，赤血球と各種抗血清（抗A，抗B，抗H，抗A_1）との反応性，血清中の不規則抗体（抗A，抗B，抗A_1，抗H・抗HI）の有無，糖転移酵素活性，唾液中のABH型物質（分泌型の場合）の有無を加味して判定する．さらに，必要があれば，家系調査による遺伝的背景も考慮に加え総合的に判断する．亜型には，A亜型，B亜型，AB亜型などがある．日本人に検出されるA亜型には，A_1，A_2，A_3，A_x，A_m，A_{el}型，B亜型には，B_3，B_x，B_m，B_{el}型があり，A亜型よりもB亜型が多いとされている．ABO血液型検査において，オモテ試験とウラ試験の結果が一致しない（ランドシュタイナーの法則に従わない）事例の代表的なものである．

悪性リンパ腫（malignant lymphoma）

悪性リンパ腫は，リンパ系造血前駆細胞が腫瘍化した急性リンパ性白血病（ALL）とは異なり，成熟リンパ球が腫瘍性に増殖する疾患であり，ホジキンリンパ腫と非ホジキンリンパ腫に大別される．非ホジキンリンパ腫は，腫瘤形成型のリンパ系腫瘍において，ホジキンリンパ腫を除いたものをいう．日本におけるホジキンリンパ腫の発生頻度は，人口10万人当たり年間0.5人程度と低いことから，悪性リンパ腫の90％以上は非ホジキンリンパ腫である．悪性リンパ腫は，主たる病変部位の違いにより"リンパ節性リンパ腫"と"節外性リンパ腫"に大別され，後者については，発生頻度に差があるもの

の，リンパ組織が存在するほぼすべての臓器から発生しうる．悪性リンパ腫の診断は，リンパ節などの"腫瘤"を生検し，病理組織診断に基づいた病型分類を行う．生検部位について，鼠径リンパ節や腋窩リンパ節は反応性腫大をきたすことがあり，全身のリンパ節腫脹を認める場合には，頸部リンパ節の生検を行うことが望ましい．針生検のみの病理組織検査は診断には不十分であり，原則として，開放生検を行う．生検により得られた組織検体の一部は，ホルマリン固定パラフィンブロックから薄切標本を作製し，ヘマトキシリン・エオジン染色による病理組織診断に加え，免疫組織化学検査を行って細胞系列を同定する（B 細胞性，T 細胞性など）．残りの組織検体から細胞を分離して浮遊細胞に調製し，急性白血病と同様に，フローサイトメトリーを用いた細胞表面マーカー，染色体分析，遺伝子検査を行うことが望ましい．また，悪性リンパ腫において，病変の広がりを把握する病期分類は，治療法の選択および予後の予測に大きく影響するため，病型分類と同様に極めて重要である．悪性リンパ腫の病期分類は，ホジキンリンパ腫に対して開発された Ann Arbor 分類が非ホジキンリンパ腫に対しても用いられている．悪性リンパ腫の臨床病期を決定するためには，病歴と理学所見，全血算，生化学検査（β_2 ミクログロブリン，可溶性インターロイキン（IL）-2 受容体を含む），胸部 X 線検査，頸部・胸部・腹部・骨盤 CT 検査，MRI 検査，FDG-PET 検査，必要に応じて上部・下部消化管内視鏡検査，骨髄穿刺・生検を行う必要がある．ウイルス検査も重要であり，B 型肝炎ウイルス（HBV）では，HBV キャリアあるいは HBV 感染の既往がある患者（HBs 抗原陰性，HBs 抗体あるいは HBc 抗体陽性）において，抗がん剤，副腎皮質ステロ

イド剤，リツキシマブ，造血幹細胞移植など強力な化学療法と免疫抑制剤の投与を受けた場合に，HBVの再活性化によるB型肝炎が発症することがあり注意が必要である．ヒトTリンパ向性ウイルスI型（HTLV-I）は成人T細胞白血病／リンパ腫（ATLL）の原因ウイルスであるが，悪性リンパ腫の診断において，患者がT細胞リンパ腫でHTLV-I抗体陽性と判明した場合に，その時点ではATLLと診断することはできない．その腫瘍がATLL（HTLV-I関連）と診断するためには，腫瘍組織の一部を検体としてDNAを抽出し，サザンブロット法によりクローン性（HTLV-Iプロウイルスのインテグレーション）を検出する必要がある．ヒト免疫不全ウイルス（HIV）は後天性免疫不全症候群（AIDS，エイズ）の原因ウイルスであるが，エイズ発症期において，CD4陽性リンパ球数が$50/\mu L$以下になると，サイトメガロウイルス感染症や非定型抗酸菌症，カポジ肉腫や中枢神経系の悪性リンパ腫などを発症する．治療法として，ホジキンリンパ腫と非ホジキンリンパ腫では使用される抗がん剤の種類が異なること，非ホジキンリンパ腫では化学療法に加え造血幹細胞移植が行われることがあり，ホジキンリンパ腫の早期例では放射線療法の併用が行われるなど違いがあり，その意味でも病型分類と病期分類は極めて重要である．

アデノシン二リン酸（adenosine diphosphate：ADP）

ADPは，プリン塩基であるアデニンにリボースが結合したアデノシンを基本構造として，リボースにリン酸基が2分子連続して結合したヌクレオチドで，アデノシン三リン酸（ATP）よりもリン酸基が1分子少ない．リン酸基は高エネルギーリン酸結合をとっており，

ATPからADPとリン酸基に分かれる際に放出されるエネルギーは，生体内における主要なエネルギー源となっている．ADPは，ATPアーゼ（ATPase）の作用によるATPの加水分解，およびアデニル酸キナーゼ（リン酸基転位酵素）の作用によるアデニル酸（AMP）のリン酸化によって生成される．血小板には，α顆粒，濃染顆粒，リソソームなどの膜状の顆粒，および開放小管系と呼ばれる細胞小器官が存在する．α顆粒内には，血小板第4因子，フィブリノゲン，ヴォン・ヴィレブランド因子，血小板由来増殖因子（PDGF）など多くのタンパク質が存在する．濃染顆粒はδ顆粒とも呼ばれ，顆粒内に蛋白質は存在せず，ADP，ATP，セロトニン，カルシウムイオンなどが存在する．血小板が活性化すると，これらの細胞小器官が機能して，顆粒内の物質を細胞外へ放出する．放出される顆粒内物質として，トロンビンやADPはそれぞれ特異的な細胞内のシグナル伝達系を介して血小板を活性化する．また，血小板のアラキドン酸カスケードにおいて生成されたトロンボキサンA_2（TXA_2）は，血小板のTXA_2受容体に結合して他の血小板を活性化する．活性化した血小板は，ADPやTXA_2などを放出することで，他の多数の血小板をさらに活性化する．

アデノシン三リン酸（adenosine triphosphate：ATP）

ATPは，基本構造であるアデノシンのリボースに3分子のリン酸が結合し，2個の高エネルギーリン酸結合を有する化合物のことである．ATPは生体内に広く分布し，リン酸1分子が分離したり結合したりすることで，エネルギーの放出や貯蔵，物質の代謝や合成において，重要な役割を果たしているヌクレオチドである．リ

ン酸基同士の結合（リン酸無水結合）は，エネルギー的に不安定であり，このリン酸基の加水分解による切断反応や他の分子にリン酸基が転位する反応により，エネルギーを放出する．ATPは，主にATP合成酵素による酸化的リン酸化および光リン酸化によって生じるが，解糖系やクエン酸回路などでも生じる．ATPは，エネルギーを要する生物体の反応過程において必ず使用されており，解糖系ではグルコースのリン酸化，筋収縮ではアクチンとミオシンの収縮，生合成において糖新生や還元的クエン酸回路など，多くの反応系において利用されている．

アナフィラキシー反応（anaphylactic reaction）

アナフィラキシー反応は，アレルギー反応に伴う皮膚粘膜症状に加えて，呼吸器・心血管系の症状を伴う重篤な非溶血性輸血副作用である．嗄声，喘鳴，呼吸困難など気道狭窄に伴う症状や重篤な低血圧やショックなどの全身症状を伴う重症即時型のアレルギー反応である．アナフィラキシー反応では，IgEによるマスト細胞の脱顆粒が原因と考えられ，診断として，マスト細胞由来の血中トリプターゼの測定が推奨される．ほとんどの症例では原因が不明であるが，患者が血漿タンパク質欠損症（IgA，ハプトグロビン，補体第4成分［C4］，補体第9成分［C9］など）の場合には，各々のタンパク質に対する同種抗体が原因と考えられる．患者の大多数は頻回輸血患者であり，その半数に蕁麻疹や発熱などの副作用歴がある．日本赤十字社血液センターの副作用報告によると，アナフィラキシーショックは輸血開始後10分以内に20%が，30分以内では55%が発症するとされている．したがって，ベッドサイドにおいて，輸血開始5

分後および15分後に患者の状態を観察することの重要性は明らかである．重篤な症例ほど発症が速く，わずか数mLの輸血量でも発症することがある．重篤なアナフィラキシー反応では，エピネフリンの投与，血管および気道の確保などショック症状に応じた治療を行う．

アフェレーシス（apheresis）：成分採血を参照．

アラキドン酸カスケード（arachidonic acid cascade）

　細胞膜を構成するリン脂質由来のアラキドン酸を出発点として，プロスタグランジン（PG）やトロンボキサン（TX）などの脂質メディエーターを合成する代謝経路をいう．ホスホリパーゼA_2（PLA_2）の作用により，細胞膜から遊離した脂肪酸（アラキドン酸）が，その後，シクロオキシゲナーゼ（COX）の作用によりPG類およびTX類に変換される．一方，リポキシゲナーゼ（LOX）の作用により，アラキドン酸はロイコトリエン類に変換されるが，これらの代謝物を総称してアラキドン酸代謝物あるいはエイコサノイドと呼ぶ．血小板は止血機構の一次止血において主要な役割を果たす血球である．アデノシン二リン酸（ADP）およびアラキドン酸代謝物であるTXA_2は血小板から放出され，他の血小板凝集を惹起する．先天性の血小板機能異常症において，アラキドン酸カスケードに障害をきたすものやTXA_2受容体に異常を認めるものがある．一方，血小板凝集を抑制する抗血小板薬は，脳梗塞や心血管イベントの予防を目的として広く使用されている．アスピリンは抗血小板薬の中で最も代表的な薬剤であり，不可逆的にCOXをアセチル化してTXA_2の生成を阻害することにより血小板凝集を抑制する．チエノピリジン系抗血小板

薬（チクロピジン，クロピドグレル）は，心血管疾患において広く使用されておりアスピリンとも併用される薬剤であるが，肝臓における代謝産物が，血小板上のADP受容体であるP2Y12を不可逆的に阻害する．非ステロイド系抗炎症薬（NSAIDs）は，COXを抑制することで血小板凝集を抑制するが，その抑制効果は製剤間で異なるものの，アスピリンほど強力ではない．副腎皮質ステロイド剤は，PLA_2を阻害することで抗炎症作用を発揮する．

アルブミン製剤（albumin preparation）

　アルブミンは，血漿タンパク質の中で最も多く（約60％），アルブミン1gは約20 mLの水分を保持するため，血漿の膠質浸透圧および循環血漿量の維持に主要な役割を果たしている．また，アルブミンはビリルビン，脂肪酸，甲状腺ホルモンやコルチゾールなどのホルモン，ワルファリンやフェニトインなどの薬物と結合し，体内の運搬を担っている．アルブミンは，肝臓において1日に0.2 g/kg合成され，血中半減期は約17日，回転率は1日に8％である．アルブミン製剤には，一般名として人血清アルブミンと加熱人血漿タンパクがある．人血清アルブミンは，含有タンパク質の96％以上がアルブミンである製剤で，5％の等張アルブミン製剤と20～25％の高張アルブミン製剤がある（図2）．加熱人血漿蛋白（PPF）は，アルブミン濃度が4.4％（w/v）以上で含有タンパク質の80％以上がアルブミン（一部のグロブリンを含む）の等張製剤である．等張アルブミン製剤は，主に，出血性ショックや重症熱傷などにおいて，循環血漿量を補充する目的で使用され，規格として100 mLと250 mLがある．高張アルブミン製剤は，主

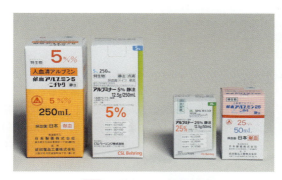

図2　現行のアルブミン製剤

に低タンパク血症に伴う難治性腹水や胸水の治療に対して使用され，規格として 20 mL と 50 mL がある．5％製剤 250 mL と 25％製剤 50 mL は，両者とも 1 バイアル中に 12.5 g のアルブミンを含有するが，この量は成人が 1 日に産生するアルブミン量に相当する．投与量の算定は下記の計算式を用い，得られたアルブミン量を，患者の病状に応じて，通常 2〜3 日で分割投与する．必要投与量（g）＝ 期待上昇濃度（g/dL）× 循環血漿量（dL）× 2.5．期待上昇濃度は期待値と実測値の差，循環血漿量は 0.4 dL/kg，投与アルブミンの血中回収率を 40％とする．アルブミン製剤は，診療報酬体系では注射薬扱いであり，他の注射薬と混合投与される可能性がある．5％ブドウ糖液や生理食塩液などの中性に近い輸液剤以外との混合注射は避けるべきである．また，アルブミン製剤には保存剤が含有されていないため，分割使用は禁忌であり，残液は細菌汚染の可能性があるため使用しない．高張アルブミン製剤の薬価は，25％ 50 mL 製剤の 1 バイアルが 5,817 円と 6,204 円（販売会社により薬価が異なる）である．医療機関におけるアルブミン

製剤の使用量は，診療報酬体系における輸血管理料の算定基準に組み込まれている．

アレルギー性紫斑病（allergic purpura）

アレルギー性紫斑病は，IgAを主体としたアレルギー反応により毛細血管の透過性が亢進し，組織の浮腫と紫斑をきたす疾患である．血管性紫斑病（Schönlein-Henoch purpura），アナフィラクトイド紫斑病とも呼ばれる．3〜7歳の小児に好発し，上気道感染やA群β溶血性レンサ球菌感染症に続発する．先行感染や薬剤などに対して，異常な免疫応答の結果IgAの産生が亢進し，IgA免疫複合体を形成した後，この免疫複合体が血管壁に沈着することで，活性化された好中球や補体系が血管壁を傷害し，血管透過性の亢進や血管壁の脆弱化を伴う血管炎が起こり，紫斑や浮腫をきたすと考えられている．症状として，下肢〜臀部，とりわけ下腿伸側に左右対称性の触知可能な紫斑（palpable purpura）が出現する．毛細血管の脆弱性を検査するRumpel-Leede試験が陽性である．消化器症状として，腸管の血管透過性亢進に基づく腸管壁の浮腫による腹痛が出現し，時に腸重積をきたす場合がある．また，膝の関節痛がしばしば認められるが，関節の腫脹は少ない．アレルギー性紫斑病の3徴である紫斑，関節痛，急性腹症は1週間以内に軽快するが，一部の症例において，血尿やタンパク尿などの腎炎を併発し，腎生検による病理組織学的所見はIgA腎症である．臨床検査所見では，出血傾向を呈するが血小板の数と凝固系検査に異常を認めない．時に，血液凝固第XIII因子活性が低下する症例を認める．A群β溶血性レンサ球菌感染症に続発する症例では，抗ストレプトリシンO（ASLO）抗体や抗ストレプトキナーゼ

(ASK）抗体の上昇を認める．治療として，症状が紫斑のみである場合は無治療で経過観察するが，安静を必要とする．腹痛や関節痛に対して，非ステロイド系抗炎症薬や副腎皮質ステロイド剤が使用される．腎炎に関しては，IgA 腎症と同様の治療を行う．

アレルギー反応（allergic reaction）

アレルギー反応は，皮膚や粘膜に限局した症状を呈する軽症の非溶血性輸血副作用である．瘙痒感を伴う麻疹用発疹，蕁麻疹，局所性の血管性浮腫，唇・舌・口蓋垂の浮腫，眼窩周囲の瘙痒感，眼瞼結膜の浮腫など，皮膚や粘膜に限局した症状が，輸血中〜輸血終了後 4 時間以内に出現する．アレルギー反応は，患者血液中の IgE と輸血用血液製剤中の抗原との反応であると考えられる．局所的で軽症なアレルギー反応では，抗ヒスタミン剤や副腎皮質ステロイド剤の投与により速やかに改善する．

安全な血液製剤の安定供給の確保等に関する法律（血液法）

血液法は，血液事業に関する法律として，1956 年に供血者の保護を目的として策定された「採血及び供血あっせん業取締法」を大幅に変更したものである．血液法の基本理念において，血液製剤については，安全性の向上，国内自給の原則，安定供給，適正使用，血液事業の公正の確保と透明性の向上，の 5 点が明文化された．また，関係者の責務として，血液事業における国の責任が明確化され，地方自治体，採血事業者（日本赤十字社），製造業者などの責務が記載されている．さらに，医療関係者の責務として，血液製剤の適正使用，血液製剤の安全性に関する情報の収集および提供に努めること

が明文化された.

アンチトロンビン製剤（antithrombin preparation）

　アンチトロンビンは，主に肝臓で合成され，血液凝固阻害作用を有するセリンプロテアーゼインヒビターである.　血液凝固カスケードにおいて，トロンビン（活性化第II因子，IIa）および活性化第X因子（Xa）などのセリンプロテアーゼと結合して1分子対1分子の複合体を作り，その作用を阻害する.　アンチトロンビンは，抗凝固作用の他に，アラキドン酸カスケードの代謝産物であるプロスタグランジンI_2（PGI_2，プロスタサイクリン）の産生を介した抗炎症作用を有している.　血中アンチトロンビンの欠乏あるいは活性が低下した場合には凝固系優位の状態となり，血栓塞栓症発症の素因となる.　アンチトロンビンはヘパリン結合部位を有し，ヘパリンと結合することにより，プロテアーゼとの複合体形成反応はより速やかに進行し，より強い抗凝固作用を発揮する.　血栓塞栓症の急性期治療としてヘパリンを投与するが，ヘパリンの抗凝固作用は血中アンチトロンビン活性に依存することから，アンチトロンビン活性が低下している場合には，アンチトロンビン製剤による補充療法が必要となる.　アンチトロンビンの生体内半減期は，健常人で65時間であるが播種性血管内凝固（DIC）では短縮する.　アンチトロンビン製剤は，先天性アンチトロンビン欠損症に対する補充療法として，あるいは血中アンチトロンビン活性の低下（70％以下）を伴うDICに対する抗凝固療法として使用される.　DICの治療において，アンチトロンビン製剤は，原則としてヘパリン/ヘパリン類の持続点滴静注下に投与することになっているが，出血が予想される場合には単独投与を行う.　現行製

剤として，濃縮アンチトロンビン III 製剤であるアンスロビン®P 注射用，ノイアート®静注用，献血ノンスロン®注射用，および遺伝子組換え型製剤であるアンチトロンビン ガンマ（商品名：アコアラン®静注用）がある．1994 年に国際血栓止血学会において，アンチトロンビン III を単にアンチトロンビンと呼ぶように決定されたことで，製剤名を示す場合以外は，アンチトロンビンと呼ぶことになっている．

易感染性（susceptibility to infection, compromised）

易感染性とは，compromise は妥協するの意から，感染に対する抵抗力が低下した脆弱な状態をいう．具体的には，反復感染，重症感染，持続感染，日和見感染のいずれかが存在する場合をいう．反復感染とは，明らかな感染症に罹患し抗菌薬の投与で一旦軽快するが，治療の中断により再燃するか新たな部位に感染症を発症する場合をいう．重症感染とは，細菌性髄膜炎，敗血症，膿胸，化膿性関節炎，骨髄炎などの重篤な細菌感染症，ウイルスによる重篤な肺炎，神経系の感染症，全身播種などをさす．持続感染とは，十分な抗菌薬の投与にもかかわらず炎症所見が改善しない場合や，通常は一過性感染で治まる感染が持続する場合をいう．日和見感染とは，健常人に対して感染性の低い病原微生物による感染をいう．易感染性を呈する場合には，免疫系が破綻した状態，すなわち免疫不全症を考慮する必要がある．免疫不全症には，免疫系の遺伝的欠陥によって生ずる原発性免疫不全症候群と，免疫系の二次性の欠陥による後天性免疫不全症候群がある．また，好中球は，自然免疫を担う食細胞の中で，細菌感染において主要な役割を果たす血球であり，その絶対数が減少する好中球減少症は，細菌

感染症に罹患するリスクを増大させる．好中球数が1,000/μL以下になると発熱の頻度が増加し，500/μL以下ではさら増加し，100/μL以下に減少すると発熱および感染症は必発とされている．

異型適合血輸血（ABO-non-identical compatible blood transfusion）

異型適合血とは，ABO血液型は同型ではないが，適合する輸血用血液製剤をさす．異型適合血輸血とは，赤血球製剤を使用する場合は，A型ではO型，B型ではO型，AB型ではO型よりもA型あるいはB型を優先して輸血することをいう．輸血療法を行う場合，原則として，患者のABO血液型およびRh血液型が一致した（同型）輸血用血液製剤を投与する．しかし，危機的出血において時間的余裕がない場合には，救命を最優先して輸血療法を行う．具体的には，本来のABO適合血で交差適合試験済の血液製剤，その後はABO適合血で交差適合試験を省略した血液製剤を優先して使用し，さらに必要な場合には異型適合血を躊躇せずに輸血する．赤血球製剤の選択順位は，ABO同型交差適合試験済，ABO同型交差適合試験省略，ABO異型適合血（表1）の順である．RhD陰性の場合は，患者が抗D抗体を保有していなければABO同型RhD陽性血を使用しても

表1　緊急時の適合血の選択

患者血液型	赤血球濃厚液	新鮮凍結血漿	血小板濃厚液
A	A＞O	A＞AB＞B	A＞AB＞A
B	B＞O	B＞AB＞A	B＞AB＞A
AB	AB＞A＝B＞O	AB＞A＝B	AB＞A＝B
O	Oのみ	全型適合	全型適合

異型適合血を使用した場合，投与後の溶血反応に注意する．

よい．患者が不規則抗体を保有している場合でも，交差適合試験を行わずにABO異型適合血を優先する．血液型が不明の場合には，O型赤血球製剤を使用する．新鮮凍結血漿および血小板製剤の選択順位は，ABO同型，ABO異型適合血の順番である．異型適合血を輸血した後に，本来の患者血液型と同型の血液製剤に変更する（戻す）場合には，新たに採取した最新の患者検体と交差適合試験（食塩水法）を行って，主試験が適合する血液製剤を使用する．詳細は，日本麻酔学会と日本輸血・細胞治療学会が合同で作成した"危機的出血への対応ガイドライン"を参照していただきたい．

異型リンパ球（atypical lymphocyte）

正常のリンパ球と比較して，細胞形態に異常を認める場合，反応性によるものを異型リンパ球，腫瘍性によるものを異常リンパ球と区別している．異型リンパ球は，EBウイルス（Epstein-Barr virus：EBV）やサイトメガロウイルスの感染症など，外来の抗原刺激によって活性化され幼若化したリンパ球をさし，薬物アレルギー・結核・自己免疫疾患・輸血後・心臓手術後などでも認められる．異型リンパ球は，末梢血塗抹標本において，好塩基性で大型（16μm以上）のリンパ系細胞であり，核/細胞質比が低く，核網が粗荒な特徴がある．典型的には，EBVの初感染によって起こる伝染性単核症（IM）で認められる．IMにおいて，EBVは主な標的細胞であるB細胞に感染するが，B細胞上のEBV抗原を認識した細胞傷害性T細胞（CTL）やナチュラルキラー（NK）細胞が増殖して感染B細胞を攻撃し，強い炎症反応を引き起こす．IMの末梢血中に出現する異型リンパ球は，感染B細胞の増殖に対して反応するCTLが活

性化したものとされており，EBV感染の数日後から10％を超えて増加し，急性期には多数出現する．異型リンパ球と異常リンパ球の鑑別は困難なことも多く，細胞表面マーカー検査などが必要となることもある．

異常ヘモグロビン症（hemoglobinopathy）

溶血性貧血は，様々な原因により，赤血球が生理的寿命を迎える前に破壊が亢進し，赤血球が減少する貧血の総称である．先天性（遺伝性）溶血性貧血は，赤血球膜異常症，赤血球酵素異常症，異常ヘモグロビン症に分類される．異常ヘモグロビン症は，ヘモグロビンの合成障害を特徴とする先天性溶血性貧血の一病型であり，鎌状赤血球症，不安定ヘモグロビン症，サラセミアなどがある．鎌状赤血球症とサラセミアに関しては，それぞれの項目を参照していただきたい．不安定ヘモグロビン症（unstable hemoglobin disease）は，ヘモグロビンの一次構造の異常により立体構造が不安定になり，酸化ストレスに対する抵抗性が減弱した場合，異常ヘモグロビンは赤血球内で変性しやすくなる．変性ヘモグロビンが赤血球内で沈殿（Heinz小体）を形成すると，赤血球の変形能が損なわれ，脾臓を通過する際にHeinz小体が赤血球膜と共にちぎり取られ，マクロファージに貪食されて溶血性貧血を引き起こす．

移植片対宿主病（graft-versus-host disease：GVHD）

GVHDは，ドナー由来のリンパ球（移植片）が，患者（宿主）を非自己と認識して攻撃する病態である．造血幹細胞移植において，主要組織適合抗原であるHLA（human leukocyte antigen）が一致したドナーを選択することで，GVHDの発症頻度を減少させることができ

る．HLA 抗原には，クラス I に属する HLA-A，HLA-B，HLA-C と，クラス II に属する HLA-DR，HLA-DQ，HLA-DP の 6 種類があり，造血幹細胞移植においては HLA-A，HLA-B，HLA-DR が重要である．HLA が一致する確率は同胞で 1/4 であるが，非血縁者では 1/10,000 と低い．GVHD は，HLA 抗原の違いを認識した移植片が，HLA 抗原の発現が強い宿主の臓器を攻撃する病態であり，HLA の一致率が低いドナーから移植が行われた場合には，それだけ GVHD が重症化すると考えられる．病型として，移植後 100 日以内に発症する古典的急性 GVHD，移植後 100 日以降に発症する非典型的急性 GVHD（持続型，再燃型，遅発性），慢性 GVHD がある．慢性 GVHD の診断に発症時期の規定はないが，従来型の古典的慢性 GVHD と，非典型的急性 GVHD に慢性 GVHD の症候を併せ持った重複型 GVHD（overlap syndrome）に分類される．急性および慢性 GVHD は，病理組織学的あるいは臨床徴候により分類され，発症時期により古典的な群と非典型的な群に分類される．急性 GVHD は，皮疹・黄疸・下痢を主徴とする症候群で，皮膚・肝臓・消化管の少なくとも一臓器の障害が存在し，かつ，GVHD 類似の他の疾患が否定されることで診断するが，病変部位の病理学的診断が重要である．一方，慢性 GVHD の診断は，急性 GVHD では認められない臨床症状について，皮膚・爪・頭皮・体毛・口腔・眼球・生殖器・消化器・肝臓・肺・筋肉・関節において，それぞれ特徴的な徴候や検査所見を用いて分類する．原則として，急性 GVHD の予防を行うが，免疫抑制剤であるシクロスポリンあるいはタクロリムスと，メトトレキサートとの 2 剤併用療法が標準的予防法である．GVHD は，造血幹細胞移植よりも一

般的な輸血療法において，輸血後移植片対宿主病（PT-GVHD）として発症しうる．献血ドナーがHLA抗原のホモ接合体で，患者がこの抗原のヘテロ接合体の組み合わせの場合に，"HLAの一方向適合（HLA one-way match）"が生ずることでPT-GVHDが発症する．新鮮凍結血漿を除く（血球成分を含まない）輸血用血液製剤に対して，最低15 Gy，最高50 Gyの条件下で放射線を照射してリンパ球を不活化した放射線照射血の使用が推奨される．

移植片対白血病効果（graft-versus-leukemia effect：GVL）

　白血病患者に対して同種造血幹細胞移植を行った場合，ドナー由来のリンパ球（移植片）が，前処置後も残存している患者の白血病細胞を攻撃して排除することをいう．GVLの機序は移植片対宿主病（GVHD）と同じである．同種造血幹細胞移植後に再発した患者において，移植ドナーの末梢血リンパ球（造血幹細胞ではない）を輸注するドナーリンパ球輸注療法（donor lymphocyte infusion：DLI）を施行して再寛解に至った事実から，GVL効果の存在が明らかとなった．ミニ移植はGVL効果を念頭に置いた造血幹細胞移植である．GVHDをコントロールし，GVL効果を上げることは，造血幹細胞移植の成否のかぎを握っている．GVLは白血病の場合に用いられる用語であるが，悪性リンパ腫や多発性骨髄腫においても同様の効果が認められており，移植片対腫瘍効果（graft-versus-tumor effect：GVT）とよばれる．

一次止血（primary hemostasis）

　一次止血とは，止血機構において血小板が関与する前

半部分をいう．血管が損傷して出血すると，まず，血小板が損傷部位の血管に粘着して一次血栓（血小板血栓）が形成される．具体的には，血小板膜上の糖タンパクであるGPIb/IX複合体が，血漿中のヴォン・ヴィレブランド因子を介して，損傷部位の血管に露出したコラーゲンに結合する．粘着により活性化した血小板から種々の顆粒内物質（メディエーター）が放出され，さらに血小板が活性化することにより血小板凝集が起こる．血小板膜上の別の糖タンパクであるGPIIb/IIIa複合体がフィブリノゲンと結合し，それを介して血小板同士が互いに凝集して一次血栓を形成する．この後，二次止血を経て強固な二次血栓が形成され，止血が完了する．血管新生により血管が修復された後，線溶系の働きで血栓が溶解される．一次止血機構において，中心的役割を果たすのが血小板であり，血小板数の減少だけではなく，血小板の機能異常によっても出血傾向を呈する．

インターフェロン（interferon：IFN）

　IFNは，ウイルスなどの病原体および腫瘍細胞などの異物に対して，生体が分泌するサイトカインの総称である．ウイルス感染や種々の抗原が生体内に侵入した場合に，直接的あるいは間接的に（サイトカインの産生など）IFNの産生が誘導される．IFN発見の経緯において，ウイルスの増殖を非特異的に抑制する因子として，ウイルス干渉（interference）因子という意味から命名された．ヒトのIFNは3つのタイプに大別され（I型IFN，II型IFN，III型IFN），一般的にインターフェロンという場合にはI型IFNをさすことが多い．I型IFNはIFN-α（白血球由来）やIFN-β（線維芽細胞由来）などが含まれ，細胞表面のIFN-α受容体複合体

であるIFNAR（IFNAR1, IFNAR2）に結合して，生物活性を発揮する．II型IFNはIFN-γ（T細胞由来）のみ含まれるが，細胞表面のIFN-γ受容体複合体であるIFNGR（IDNGR1, IFNGR2）と結合する．III型IFNはIFN-λの3つのアイソフォームであるIFN-λ1, IFN-λ2, IFN-λ3からなるが，発見当初はそれぞれインターロイキン（IL）28A, IL28B, IL29とされていた．IFNを介した細胞内のシグナル伝達系としては，JAK-STAT経路が代表的なものである．医薬品としてのIFN製剤は，抗ウイルス作用を主な生物活性とすることからB型肝炎ウイルス（HBV）およびC型肝炎ウイルス（HCV）による肝炎の治療薬として使用されており，多くの製剤が存在する．また，抗腫瘍作用を期待して，従来，造血器疾患では慢性骨髄性白血病（CML）や多発性骨髄腫（MM），あるいは腎細胞がんに対して使用されていた．しかし，単独での有効率は低く，CMLではチロシンキナーゼ阻害薬であるイマチニブ，ダサチヌブ，ニロチニブが，MMではプロテアソームの阻害薬であるボルテゾミブや免疫調節薬としてのサリドマイドなど，新規薬剤が導入されたことでIFNの使用は減少した．

インターロイキン（interleukin：IL）

ILはサイトカインの中で，白血球（-leukin）により分泌され，細胞間（inter-）のコミュニケーションを担う一群のものをいう．タンパク質として同定された順に番号を付けて呼んでおり，現在，30種類以上が知られている．産生細胞の違いにより，単球・マクロファージが産生するものをモノカイン，リンパ球が産生するものをリンフォカインと分けることもある．ILは，免疫系

の多くの機能に関与することから，膠原病など自己免疫疾患の病態にも関与している．以下，主なILについて概説する．IL-1は，ILの中で最初に同定された分子であり，炎症性サイトカインと呼ばれるグループに属する．IL-1にはIL-1αとIL-1βの2種類が存在し，IL-1受容体（IL-1RI, IL-1RII）を介して作用する．生理活性として，炎症時における発熱や急性期タンパク質の誘導，好中球，単球，リンパ球の血管内皮細胞への接着，破骨細胞の活性化など多岐にわたる．また，慢性関節リウマチの病態にも関わる．IL-2は，主に活性化T細胞から産生され，Th1サイトカインに分類される．IL-2は，細胞膜表面のIL-2受容体（α鎖，β鎖，γ鎖）と結合し，JAK-STAT経路を介して細胞内へシグナルを伝達する．生理活性として，T細胞の増殖・活性化，B細胞の増殖・抗体産生の亢進，単球・マクロファージの活性化，ナチュラルキラー細胞の増殖・活性化などがある．ちなみに，血清中の可溶性IL-2受容体（sIL-2R）の値は悪性リンパ腫の病勢マーカーとして使われている．IL-5は，液性免疫を制御するTh2サイトカインであり，ヒトにおいて，主に好酸球に対して作用し，前駆細胞から好酸球への分化誘導および骨髄から血中への動員を行う．気管支喘息において，気道組織への好酸球浸潤にIL-5が関与している．IL-6は，造血や炎症反応において重要な役割を果たしており，液性免疫を制御するサイトカインの1つである．IL-6受容体には，膜結合型IL-6受容体（IL-6R）と分泌型の可溶性IL-6受容体（sIL-6R）が存在し，IL-6Rは分子量130 kDaの糖タンパク質であるgp130（CD130）と会合し，JAK-STAT経路あるいはMAPキナーゼ経路を介して細胞内へシグナルを伝達する．トシリズマブ（tocilizumab，商品名：

アクテムラ®)は，ヒト化抗 IL-6 受容体モノクローナル抗体製剤であり，分子標的薬である．膜結合型および分泌型の IL-6 受容体と結合して，IL-6 の生物学的作用を阻害する．既存治療で効果が不十分である関節リウマチやキャッスルマン病などに適応がある．

インテグリン（integrin）

インテグリンは，あらゆる種類の細胞表面に存在するタンパク質で，細胞外マトリックス（extracellular matrix：ECM）と結合し，細胞の形状や運動性など ECM の情報に応答して細胞内シグナルを伝達する分子であり，ECM の受容体である．インテグリンは，α鎖とβ鎖の2つのサブユニットからなるヘテロ二量体で，各サブユニットは大きな細胞外ドメイン，膜貫通ドメイン，短い細胞内ドメインをもつ．細胞外ドメインで ECM と結合し，細胞内ドメインを介してタリン（talin）など細胞骨格制御タンパク質やシグナル分子と結合することで，ECM との間で構造的・機能的な橋渡しの機能を果たしている．すなわち，ECM を介して細胞外の情報を増殖，分化，生存などのシグナルに解読して細胞内へ伝達する（outside-in signaling）．また，インテグリンとリガンドの結合親和性は，細胞内シグナルの影響を強く受ける．一般に，インテグリンが高分子リガンドと結合する親和性は非常に低いが，何らかの刺激が細胞に加わり細胞内シグナル経路が活性化されると親和性が高まる（inside-out signaling）．個々のインテグリン分子は，構造上異なるα鎖とβ鎖が非共有結合で会合したヘテロ二量体で，α鎖とβ鎖の組み合わせの違いにより，結合するリガンドの種類が決定される（図3）．現時点において，ヒトでは少なくともα鎖は18種類，β鎖は8種類

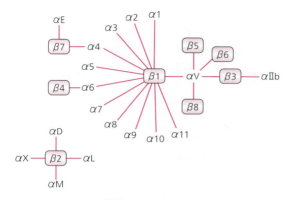

図3 インテグリン

が同定されており，全部で24種類の組み合わせのヘテロ二量体が存在し，インテグリンスーパーファミリーを構成している．インテグリンの主なリガンドは，ECMに含まれる多くのタンパク質や細胞接着性タンパク質である．ECMの主要成分はコラーゲンであるが，それ以外に各種プロテオグリカン，フィブロネクチンやラミニンなどの細胞接着性タンパク質，エラスチンのような構造タンパク質など，非常に多くのタンパク質がECMに含まれている．1種類のリガンドが多種類のインテグリンに結合し，逆に，多種類のリガンドが1種類のインテグリンに結合する．すなわち，インテグリンとリガンドの関係は1対1ではなく多対多の関係である．結合するリガンドからインテグリンを分類すると，コラーゲン結合インテグリン，ラミニン結合インテグリン，白血球インテグリン，RGD（Arg-Gly-Asp）結合型インテグリン，LDV配列認識インテグリンなどがある．白血球インテグリンに分類されるβ_2インテグリンは，ECMの

受容体ではなく，主に細胞同士の接着を担うものであり，リンパ球上の$\alpha_L\beta_2$と血管内皮細胞上の$\alpha_D\beta_2$（ICAM-1）の結合によりリンパ球のホーミングに，好中球上の$\alpha_M\beta_2$（CD11b/CD18）と血管内皮細胞上の$\alpha_D\beta_2$（ICAM-1）の結合により好中球の接着において，主要な役割を果たしている．原発性免疫不全症候群の中の白血球接着不全症（LAD）において，LADIは，β_2インテグリンの共通のサブユニットであるCD18をコードする*INTGB2*遺伝子の変異により，3種類のβ_2インテグリンであるCD11a/CD18，CD11b/CD18，CD11c/CD18の発現が欠損することによる好中球の接着障害をきたす疾患である．

院内採血（in-hospital collecting blood）

院内採血は，医療施設において，ドナーから採血して輸血用血液製剤を調製して輸血を行うものである．原則として，日本赤十字社血液センターから供給されない血液製剤を輸血する場合に限定される．具体的には，自己血輸血における自己血製剤や顆粒球輸血における顆粒球製剤などが該当する．また，広い意味では末梢血幹細胞移植において末梢血から造血幹細胞採取を行う場合，および白血球数10万/μL以上の白血球著増（hyperleukocytosis）を呈する急性白血病において，機械的に白血病細胞を除去する目的でアフェレーシスを行う場合も含まれる．院内採血を実施するためには，輸血部門が設置されていること，および輸血療法委員会を含めた輸血療法に関わる院内体制が整っていることが前提となる．日本赤十字社血液センターから供給される血液製剤について，敢えて院内で採血して輸血を行う明確な理由はない．全血輸血が日常的に行われていた時代において，生

血が重宝されたことがあった．現代の輸血療法は成分輸血が主体であり，必要な成分のみを効率よく輸血するのが基本である．院内採血では，供血者の感染症スクリーニング検査が不十分になりやすく，核酸増幅検査（NAT）が実施されることはほとんどないと思われる．したがって，ウインドウ・ピリオドにおける供血のリスクを完全に排除することは難しい．また，供血者を集めるための患者家族の負担や，頼まれて否応なしに供血する供血者側の負担も大きいと想像される．血縁者からの新鮮血輸血は，輸血後移植片対宿主病のリスクが高いため未照射血の輸血は禁忌である．

院内分割（in-hospital dividing blood preparation）

　院内分割とは，1回輸血量が少ない小児患者などにおいて，日本赤十字社血液センターから供給される輸血用血液製剤を医療機関内で分割し，同一の献血者に由来する血液製剤を調製することをいう．とりわけ，極低出生体重児などでは，頻回に輸血を必要とすることから，ドナー曝露数を減らし，血液製剤の廃棄量を削減することが可能となる．対象となる血液製剤は，赤血球製剤と血小板製剤であり，新鮮凍結血漿は溶解後3時間以内に使用する必要があることから，一般的に院内分割の対象とはならない．分割バッグの有効期限は，分割される前の元バッグ（親バッグ）と同じである．適切な時間（6時間以内）に輸血を完了する1回輸血量と元バッグの血液量を勘案して分割数を決定するが，分割数が多いほど，分割バッグの認証や取り扱い手順は増加し，過誤輸血のリスクは高くなる．また，結局使用せずに廃棄に至ることもある．赤血球製剤では，最小単位である1単位（200 mL 献血由来）を2～5分割するとされている．詳

細は,日本輸血・細胞治療学会ホームページ上で公開されている"血液製剤の院内分割マニュアル"を参照していただきたい.同マニュアルにおいて,分割バッグ(小バッグ)は,市販の塩化ビニル製の輸血用分割バッグを使用するとされている.しかし,極低出生体重児などに輸血を行う場合は,1回輸血量が極端に少なく,かつシリンジポンプを使用することが多いと思われる.同マニュアルでは,赤血球製剤の"シリンジ保存は,細菌汚染や取り違えのリスクあり望ましくない"と記載されている.筆者が勤務する順天堂医院では,医師の依頼により,クリーンベンチ内で無菌接合装置を使用して20〜30 mLのシリンジに輸血用血液製剤を分注し,一般の輸血用血液製剤と同様に,バーコードラベルを貼付して出庫している.これにより,シリンジによる輸血であっても,ベッドサイドにおける電子照合を可能としている.ちなみに,シリンジに保存した赤血球製剤の上清カリウム値は,24時間後まで許容範囲内にあり,6時間以内に使用するのであれば,問題ないレベルであることを確認している(Ohsaka A et al. Transfusion 2009; 49: 1423-30).

インフォームド・コンセント (informed consent)

　文字通りの意味は,説明を受けた(インフォームド)うえでの同意(コンセント)である.医師は,患者に対して輸血を行うことを決定した後,患者あるいは患者家族(患者本人が意思決定をできない場合)に対して,理解しやすい言葉でよく説明し,文書にて同意を得る必要がある(輸血同意書の取得).輸血療法におけるインフォームド・コンセントは診療報酬の要件となっており,あくまでも輸血を行う前に,説明して同意を得る必

表2	インフォームド・コンセントを行う際に,説明すべき主な項目

①輸血療法の必要性
②使用する血液製剤の種類と使用量
③輸血に伴うリスク
④医薬品副作用被害救済制度・生物由来製品感染など被害救済制度と給付の条件
⑤自己血輸血の選択肢
⑥感染症検査と検体保管
⑦投与記録の保管と遡及調査時の使用
⑧その他,輸血療法の注意点

要がある.説明に必要な項目として,①輸血療法の必要性,②使用する血液製剤の種類と使用量,③輸血に伴うリスク,④医薬品副作用被害救済制度・生物由来製品感染等被害救済制度と給付の条件,⑤自己血輸血の選択肢,⑥感染症検査と検体保管,⑦投与記録の保管と遡及調査時の使用,⑧その他,輸血療法の注意点,などが挙げられる(表2).すべてに漏れなく説明することは困難であり,重要な事項,頻度が高い事項,患者が関心を抱いている事項などに絞って説明し,最後に質問の機会を設け,十分に理解されたことを確認することが重要である.

ウインドウ・ピリオド(window period)

ウインドウ・ピリオド(ウインドウ期)は,病原微生物が感染した初期において,感染症検査による検出が可能になるまでの(検出できない)空白期間をいう(図4).抗原抗体反応に依存する血清学的検査のウインドウ・ピリオドと,核酸増幅検査(NAT)のウインドウ・ピリオドがある.NAT検査により前者を短縮することは可能であるが,ゼロにはならない.ウインドウ・ピリ

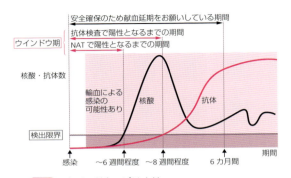

図4 ウインドウ・ピリオド
HIV感染時の核酸・抗体数の増加とウインドウ・ピリオド
（日本赤十字社作成）

オドに採血された献血者の血液は，感染症スクリーニング検査で陰性と判断され，検査感度未満の濃度の感染性病原体が含まれた輸血用血液製剤が患者に投与される可能性がある．NAT検査は，1999年7月から2000年1月まで500プールNAT（500人分の検体をまとめて検査を行う），2004年8月まで50プールNAT，2014年7月まで20プールNATが実施されていたが，輸血用血液製剤を介したHIVの感染事例を契機として，2014年8月より"個別NAT（1人分の検体ごとに検査を行う）"が開始された．プール検体による検査において，ウイルス抗原量が少ない検体では，多人数の血清により希釈されるため陰性と判定されることがある．個別NATの実施により，NAT検査のウインドウ・ピリオドはさらに短縮し，輸血用血液製剤を介した輸血感染症のリスクは非常に少なくなったといえる．しかし，現時点において，B型肝炎ウイルス（HBV）は感染症スクリーニング検査をすり抜ける可能性が残っている．

ヴォン・ヴィレブランド病（von Willebrand disease：vWD）

　vWDは，血漿中のヴォン・ヴィレブランド因子（vWF）の量的・質的異常により出血傾向を呈する遺伝性疾患であり，多くは常染色体優性遺伝形式であるが，一部は常染色体劣性遺伝形式をとる．vWFは，血管内皮細胞および骨髄の巨核球により産生される高分子量の糖タンパク質で，傷害を受けた血管の内皮下組織への血小板の粘着に関与することで，止血機構の一次止血において重要な役割を果たしている．また，vWFは，血液凝固第VIII因子の運搬と安定化に関与していることから，vWDでは二次的に血液凝固第VIII因子活性も低下する．vWFは血漿中ではマルチマー構造をとり，高分子量のマルチマーほど止血能が高いとされている．したがって，vWFの量的減少あるいは高分子vWFマルチマーの欠乏があると，一次止血に障害をきたすことになる．vWDは病態が多様であり，いくつかの病型がある．vWFの量的減少症である1型，vWFの完全欠損症である3型，vWFの質的異常症である2型に分類され，2型には2A，2B，2M，2Nの4つのサブタイプがある．病型として1型vWDが最も多い．出血症状の程度は病型により大きく異なり，1型vWDは一般的に軽症であるが，3型vWDおよび2型vWDはより重症である．粘膜出血を特徴とし，鼻出血，口腔内出血（歯肉出血），皮下出血（紫斑），消化管出血，抜歯後あるいは手術後の止血困難などを呈するが，血友病で認められる深部出血は稀である．しかし，3型vWDでは関節内出血や筋肉内出血が認められることがある．検査所見として，血小板数は正常であるが，血小板粘着能が低下することにより出血傾向を呈する．凝固系検査において，APTT延長，PT正常，血液凝固第VIII因子活性が低下する．

vWDの診断において，血友病Aとの鑑別が重要である．血小板機能に関わる検査項目である出血時間は，vWDでは延長するが血友病Aでは正常である．確定診断として，vWFのリストセチンコファクター活性（vWF：RCo）およびvWF抗原量（vWF：Ag）の測定は必須である．一般的に，両者は低下するが，2型vWDの亜型において低下しない場合もあり注意が必要である．vWDの治療として，デスモプレシン（DDAVP）は血管内皮細胞からのvWFの放出を促進させるが，有効性は病型により大きく異なり，1型vWDには有効であるが，3型vWDではまったく無効である．また，2型vWDでは無効例とある程度有効な症例が存在する．DDAVPが使用できない場合や，重篤な出血例ではvWFを含む血液凝固第VIII因子製剤による補充療法が行われ，現行製剤としてコンコエイト®がある．血小板輸血の適応はない．後天性vWDは，後天的にvWFが低下することにより，出血傾向を呈する疾患である．ほとんどの症例において何らかの基礎疾患が認められ，単クローン性高ガンマグロブリン血症を呈する多発性骨髄腫や原発性マクログロブリン血症などのリンパ系腫瘍，悪性腫瘍，自己免疫疾患，心血管疾患などの頻度が高い．男女差はなく，発症年齢の中央値は62歳である．原因として，抗vWF抗体の出現による免疫学的な機序とvWFのクリアランスが亢進する非免疫学的な機序がある．遺伝性疾患であるvWDと同様に，鼻出血や口腔内出血などの皮膚粘膜の出血症状が主体であるが，約30％の症例において出血症状は認められない．治療として，DDAVPが第一選択となるが，有効性は症例により異なる．免疫学的治療法として，副腎皮質ステロイド剤，免疫抑制剤，免疫グロブリン製剤などが使用さ

れる．

打ち抜き像（punched-out lytic lesion）

多発性骨髄腫（MM）は，骨髄において，抗体産生細胞である形質細胞が腫瘍性に増殖するB細胞腫瘍であり，単クローン性高ガンマグロブリン血症（Mタンパク），骨破壊病変，腎障害などが特徴的である．骨病変の診断において，X線検査（bone survey）上，病変部分の骨陰影が打ち抜いた穴のように暗く抜ける像を打ち抜き像といい，頭骨側面像において観察が容易である．MMの骨髄微小環境内では，破骨細胞分化誘導因子であるRANKLの調節機構に異常をきたし，RANKL依存性に破骨細胞形成と骨吸収が亢進する．また，骨髄腫細胞から産生される破骨細胞活性化因子により，破骨細胞が活性化され，骨融解など進行性の骨破壊病変が惹起される．MMに伴う骨病変に対して，ビスホスホネートであるゾレドロン酸の点滴静注や抗RANKLモノクローナル抗体製剤であるデノスマブの皮下投与が行われる．

エキソサイトーシス（exocytosis）

エキソサイトーシスとは，細胞内で合成された物質を細胞外へ放出（分泌）する過程をさし，エンドサイトーシスとは対極の細胞機能である．開口放出あるいは開口分泌ともいう．細胞小器官の小胞の1つである分泌小胞（secretary vesicle）を介した能動的な放出機構であり，ホルモンなどメディエーターの分泌および老廃物の排出に使用される．細胞内で合成されたタンパク質などの物質は，分泌顆粒内に貯留されるが，エキソサイトーシスでは，分泌顆粒が細胞内を移動して細胞膜へ接近し，分

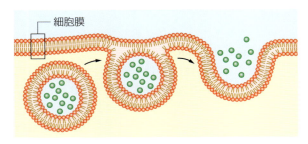

図5　エキソサイトーシス

泌顆粒膜と細胞膜が融合することで分泌顆粒内腔が細胞外と交通（開口）し，分泌顆粒内容物は細胞外へ遊出する（図5）．血小板のα顆粒内には，血小板第4因子，フィブリノゲン，ヴォン・ヴィレブランド因子，血小板由来増殖因子（PDGF）など多くのタンパク質が存在する．また，濃染顆粒（δ顆粒）にはタンパク質は存在しないが，ADP，ATP，セロトニン，カルシウムイオンなどが存在する．血小板が活性化すると，これらの顆粒内物質を細胞外へ放出し，さらに多数の血小板を活性化する．血小板機能異常症の1つであるStorage pool病は，先天的に血小板の放出機構に異常を認めるために，止血機構の一次止血に障害をきたし出血傾向をきたす疾患である．

エクリズマブ（eculizumab）

エクリズマブ（商品名：ソリリス®）は，ヒト化抗C5モノクローナル抗体製剤であり，主に発作性夜間血色素尿症（PNH）における溶血の抑制を効能効果とする医薬品である．補体系カスケードの古典的経路において，抗原抗体複合体に補体C1複合体のC1qが結合することでC1の活性化が始まり，C1→C4→C2→C3b→

C5bまで活性化され，以後C5bにC6以降の補体が次々と結合することで，補体系カスケードの最終産物であるC5b6789（C5b-9）が生成される．C5b-9は，細胞殺傷性のある膜侵襲複合体（細胞膜障害性複合体，MAC）であり，標的細胞に膜貫通チャンネルを形成し，浸透圧を利用した細胞溶解作用を示す．PNHは，*PIG-A*遺伝子の後天的変異によりGPIアンカーが生成されず，GPIアンカー関連タンパク質の異常を呈する疾患である．PNHでは，補体制御タンパク質であるdecay accelerating factor（DAF, CD55）が赤血球膜上に発現せず，補体抵抗性が低下した赤血球が破壊され血管内溶血を呈する．*PIG-A*遺伝子変異は造血幹細胞レベルで起きるために，GPIアンカー関連タンパク質の異常は赤血球にとどまらず，すべての血球において引き起こされる．エクリズマブは補体C5成分の開裂（C5a ＋ C5b）を阻害し，最終産物であるC5b-9の生成を抑制すると考えられる．したがって，エクリズマブの投与により，髄膜炎菌をはじめとする莢膜形成細菌による感染症を発症しやすくなる可能性がある．緊急な治療を要する場合等を除いて，原則として，エクリズマブ投与開始の少なくとも2週間前までに，髄膜炎菌に対するワクチンを接種する必要がある．他の適応疾患として，非典型溶血性尿毒症症候群（HUS）における血栓性微小血管障害（TMA）があるが，造血幹細胞移植後のTMAに対するエクリズマブの投与は推奨されていない．

エリスロポエチン（erythropoietin：EPO）

EPOは，造血のプロセスにおいて，骨髄の後期赤芽球系前駆細胞（CFU-E）に作用して，赤芽球系細胞への分化・成熟を促進し赤血球の産生を亢進させるサイト

カイン（造血因子）である．貧血になると組織の低酸素状態が生じるが，転写因子である低酸素誘導因子（HIF）の活性化により，腎尿細管間質細胞において*EPO*遺伝子の転写が誘導されてEPOの産生が高まり，赤血球産生を亢進させる．EPOあるいはEPO受容体（EPOR）のノックアウトマウスは，成体型の赤血球造血が起こらずに胎生13日前後で死亡する．ちなみに，EPO/EPORシステムは，卵黄嚢における胎児型造血には関与しない．EPORは，トロンボポエチン（TPO）受容体と同様に，シグナル伝達に関わる酵素活性をもっておらず，非受容体型チロシンキナーゼであるヤーヌスキナーゼ（JAK）ファミリーの1つであるJAK2と会合することでリン酸化され，JAK2は下流のアダプタータンパク質であるシグナル伝達兼転写活性化因子（STAT）をリン酸化して核内へシグナルを伝達する（JAK-STAT経路）．骨髄増殖性腫瘍の1つである真性赤血球増加症において，95％以上の症例に認められる*JAK2*V617F変異により，EPOの刺激から逸脱してシグナルが遮断されずに赤血球の産生が亢進し赤血球増加症が引き起こされる．EPOは，主に腎臓で生成されることから，慢性腎不全患者ではEPOの産生が低下して腎性貧血が起こる．医薬品である遺伝子組換え型EPO製剤には，エポエチン　アルファ（商品名：エスポー®）とエポエチン　ベータ（商品名：エポジン®）があり，血液透析患者における腎性貧血に対して投与される．また，遺伝子組換え型EPO製剤は，貯血式自己血輸血において自己血貯血の際にも保険適応がある．近年，ポリエチレングリコール（PEG）を結合させた（PEG化）持続型赤血球造血刺激因子製剤として，エポエチン　ベータ　ペゴル（商品名：ミルセラ®）が登場し，投与間隔を空けて治

療することが可能となった．

エルシニア菌（Yersinia）

　エルシニア・エンテロコリティカ（*Yersinia enterocolitica*）は，グラム陰性桿菌で腸内細菌に属し，輸血後細菌感染症を引き起こす代表的な菌種である．エルシニア菌は，赤血球製剤の保存液 MAP の主成分の１つであるマンニトールを栄養として，鉄分が多い環境で増殖しやすく，低温でも増殖してエンドトキシンを産生する．エルシニア菌は，ヒトに感染すると長期間菌血症状態になることから，菌血症を呈した供血者の献血を介して，汚染された赤血球製剤が患者に輸血され重篤な敗血症が引き起こされる．エルシニア菌に汚染された赤血球製剤において，人体に影響を及ぼす菌量に達するまでに３週間以上の保存期間が必要と考えられる．現行で繁用される赤血球液-LR「日赤」は，２〜６℃で６週間保存することが可能であるが，細菌増殖のリスクを考慮して，有効期間を 21 日間としている．エルシニア菌は，白血球内に取り込まれたまま低温でも増殖するが，保存前白血球除去により細菌汚染を低減化することが可能である．ま

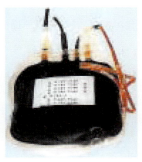

図6　エルシニア菌
エルシニア菌による赤血球製剤の汚染
（日本赤十字社　輸血情報 9608-28）

た，赤血球製剤を使用する前に，溶血や変色などについて外観を観察してから輸血を開始することが重要である．赤血球製剤の色調に異常な黒色化（図6）が認められた場合には，エルシニア菌による汚染が考えられるので絶対に使用してはならない．

エンドサイトーシス（endocytosis）

　エンドサイトーシスとは，細胞が細胞外の物質を細胞内に取り込む過程をさし，細胞内へ取り込んだ後は小胞を形成して封じ込め，小胞はリソソームと膜融合して取り込んだ物質を分解し細胞外へ放出する（図7）．エンドサイトーシスは，食作用（phagocytosis）と飲作用（pinocytosis）に大別される．食作用は，一般的に，食細胞（好中球，単球，マクロファージ）が，生体内に侵入した細菌やウイルスなどの病原微生物，および死細胞などの異物を細胞内に取り込み，食胞を形成し融合したリソソームにより分解して排除する機構をさし，生体防御機構の一翼を担っている．食細胞が食作用によって異物を細胞内に取り込む条件として，適度な大きさ（数μm程度）であること，異物表面が正に荷電しているか疎水性であることなどがあり，非選択的な認識といえる．しかし，マクロファージは，貪食して細胞内で分解した異物断片を細胞表面へ提示することで（抗原提示），

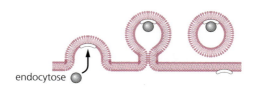

図7　エンドサイトーシス

これをヘルパー T 細胞が認識し，その抗原（異物断片）に特異的な抗体の産生が促進されるという抗原提示細胞としての役割も果たす．飲作用は，細胞外液を細胞内へ取り込むエンドサイトーシスをさし，細胞に必要な水溶性の栄養分を取り込み，エンドソーム（endosome）を形成する．エンドソームは，飲作用によって形成された一重の生体膜からなる小胞で，エンドソームに取り込まれた一部の分子は，小胞輸送により細胞膜へ輸送されて再利用される．一方，不要な分子はエンドソームがリソソームと融合することで分解される．アデノウイルスなどエンベロープをもたないウイルスは，一般的にエンドサイトーシスを利用して細胞内へ侵入する．また，細胞内寄生性細菌の中には，積極的にエンドサイトーシスを引き起こしてマクロファージや上皮細胞などに取り込まれるものもある．

オプソニン化（opsonization）

オプソニン化とは，抗体や補体が病原体などの抗原と結合することにより，食細胞（好中球，単球，マクロファージ）に取り込まれる食作用が促進されることをいう．一方，抗体が病原体に結合して，その病原体がもつ毒性や増殖能力を抑制することを中和作用という．食細胞に結合して食作用を受けやすくする血清因子をオプソニンと呼ぶ．オプソニンとして作用する主な分子として，補体 C3b 成分と抗体である IgG がある．一次感染においては補体がオプソニン化の中心となるが，二次感染（既に抗体が産生されている）では IgG がオプソニン化の中心的役割を果たす．抗体が病原体に結合すると，抗体に補体 C1 複合体の C1q が結合して補体系が活性化され（古典的経路），C3b が生成される．C3b は，

マクロファージなどの食細胞膜上の補体レセプターであるCR1を介して認識され，食作用が誘導される．補体系カスケードの活性化がさらに進行すると，C5aが生成されて食細胞の走化性（ケモタキシス）を促進させる．補体系カスケードの最終産物である膜侵襲複合体（MAC）が形成され，病原体の細胞膜に穴を開けて殺菌作用を発揮する．あくまでも，抗体そのものが殺菌するのではなく，抗体は，これらの作用を介して感染抑制効果を発揮する．抗体によるオプソニン化において，IgGはIgMほど補体結合能が強くはないが，病原体との親和性が高く（過去に特定の感染があった場合），病原体に十分量のIgGが結合し，食細胞膜上のFcγ受容体を介して貪食される．血漿分画製剤である免疫グロブリン製剤は，広域抗菌薬を3日間使用しても症状の改善が認められない重症感染症に対して，抗菌薬との併用療法として保険適応が認められているが，一般的な感染症に対する有効性を示す明らかなエビデンスはない．

オモテ試験とウラ試験の不一致（ABO discrepancy）

ABO血液型検査において，ランドシュタイナーの法則に従わない場合をいう．オモテ試験とウラ試験の検査結果が一致しない場合には，判定保留として不一致となった原因を解明する必要がある（表3）．赤血球側の要因として，赤血球の抗原性が減弱するために，オモテ試験において抗A血清あるいは抗B血清に対する凝集が認められない場合があり，亜型（あがた）や悪性腫瘍に随伴するABO血液型の変異が相当する．一方，赤血球の抗原性が増強する病態として獲得性Bがある．血清側の要因として，規則抗体が存在しないか抗体力価が非常に低下している場合に，ウラ試験においてA₁血球

> **表 3** オモテ試験とウラ試験の不一致
>
> 1. 赤血球側の要因
>   亜型
>   白血病などにより後天的に抗原性が減弱した血球
>   獲得性 B
>   直接抗グロブリン試験陽性
> 2. 血清側の要因
>   生後 1 カ月未満の新生児
>   先天性免疫不全症候群（X 連鎖無ガンマグロブリン血症など）
>   血清タンパク異常（高ガンマグロブリン血症など）
> 3. 技術的要因
>   ヒューマンエラー
>   検査試薬の汚染
>   判定時の遠心が強い

あるいは B 血球に対する凝集が認められない場合があり，新生児や無ガンマグロブリン血症が相当する．また，高ガンマグロブリン血症では非特異的な凝集反応が認められる．①新生児：液性免疫を担う免疫グロブリン（Ig）は生後数カ月以降から産生されるので，新生児では IgM クラスの規則抗体（抗 A 抗体，抗 B 抗体）が存在せず，ウラ試験において検査用血球に対する凝集が認められない．したがって，新生児において，正しい ABO 血液型（オモテ試験とウラ試験の結果が一致する）を確定することはできない．新生児に赤血球輸血を行う場合は，オモテ試験のみで判定せざるを得ないが，規則抗体が存在しないことから，重篤な急性溶血反応は生じないともいえる．しかし，ABO 血液型を無視して輸血を行って良いわけではない．新生児の赤血球には血液型抗原が発現しており，血漿成分を含む血小板製剤や新鮮凍結血漿を輸血する場合には，オモテ試験の結果をもとに，輸血用血液製剤中の規則抗体が新生児赤血球を破壊

しない組み合わせの血液製剤を選択する必要がある．②無ガンマグロブリン血症：X連鎖無ガンマグロブリン血症は，原発性免疫不全症候群の中で液性免疫が欠如している疾患の代表的なものである．*Btk*（Bruton tyrosine kinase）遺伝子の変異により，抗体産生細胞である形質細胞へのB細胞分化が阻害されるために，無ガンマグロブリン血症をきたす．新生児と同様に，規則抗体が存在しないことから，ウラ試験において検査用血球への凝集反応が認められない．③高ガンマグロブリン血症：単クローン性高ガンマグロブリン血症をきたす多発性骨髄腫，原発性マクログロブリン血症，および多クローン性高ガンマグロブリン血症をきたす膠原病などの患者では，血清粘稠度が亢進していることから，ABO血液型検査や交差適合試験において非特異的な凝集反応が認められる．赤血球は陰性荷電により互いに反発しあっているが，多量のガンマグロブリンが存在すると赤血球の陰性荷電をキャンセルし，赤血球同士が凝集しやすい状態になる（連銭形成）．したがって，ウラ試験において，O型赤血球を含むすべての血球に対して凝集反応が認められる．本来，O型赤血球はABO血液型検査において凝集しないネガティブコントロールとしてウラ試験に入れているが，高ガンマグロブリン血症が存在すると，血液型に関係なく非特異的な凝集反応が認められる．

回収式自己血輸血 (intraoperative cell salvage and autologous blood transfusion)

　（術中）回収式自己血輸血は，手術中に術野に出血した血液を吸引した血液，あるいはドレーンから回収した血液を，セルセーバーなどの機器を用いて赤血球を生理食塩水で洗浄し，患者へ返血する方法である．手術用準備血として，回収式自己血輸血単独では十分でないことから，貯血式自己血輸血と併用されることが多い．主に，心臓血管手術や整形外科手術（関節手術，脊椎固定術）など出血量の多い手術において行われるが，"清潔な術野"であることが前提である．回収式自己血輸血の禁忌として，吸引部位に感染のある患者，感染を伴う皮膚外傷の患者，悪性腫瘍に対する手術，胆汁あるいは羊水などの混入リスクがある手術である．したがって，消化器系の手術において，回収式自己血輸血の適応はない．少数の表皮ブドウ球菌などによる回収血汚染のリスクがあることから，回収血内の細菌増殖を防止するために，回収処理した血液は速やかに返血する必要がある．原則として，回収血は手術室内で血管ルートに連結する．返血バッグ内に少量の空気が混入することがあり，空気塞栓症を防止するために加圧して輸血を行わないことが肝要である．また，回収血の脂肪球混入や溶血のリスクがある．

改正薬事法 (The revised Pharmaceutical Affairs Act)

　改正薬事法は，生物由来製品全般についての安全性の確保・向上ならびに市販後対策の充実強化が改正のポイントである．まず，"生物由来製品"と"特定生物由来製品"を定義し，輸血用血液製剤のすべてと遺伝子組換え凝固因子製剤などは特定生物由来製品に含まれるとし

た．"生物由来製品"とは，人その他の生物（植物を除く）に由来するものを原料または材料として製造される医薬品のうち，保健衛生上特別の注意を要するものをいう．このうち，販売し，賃貸し，または授与した後において当該生物由来製品による保健衛生上の危害の発生または拡大を防止するための措置を講ずることが必要なものを"特定生物由来製品"と定義している．この結果，医療関係者には4つの責務が発生した．第1は，特定生物由来製品の有効性と危険性について，患者またはその家族からインフォームド・コンセントを取得することである．第2は，特定生物由来製品の使用記録（患者氏名，住所，投与日，製品名，製品番号を含む）を作成し，20年間の保存を義務づけ，使用対象者（患者）に対する遡及調査の体制を確保することを求めたものである．いずれも，輸血用血液製剤だけではなく，アルブミン製剤などの血漿分画製剤にまで責務を拡大したことがポイントである．第3は，エイズなどの感染症発生時に，使用対象者の利益になるときに限り，使用記録などの情報を製造承認取得者（製造業者）などへ提供することである．第4は，感染症発生時など必要があると認めたときは，その旨を厚生労働大臣に報告することである．

解凍赤血球製剤 (frozen thawed red blood cell preparation)

赤血球製剤の1つで，稀な血液型の患者などで使用する．日本赤十字社血液センターから供給される製剤は，ヒト血液200 mLあるいは400 mLから白血球と血漿の大部分を除去した赤血球層に，凍害保護液を加えて凍結保存したものを解凍し，凍害保護液を洗浄除去した後に，赤血球保存用添加液（MAP液）を混和したもので

ある．他の赤血球製剤と比較してバッグ中の上清のヘモグロビン量が多い．2～6℃で貯蔵し，有効期間は製造後4日間である．薬価は，血液200 mLに由来する赤血球1袋が15,636円，血液400 mLに由来する赤血球1袋が31,273円である．また，貯血式自己血輸血において，学童期の側彎症患者など，長期間にわたって貯血を行う必要がある場合には凍結保存を行う．ちなみに，通常の貯血式自己血製剤は，全血製剤として冷蔵保存するのが一般的である．院内採血により解凍赤血球製剤を調製する場合は，凍害保護（防止）剤としてグリセロール（最終濃度40％）を添加し，−80℃で凍結保存した場合の保存期間は5年間である．凍結保存した赤血球製剤を使用する場合は，30～37℃の恒温槽で解凍後，セルセーバーなどの機器を用いて，高浸透圧のグリセロールを洗浄除去する必要がある．解凍後の赤血球製剤は，洗浄赤血球製剤であり，調製後12時間以内に使用する必要がある．日本赤十字社血液センターから供給される製剤は，MAP液が添加されていることから，院内調製した製剤と比較して有効期間は長い．ちなみに，凍害保護剤を使用せずに赤血球製剤を凍結した場合（誤って冷凍庫に入れてしまった）は，赤血球膜が破壊されて溶血がおこり，輸血用血液製剤として使用できないので注意が必要である．

核酸増幅検査（nucleic acid amplification test：NAT）

NATは，血液中に存在するウイルスの核酸の一部を，試験管内で多量に増幅してそのウイルスを検出する方法である．従来の核酸増幅法であるポリメラーゼ連鎖反応（PCR）だけではなく，PCR法とは原理が異なる核酸増幅法であるTMA法，NASBA法，LCR法などを総称

してNATと呼ぶ．献血者に対する予備検査の感染症スクリーニング検査において，ウインドウ・ピリオドに献血された血液は，抗原抗体反応に依存する血清学的スクリーニング検査で陰性と判断されて，検査感度未満の濃度の感染性病原微生物が含まれた輸血用血液製剤が供給され，輸血感染症が引き起こされる可能性がある．NATは，血清学的スクリーニング検査で陰性と判断されたすべての検体を対象として，HBV，HCV，HIV-1/2について検査が行われており，NAT陰性が確認された献血血液のみが，輸血用血液製剤あるいは血漿分画製剤の原料として使用される．日本赤十字社血液センターは，全国8カ所の検査施設において，全国で献血され血清学的スクリーニング検査で陰性と判定された検体について，ウイルスの核酸レベルで検査を実施し，献血後24時間以内にその結果を各血液センターへ通知して，ウイルス陽性の血液を排除している．NATは，1999年7月から2000年1月まで500プールNAT（500人分の検体をまとめて検査を行う），2004年8月まで50プールNAT，2014年7月まで20プールNATが実施されていたが，輸血用血液製剤を介したヒト免疫不全ウイルス（HIV）感染事例を契機として，2014年8月より"個別NAT（1人分の検体毎に検査を行う）"が開始された．プール検体によるNATでは，ウイルス抗原量が少ない

表4　核酸増幅検査
各種ウイルスのウインドウ期（平均日数）

	抗原抗体検査	20プールNAT	個別NAT
HIV	約22日	約13.5日	約11日
HBV	約59日	約44日	約34日
HCV	約82日	約24.5日	約23日

検体の場合には,多人数の血清により希釈されるため陰性と判定されることがある.個別NATの実施により,NATのウインドウ期はさらに短縮し(表4),輸血用血液製剤を介した輸血感染症のリスクは非常に少なくなったといえるが,NATを実施してもウインドウ期はゼロにはならない.

獲得性B(acquired B antigen)

獲得性Bは,ABO血液型におけるオモテ試験とウラ試験の不一致を呈する稀な現象であり,A型患者において,B型様抗原(本来のB抗原ではない)が出現するために,A型が"見かけ上AB型に変異する"ものである.大腸がんなどによる腸閉塞,あるいはグラム陰性菌による敗血症患者において,結腸由来のある種のグラム陰性菌が異常増殖して患者の血液と接触した場合に,細菌が放出する酵素deacetylaseが,A型抗原決定基であるN-アセチルガラクトサミンに作用し,アセチル基を切断してガラクトサミンに変化させる.ガラクトサミンは,B型抗原決定基であるD-ガラクトースに類似するために,血液型判定用の抗B血清あるいは抗Bモノクローナル抗体と反応することで,いかにもB抗原を獲得したようにみえる現象である.しかし,本来のB抗原ではなく(not really B antigen),あくまでもABO血液型検査のオモテ試験における反応であり,ウラ試験では本来のA型(抗B抗体をもつ)であることから,オモテ試験とウラ試験の不一致を呈するものである.獲得性Bは,①患者自身の血清(抗B抗体)と獲得性Bの赤血球を反応させても凝集しないこと,②抗B血清と獲得性B赤血球との反応において,反応系のpHを下げると凝集反応が起こらなくなること,③抗B

血清と獲得性B赤血球との反応において，あらかじめ獲得性B赤血球を無水酢酸（acetic anhydride）で処理すると，A抗原の再アセチル化を引き起こし凝集反応が起こらなくなること，などを行うことで確認できる．

獲得免疫（acquired immunity）

免疫系は，生体内に侵入した病原体などの自分とは異なる異物（非自己）やがん細胞などの異常な細胞を認識して排除する生体防御機構である．免疫系は，第1の生体防御機構である自然免疫と第2の生体防御機構である獲得免疫に大別される．獲得免疫は，個々の病原体や異物に対して特異的に応答し，その記憶を維持する高度な免疫システムである．自然免疫と比較して，抗原特異性は高いが応答速度は日単位と遅い．免疫担当細胞としてT細胞とB細胞が，タンパクとして免疫グロブリンが関与する．一次リンパ組織（骨髄，胸腺）と二次リンパ組織（リンパ節，脾臓など），および皮膚や消化管など外界に接する臓器間で免疫担当細胞のネットワークを構築している．この中で，$CD4^+T$細胞が中心的役割を果たしており，細胞性免疫と液性免疫の協調によって，効率の良い生体防御システムを構築している．食細胞の中でプロフェッショナルな抗原提示細胞であるマクロファージや樹状細胞は，異物をエンドサイトーシスにより細胞内に取込み，消化プロセスの結果得られた異物の分解産物の一部を抗原として，主要組織適合抗原の分子に結合させて細胞表面へ提示し，ヘルパーT細胞を活性化して抗原特異的な免疫反応を誘導する．病原体の排除後は，T細胞のアポトーシスにより過剰な反応が抑制され，一方でメモリー細胞が形成され終生免疫を担う．

過誤輸血 (mistransfusion)

　過誤輸血とは，本来，当該患者に必要とされる仕様（製剤種類および輸血単位数）と異なる輸血用血液製剤が輸血される場合をいう．過誤輸血の代表的なものとして，重篤な急性溶血反応を呈するABO血液型不適合輸血があるが，RhD陰性患者に対するRhD陽性血の輸血，不規則抗体を保有する患者への抗原陽性血の輸血，貯血式自己血輸血製剤が確保されている患者への同種血輸血（やむを得ず同種血を併用する場合を除く）が行われた場合なども含まれる．原因のほとんどはヒューマンエラーによる．いずれにしても，患者が実害を被るわけであり，引き起こすべきではないが，医療が人の手で行われるものであるかぎり，ヒューマンエラーは起こりうるものとして想定しておく必要がある．ヒューマンエラーを回避するためには，マニュアルを遵守するのは当然として，精神論だけではなく，現実的な防止対策が重要となる．過誤輸血を防止するための対策として，以下，輸血療法のステップごとに概説する．輸血療法を行う場合，まず輸血関連検査を行う必要があるが，患者検体を採血する場合には，一般的な血液検査以上に"患者誤認"に注意すべきである．一般的に，輸血部門では患者の過去の検査履歴と照合してABO血液型を確認するが，初診患者ではその照合ができないため，仮に患者を取り違えて採血した場合には過誤輸血に直結する．輸血の申し込みに際し，依頼伝票への血液型誤記あるいはオーダリング端末での血液型入力ミスが起こると，過誤輸血が発生するリスクは高くなる．医師は，記憶に頼るのではなく，患者血液型をカルテやオーダリング端末で必ず参照してから申し込みを行うことを習慣づける必要がある．ベッドサイドにおいて，輸血を実施する直前に

"患者の取り違え"あるいは"血液バッグの取り違え"が起こった場合に過誤輸血が発生する．したがって，ベッドサイドにおける輸血直前の照合確認が最も重要である．輸血の実施時は，医師と看護師など2人による読み合わせ確認（ダブルチェック）を行うことが基本である．ダブルチェックを行う場合は，1人が主体となって確認を行い，もう1人は"セカンドチェッカー"として機能することが重要である．2人が対等に確認を行う場合，主体性が希薄となり，2人で確認を行っても間違いに気付くことができないことがあるので注意が必要である．輸血療法の実施に関する指針（平成24年3月一部改正）において，2人による読み合わせ確認に加えて，電子照合を併用する安全性が謳われている．また，輸血開始後5分間は，医師や看護師がベッドサイドにいて，患者の様子を観察することが重要である．仮に，過誤輸血が発生したとしても，5分以内に輸血を中止して適切な処置を行うことができれば患者を救命する確立が高くなるからである．

可塑性（plasticity）

可塑性（かそせい）とは，固体に外力を加えて変形させ，力を取り去っても元に戻らない性質と定義される．生物学的には，しなやかさ（flexibility），柔軟性，適応性など，変わることができる性質をさす．幹細胞における可塑性は，発生生物学的な胚葉を超えて，他の胚葉に由来する臓器・細胞へ分化することができる幹細胞の性質と表現される．もう少しわかりやすくいうと，造血幹細胞や神経幹細胞に代表される組織幹細胞は，それぞれの組織細胞へ分化するよう運命づけられているが，組織幹細胞が所属する組織や臓器の枠組みを超えて分化する

現象を可塑性と表現している．すなわち，組織幹細胞（体性幹細胞）より上位に位置づけられる"多能性（万能性）幹細胞"は，三胚葉に属する細胞系列へ分化しうるが，本来，より下位の組織幹細胞は，その能力を有していないと解釈される．蛍光タンパクであるGFPでマーキングした1個の造血幹細胞の移植によって骨髄が再構築されたマウス実験系において，血液細胞だけでなく，多臓器にわたってドナー由来であることを示すGFP陽性細胞が存在していたと報告され，造血幹細胞の可塑性について，再生医療の新たな可能性を示すものとして高い期待が寄せられていた．その後，追試ができたという報告はほとんどなく，幹細胞の可塑性の少なくとも一部は細胞融合によって説明できるという報告がなされ，造血幹細胞の可塑性については疑問視する向きもある．しかし，骨髄には，可塑性を有するとされる造血幹細胞に加え，間葉系幹細胞（MSC）および多分化能はES細胞に匹敵する組織幹細胞であるMAPC（multipotent adult progenitor cell）が存在するとされており，現在でも骨髄細胞を用いた再生医療の実現を目指す研究が行われている．

活性化自己リンパ球療法（activated lymphocyte-based immunotherapy）

活性化自己リンパ球療法は，がん免疫細胞療法の1つであり，がん患者の末梢血のリンパ球を採取して体外で増幅させた後，再度患者へ投与する治療法である．1980年代に開発されたLAK（lymphokine-activated killer cell）療法は，明らかな臨床効果はほとんど認められなかった．CD3陽性Tリンパ球を固相化抗CD3抗体およびインターロイキン-2（IL-2）で活性化して増幅する

CAT（CD3-activated T lymphocyte）療法は，IL-2に反応する腎細胞がんや肝細胞がんなどにおいて，術後再発や転移の抑制に対して一定の臨床効果が得られている．しかし，免疫担当細胞の数を増やして活性化するだけでは，がん細胞に対する免疫力の増強には直結しない．CTL（cytotoxic T lymphocyte）療法は，IL-2と自己がん細胞抗原の活性化により，がん細胞特異的に免疫応答を起こすキラー細胞を増幅する方法であり，30％程度の奏功率を認めるという．Tリンパ球を用いるがん免疫細胞療法では，腫瘍特異的抗原の発現を高レベルで誘導することが必須である．したがって，自然免疫において，非特異的免疫担当細胞であるNK細胞，NKT細胞，γδT細胞などに期待が寄せられている．免疫細胞療法を実施するためには，2010年3月に厚生労働省から出された"医療機関における自家細胞・組織を用いた再生・細胞医療の実施について"に則り，医療機関内において実施される必要がある．医療機関の細胞加工施設（cell processing center：CPC）において加工された細胞・組織などは，薬事法に基づき有効性および安全性が評価されたものでなくてはならない．また，"ヒト幹細胞を用いる臨床研究に関する指針"で求められている安全対策などを講じ，倫理審査委員会の承認を得たうえで再生・細胞医療を実施する必要がある．

過粘稠度症候群（hyperviscosity syndrome）

過粘稠度症候群は，血清粘稠度が亢進することにより，種々の臓器に血流障害をきたす病態をいう．視力障害，神経症状，心不全に加えて，凝固因子および血小板の機能が低下することで出血傾向を呈することもある．IgM型単クローン性高ガンマグロブリン血症を伴う原

発性マクログロブリン血症において，多量に産生されるIgMは5量体の巨大分子であることから，血清粘稠度が亢進して過粘稠度症候群をきたしやすい．同様に，単クローン性高ガンマグロブリン血症を呈する多発性骨髄腫（MM）において，1量体であるIgG型のMMよりも，2量体であるIgA型MMにおいて，過粘稠度症候群をきたしやすい．末梢血塗抹標本において，赤血球の円板面がくっつきあって一列に並んだ形を示す連銭形成が認められる．血清粘稠度が亢進した病態において，粒子凝集法（PA法）による抗体検査など，凝集反応に基づく臨床検査において偽陽性反応を示すことがある．また，輸血関連検査においても，非特異的な赤血球凝集反応が認められることがあり，注意が必要である．

カポジ肉腫（Kaposi's sarcoma）

カポジ肉腫は，ヒトヘルペスウイルスに属するヒトヘルペスウイルス8（HHV-8）が，血管内皮細胞に感染して発がんさせることにより引き起こされる血管系肉腫であり，後天性免疫不全症候群（AIDS）の代表的な合併症である．病型として，古典的カポジ肉腫，AIDS関連カポジ肉腫，アフリカ風土病型カポジ肉腫，医原性カポジ肉腫がある．古典的カポジ肉腫は，AIDSとは無関係に風土病的に発症するもので，地中海沿岸などで，老人の四肢や躯幹の皮膚に発症し浮腫や疼痛を伴うものである．アフリカ風土病型カポジ肉腫は，アフリカの小児に発生するもので，リンパ節病変が多いこと，強い浮腫が出現することが特徴とされる．医原性カポジ肉腫は，臓器移植などにおいて，免疫抑制剤の投与に関連して起こるものである．日本でみられるカポジ肉腫のほとんどはAIDS関連カポジ肉腫である．日本において，AIDS

患者の5〜10％に合併する．発症部位として皮膚が最も多いが，他に消化管，肺，リンパ節にも発症する．CD4陽性T細胞数が200/μL以下になると発症率が高くなるとされている．初期病変は，皮膚や口腔粘膜に暗褐色の隆起性病変として発症する．病状が軽度の場合には無痛性であるが，病状が進行すると浮腫や疼痛を伴い，口腔の病変では摂食障害が生ずる．AIDSの末期では，疼痛が増強し，全身性に進行してリンパ節病変，消化管や肺を中心とする内臓病変をきたす．消化管にカポジ肉腫が生じた場合には，下痢や出血が認められる．確定診断は病理組織診断によるが，免疫染色において，カポジ肉腫細胞の核内に，HHV-8の潜伏感染タンパクであるLANAを検出することがHHV-8感染の証拠となる．血清学的抗体検査（ELISA法）において，多くの症例で抗HHV-8-IgG抗体が陽性である．また，生検による凍結組織からDNAを抽出後に，PCR法でHHV-8遺伝子が増幅される．治療として，単発の皮膚病変に対して，局所療法として放射線治療や外科的切除（凍結療法）が行われる．AIDS関連カポジ肉腫は急速に進行して悪性化しやすいことから，全身性の治療を行う必要がある．PEG化したリポソームにアントラサイクリン系抗がん剤であるドキソルビシンを封入したドキソルビシン塩酸塩リポソーム製剤（商品名：ドキシル®）が使用される．また，抗レトロウイルス療法（HAART）は，カポジ肉腫の縮小効果が期待できる．

鎌状赤血球症（sickle cell disease）

鎌状赤血球症は，先天性（遺伝性）溶血性貧血の中で異常ヘモグロビン症の一病型であり，ヘモグロビン（Hb）の合成障害を特徴とし，鎌状赤血球貧血（sickle cell anemia）ともいう．赤血球の Hb の構成要素であるグロビン（globin）鎖の合成過程において，β鎖グロビンの 6 番目の Glu（グルタミン酸）が Val（バリン）に置換した HbS による疾患であり，HbS 症ということもある．HbS は，酸素分圧が低下すると赤血球内でゲル化して赤血球は鎌状に変形し（鎌状赤血球），脾臓にて破壊される（血管外溶血）．また，鎌状赤血球は，毛細血管に詰まって塞栓による末梢血流の閉塞と疼痛発作を引き起こし，最終的には臓器不全に至る．鎌状赤血球症は熱帯熱マラリアの流行地域に多くみられ，HbS はマラリア原虫に対して抵抗性を示す．鎌状赤血球症は常染色体劣性遺伝形式をとり，ヘテロ接合体の保因者はほぼ無症状であり，マラリア抵抗性を保持したまま生存できる．一方，ホモ接合体では重篤な臓器不全により，早期に死亡する．

カラム凝集法（column agglutination technology）

カラム凝集法は，デキストランゲル（ゲル法）あるいはガラスビーズ（ビーズ法）を充填した専用のマイクロチューブと自動輸血検査機器を使用して輸血関連検査を行う方法であり，従来の試験管法と同様に，赤血球の凝集反応を基本原理としている．血液型検査（ABO 血液型，Rh 血液型），不規則抗体スクリーニング検査，交差適合試験，直接・間接抗グロブリン試験などが実施できる．不規則抗体検査と交差適合試験において，カラム槽上部の反応槽に赤血球浮遊液と血清（血漿）を入れ，インキュベーション後に遠心する．血液型検査と直接抗グロブリン試験において，抗体試薬が入った反応槽に被験赤血球浮遊液を入れ，そのまま遠心する．反応が陰性（凝集しない）の場合には，赤血球はマイクロチューブ

の底に集まる．陽性（凝集する）の場合には，凝集塊はその大きさに準じて，カラム槽の上部から中間部に捕捉される．カラム法は，比重勾配分離法を用いているため，間接抗グロブリン試験において，試験管法では必要な洗浄操作が不要である．カラム凝集法の測定感度は，従来の試験管法とほとんど変わらず，亜型などで認められる部分凝集の判定が容易である．試験管法において，赤血球に200以上のIgG分子が結合しないと陽性所見を示さないが，カラム凝集法では70分子程度でも陽性所見を呈するとされている．また，反応像が安定していることから，画像として反応像を残すことが可能であること，およびセカンドチェックを含め客観性に優れているという利点がある．一方，専用の装置が必要であること，および試験管法と比較してコストがかかるデメリットがある．

カリウム吸着除去用血液フィルター（potassium adsorption filter）

カリウム吸着除去用血液フィルターは，陽イオン交換樹脂であるポリスチレンスルホン酸ナトリウムにより，カリウムイオンをナトリウムイオンと等量置換することで，赤血球製剤中の過剰なカリウムを吸着除去する輸血用のフィルターである．適応として，胎児，未熟児，新生児，交換輸血または体外循環を受ける小児，救命上緊急な急速大量輸血が必要な患者に対して，血液バッグ中のカリウム値が上昇している恐れのある赤血球製剤（放射線照射血，長期保存血）を輸血する場合である．日本において，輸血後移植片対宿主病を防止する目的で，免疫不全状態ではない患者に対しても放射線照射血を使用している．放射線照射後に長期保存した赤血球製剤は，

未照射血と比較して，血液バッグ中のカリウム濃度が増加している．このような赤血球製剤を輸血することは，患者に対してカリウムを付加することを意味する．現時点において，1社（川澄化学工業，商品名：カワスミカリウム吸着フィルター®）のみの製品であり，小容量用（200 mL由来製剤の1単位用）と大容量（4単位用）がある．使用に際しては，あらかじめ生理食塩液に接続してプライミングを行った後に，赤血球製剤を連結する必要がある．患者によっては，輸血中に血圧低下やショックなどの重篤な症状が出現する可能性があるので注意が必要である．

顆粒球（granulocyte）

顆粒球は，細胞質内に豊富な顆粒を有する白血球をさし，May-Giemsa染色による顆粒の色調により，好中球，好酸球，好塩基球に分類される．顆粒球は，健常人の末梢血中で最も数が多く，自然免疫において重要な血球である．顆粒球の中で最も数が多い好中球は，顆粒球輸血などにおいて，顆粒球と同義に扱われることもある．

顆粒球減少症（agranulocytosis）：好中球減少症を参照．

顆粒球コロニー刺激因子（granulocyte colony-stimulating factor：G-CSF）

G-CSFは，造血のプロセスにおいて，骨髄の骨髄系前駆細胞に作用して，好中球への分化・成熟を促進し好中球の産生を亢進させるサイトカイン（造血因子）である．また，成熟好中球の機能亢進（プライミング）や，造血幹細胞および成熟好中球の末梢血への動員作用も有

する．G-CSF は単球・マクロファージ，骨髄間質細胞，線維芽細胞，血管内皮細胞などにより産生されるが，がん細胞が G-CSF を産生する G-CSF 産生腫瘍患者では，末梢血白血球数が著増する．G-CSF 受容体は，リガンドである G-CSF が結合すると，非受容体型チロシンキナーゼであるヤーヌスキナーゼ（JAK）ファミリーの JAK1/2 と会合してリン酸化し，さらに下流のアダプタータンパク質であるシグナル伝達兼転写活性化因子（STAT）を活性化し，リン酸化された STAT3 や STAT5 は核内へ移行し，転写因子として標的遺伝子の発現を制御する．G-CSF 受容体の下流において，JAK/STAT 系以外に，RAS/Mek/Erk1/2 系，PI3K/Akt 系，Src ファミリー（Lyn，Hck）などのチロシンキナーゼを含む様々な経路が活性化される．医薬品である遺伝子組換え型 G-CSF 製剤は，種々の血液疾患に伴う好中球減少症およびがん化学療法後の骨髄抑制による好中球減少症に対して，好中球を増加させる目的で投与される．末梢血幹細胞移植における造血幹細胞採取において，骨髄中の造血幹細胞を末梢血中へ動員する目的で G-CSF 製剤が投与される．また，顆粒球輸血において，好中球を効率よく採取する目的で健常ドナーに投与されるが，この場合には保険適応は認められていない．G-CSF 製剤として，フィルグラスチム（商品名：グラン®），ナルトグラスチム（商品名：ノイアップ®），レノグラスチム（商品名：ノイトロジン®）がある．ポリエチレングリコール（PEG）を結合させた（PEG 化）持続型 G-CSF 製剤であるペグフィルグラスチム（商品名：ジーラスタ®）は，PEG 化によってプロテアーゼによる分解を抑制し，腎臓におけるクリアランスを低下させて血中半減期を延長させている．ペグフィルグラスチム

は，既存の G-CSF 製剤において認められていなかった"がん化学療法による発熱性好中球減少症の発症予防"に対して保険適応がある．

顆粒球マクロファージコロニー刺激因子（granulocyte-macrophage colony-stimulating factor：GM-CSF）

　　GM-CSF は，やや分化の進んだ骨髄系前駆細胞である顆粒球・マクロファージ前駆細胞（granulocyte-macrophage progenitor：GMP）に作用して，顆粒球・マクロファージコロニー形成細胞（CFU-GM）をつくるサイトカイン（造血因子）である．造血のプロセスにおいて，骨髄系共通前駆細胞（common myeloid progenitor：CMP）は，顆粒球，単球・マクロファージ，赤芽球，巨核球のすべての骨髄系細胞を産生し，その下流では，GMP と巨核球・赤芽球前駆細胞（megakaryocyte-erythroid progenitor：MEP）が分かれて分化する．GMP は，GM-CSF の刺激を受けて CFU-GM となり，さらに顆粒球コロニー形成細胞（CFU-G）とマクロファージコロニー形成細胞（CFU-M）に分かれる．CFU-G は，顆粒球コロニー刺激因子（G-CSF）の刺激を受けて，骨髄芽球→前骨髄球→骨髄球→後骨髄球→桿状核好中球→分葉核好中球の順に分化が進行する．一方，CFU-M は，マクロファージコロニー刺激因子（M-CSF）の刺激を受けて，単芽球→前単球→単球の順に分化が進行する．遺伝子組換え GM-CSF 製剤は，かつて，好中球の増加作用について臨床治験が行われたこともあったが，現在は G-CSF 製剤が主に使用されている．

顆粒球輸血 (granulocyte transfusion)

　顆粒球輸血とは，健常人ドナーに顆粒球コロニー刺激因子（G-CSF）を投与して大量の顆粒球（本項では好中球と同義）を採取し，得られた顆粒球製剤を好中球減少症の患者に輸注する輸血療法である．好中球減少症の患者が難治性感染症（敗血症，肝脾膿瘍，蜂窩織炎，骨髄炎など）に罹患し，G-CSF を投与しても好中球減少症が改善せず，抗生物質，抗真菌剤，外科的処置など種々の治療に反応しない場合において，健常なドナー由来の顆粒球を輸注することでのみ患者の救命が可能であると判断される場合に行う．原則として，回復可能と考えられる好中球減少症，具体的には造血幹細胞移植症例やがん化学療法による高度の好中球減少症患者に難治性感染症を併発した場合を対象とする．顆粒球製剤は，輸血用血液製剤として日本赤十字社血液センターから供給されないため，顆粒球製剤を院内調製することが可能な輸血部門が設置されていることが前提となる．顆粒球製剤を調製するステップとして，先ず，健常人ドナーの適格性を判断した後，ドナーの前処置，顆粒球採取，顆粒球製剤の調製という流れになる．ドナーの対象年齢は，原則として 19〜54 歳とする．採取される顆粒球製剤には一定量のドナー由来の赤血球が混入するので，ドナーの血液型は原則として患者と同型とする．ドナー候補者に対して，献血に準じた予備検査を実施する．顆粒球を採取する 12〜18 時間前に G-CSF 5〜10 μg/kg/ 日を皮下注で 1 回投与する．1 回の採取につき 1 回の投与を原則とする．G-CSF にデキサメサゾンを併用した場合，G-CSF 単独投与と比較して，採取される顆粒球数は有意に高いことが明らかとなっている．顆粒球採取に関して，一般的なアフェレーシス法は，成分採血装置を用い

てドナーから全血を採取し，遠心法などで各成分に分離した後，顆粒球分画を採取し，残りの血液成分をドナーへ返血する方法である．また，バッグ法は，成分採血装置を用いない簡便な採取方法であり，小児や低体重の成人患者に適している．採取された顆粒球製剤には一定量のリンパ球が混入しているため，輸血後移植片対宿主病を予防する目的で，顆粒球製剤に対して 15〜50 Gy の放射線照射を行う．顆粒球製剤の輸注前に，患者に対して抗ヒスタミン剤や副腎皮質ステロイド剤の予防投与を行う．顆粒球製剤は，放射線照射後速やかに輸血を開始し，原則として 3 時間以内に使用する．顆粒球輸血は，原則として短期に集中して実施し，感染症の治癒あるいは解熱，CRP 低下または陰性化，細菌学的培養検査の改善，画像診断検査などを指標として臨床効果を判定する．顆粒球輸血を継続しなくとも感染症のコントロールが可能であると判断された場合は中止する．副作用出現時，あるいは顆粒球輸血を 3〜4 日連続施行しても臨床症状や検査所見が改善しない場合には，顆粒球輸血に不応と判定して中止する．顆粒球輸血はリスクが大きい治療法であり，患者とドナー双方の安全性を確保するため，施設としての責任体制が確立されている必要がある．

幹細胞（stem cell）

幹細胞は，自己複製能（分裂して自らと同じ細胞をつくる）と多分化能を併せ持つ，未分化で際限なく増殖できる細胞と定義される．発生において，細胞系譜の幹（stem）になることから命名された．幹細胞の分裂により生じた 2 つの娘細胞のうち，少なくとも一方が母細胞と同じ幹細胞にとどまれることで，分化した細胞を供給

することが可能であり，組織や器官の維持において重要な役割を担っている．細胞集団全体の半数が幹細胞にとどまれば幹細胞数は維持できるため，両方の娘細胞が分化することもある．幹細胞は，幹細胞ニッチの影響下で分化が抑制されているが，幹細胞ニッチから離れると幹細胞の分化が始まる．また，普通の体細胞とは異なり，幹細胞にはテロメラーゼが発現しているために，細胞分裂を繰り返してもテロメアの長さは維持される．幹細胞には階層性（hierarchy）が存在し，上位の幹細胞はより未分化であるが多分化能は大きい．下位の幹細胞は，より分化しているが多分化能は小さく，分化しうる細胞系列が限定される．最も未分化な幹細胞は"全能性幹細胞"（totipotent stem cell）であり，受精卵（および4〜8回の卵割まで）が相当し，1個体を形成するすべての細胞種へ分化が可能である（分化全能性，totipotency）．"多能性（万能）幹細胞"（pluripotent stem cell）は，個体は形成しないが，三胚葉（内胚葉，中胚葉，外胚葉）に属する細胞系列へ分化しうる能力（多能性，pluripotency）をもつ細胞であり，胚盤初期の内部細胞塊とそれから樹立された胚性幹細胞（ES細胞），iPS細胞（人工多能性幹細胞），胚性生殖幹細胞（EG細胞）が相当する．より下位に位置づけられる"多能性幹細胞"（multipotent stem cell）は，分化可能な細胞系列は限定されるが，多様な細胞種へ分化可能な能力をもつ細胞であり（多分化能，multipotency），造血幹細胞などの組織幹細胞（体性幹細胞）が相当する．他に，間葉系幹細胞，肝幹細胞，膵幹細胞，皮膚幹細胞なども含まれ，臓器の再生・修復に関与している．さらに下位に位置づけられ，多能性幹細胞より少ない数種類の細胞種へ分化可能な能力（oligopotency）をもつ幹細胞として，

神経幹細胞が相当する．最も下位に位置づけられる幹細胞として，単能性あるいは単分化能（unipotency）をもつ幹細胞は，分化可能な細胞種が一種類に限定されている前駆細胞であり，筋幹細胞，生殖幹細胞，精原細胞などが相当する．

幹細胞ニッチ（stem cell niche）

ニッチ（niche）とは，フランスの住宅の壁にあけられた小物を置くためのくぼみに由来する言葉である．生命科学においては，臓器の中で特定の細胞を維持する特別な微小環境を意味する．幹細胞ニッチとは，周囲の細胞が産生するサイトカインによる幹細胞の増殖および分化の制御を意味し，幹細胞がニッチから離れると効果が及ばなくなるため幹細胞の分化が始まる．造血幹細胞に関しては，間葉系幹細胞に由来する骨芽細胞の一部が，造血幹細胞のニッチ細胞として機能していることが明らかにされた．骨髄内の造血幹細胞は，内骨膜領域と類洞血管領域に局在しており，骨芽細胞性ニッチと血管性ニッチの2つがある．造血幹細胞は，ニッチに存在して細胞周期を静止期に止めており，過剰な細胞分裂による細胞老化から防護されつつ，適切な時期に分裂することで生涯にわたる造血を維持する．また，造血幹細胞は活性酸素種（ROS）に対して脆弱であり，低酸素環境である内骨膜領域に存在することで，酸化ストレスから回避していると考えられる．低酸素誘導因子であるHIF-1αは，造血幹細胞の機能維持において重要な機能分子とされている．皮膚幹細胞ニッチについては，立毛筋が毛根鞘に結合している毛隆起（バルジ）に毛包幹細胞ニッチが存在しており，バルジには色素幹細胞（メラノサイト幹細胞）も存在する．

患者血液型の確認（confirmation of patient's blood group）

　　輸血療法を行う場合は，まず，患者の血液型検査（ABO 血液型と Rh 血液型）を行う必要がある．輸血関連検査のために患者検体を採血する場合は，患者誤認に注意し，当該患者であることの確認（患者を取り違えない）を厳重に行う必要がある．輸血療法の実施に関する指針（平成 24 年 3 月一部改正）によれば，ABO 血液型検査は"同一患者からの異なる時点での 2 検体で，二重チェックを行う必要がある"と明記されている．言い換えれば，患者の ABO 血液型は 1 回の検査結果では確定できず，異なるタイミングで採血された 2 つの検体を用いて検査を行い，結果が一致した場合に患者の ABO 血液型が確定される．従って，初診の患者に対して緊急に輸血を行う場合，1 回の採血で血液型検査と交差適合試験を同時に依頼することは，輸血部門において患者の過去の検査履歴と照合ができないため，患者の ABO 血液型が確定しないままに，交差適合試験を行って輸血することになる．仮に，患者を取り違えて検体が採取された場合（WBIT），患者誤認を指摘することは困難であり，過誤輸血に直結し非常に危険である．複数の患者から採血する場合でも，1 人分ずつ確実に行うことが重要である．また，新たに患者が入院した場合，まず，入院中に観血的処置が必要になるか否かを判断し，必要と考えられる場合にはあらかじめ血液型検査を実施しておくことが推奨される．

患者検体の保存（preservation of patient's specimen）

　　患者へ輸血を行った後に輸血感染症が疑われる場合，HBV，HCV，HIV を対象として輸血後検査を行う．患者検体の保存については，"血液製剤等に係る遡及調

査ガイドライン"を遵守する必要がある．検体保存が必要な対象として，輸血前後の検査を実施していない場合とされている．輸血前後の患者血液（分離血漿または交差適合試験などで使用した血清あるいは血漿を約2 mL）を－20℃以下で3カ月以上可能な限り（2年間を目安に）保存する．患者検体を保存する必要性について，仮に，上記3種類のウイルスについて，患者が感染した事実が輸血実施後に判明した場合，投与された輸血用血液製剤により感染したのか，それとも輸血前から感染があったのか，という点を明確にする必要がある．遡及調査および生物由来製品感染等被害救済制度において，輸血用血液製剤に起因する感染症であるか否かを明確にするためには，輸血前後の患者検体を保存しておく必要がある．

間接抗グロブリン試験（indirect antiglobulin test: IAT）

間接抗グロブリン試験（間接クームス試験）は，患者の血清中に存在する抗赤血球抗体を，検査用のスクリーニング赤血球で吸収して検出する方法である．検査法の詳細は他書に譲るが，患者血清（血漿）とスクリーニング赤血球を混和し，反応増強剤（LISSなど）を加えて37℃に加温し，洗浄後に抗ヒトグロブリン試薬（クームス血清）を加え，赤血球の凝集反応を起こすことにより，血清（血漿）に存在する抗体を検出する方法である．間接抗グロブリン試験は，輸血関連検査の不規則抗体スクリーニング検査および交差適合試験において，日常的に行われる検査法である．一方，直接抗グロブリン試験は，患者赤血球が体内で免疫グロブリンや補体により感作されているか否かを検出する検査法である．

感染症スクリーニング検査 (laboratory screening tests for infectious agent)

輸血感染症を防止するためには,献血者が感染性病原微生物を保有していないことが大前提となる.献血者の適格性を判断する予備検査,すなわち精度の高い感染症検査を行うことが輸血感染症を防止するうえで重要である.輸血療法の実施に関する指針(改訂版,2005年9月)の"輸血用血液の安全性"の項において,献血ドナーから採血された血液について検査すべき項目が挙げられており,輸血用血液製剤を製造する日本赤十字社血液センターが予備検査を実施している.感染症のスクリーニング検査において,B型肝炎ウイルス(HBV)についてはHBs抗原・抗HBs抗体・抗HBc抗体,C型肝炎ウイルス(HCV)は抗HCV抗体,ヒト免疫不全ウイルス(HIV)は抗HIV-1/2抗体,ヒトTリンパ向性ウイルスⅠ型(HTLV-Ⅰ)は抗HTLV-Ⅰ抗体,そして梅毒血清反応が検査項目として挙げられている.これらの検査項目は血清学的反応を基盤としており,ウインドウ・ピリオドに献血した血液を原料とした輸血用血液製剤による感染を回避できない.血清学的スクリーニング法の陰性検体について,HBV・HCV・HIV-1/2に対する核酸増幅検査(NAT)を追加して実施している.NAT検査は,血液中に存在するウイルスの核酸の一部を,ポリメラーゼ連鎖反応(PCR法)により,試験管内で多量に増幅してそのウイルスを検出する方法である.現在,"個別NAT"が実施されている.

間葉系幹細胞 (mesenchymal stem cell:MSC)

MSCの幹細胞における位置づけは,多分化能(multipotency)を有する"多能性幹細胞"(multipotent

stem cell）であり，分化可能な細胞系列は限定されるが，多様な細胞種へ分化可能な能力をもつ．MSCは，間葉（中胚葉に由来する胎生期結合織）に由来する体性幹細胞であり，付着性の繊維芽細胞様の細胞である．間葉系に属するあらゆる細胞（骨細胞，心筋細胞，軟骨細胞，脂肪細胞など）への分化能をもつ．さらに，胚葉を超えて，グリア細胞（外胚葉由来）や肝臓（内胚葉由来）などへ分化できる可塑性をもつ．MSCは，間葉系組織があるすべての組織に存在すると考えられており，骨髄，脂肪組織，胎盤組織，臍帯組織，歯髄など種々の組織から採取することが可能である．採取する組織によりMSCの特性が異なることから，採取する組織ごとに骨髄（由来）MSCあるいは脂肪（由来）MSCなどと呼ぶことがある．骨髄MSCは，骨髄穿刺により容易に採取可能であること，および培養技術が確立していることから臨床応用が可能である．具体的には，骨髄血を培養すると，シャーレ上に付着して増殖する線維芽細胞様の細胞群が得られる．ヒトに投与され局所に到達したMSCは，血管内皮増殖因子（VEGF）などの液性因子を介して，あるいはMSC自身がその組織細胞へ分化することにより，組織を修復すると考えられる．骨や心筋などの再構築において，MSCを用いた再生医療が期待されている．また，MSCは，T細胞の増殖を抑え免疫抑制作用を有することから，造血幹細胞移植の重大な合併症である移植片対宿主病（GVHD）の治療において，体外で増幅したMSCの投与が行われている．MSCの免疫原性は低いことから，HLA不一致の非血縁者由来MSCの投与が可能とされている．

寒冷凝集素 (cold agglutinin)

　　寒冷凝集素とは，体温以下，とりわけ28〜31℃の低温において赤血球を凝集させる抗体であり，37℃では凝集させない．IgM型の寒冷凝集素は寒冷凝集素症 (CAD)，IgG型の寒冷凝集素は発作性寒冷ヘモグロビン尿症において認められるドナート・ランドシュタイナー (Donath-Landsteiner: DL) 抗体が代表的なものである．I血液型は，ABO血液型やLewis血液型と同様に糖鎖抗原系血液型であり，I血液型抗原 (I, i) に対する抗体，すなわち抗I抗体は，通常IgM型の4℃で反応する抗体である．抗I抗体は，力価は非常に低いが健常人の血清中にも存在し，CAD患者では，力価が非常に高い抗I抗体 (稀に抗i抗体) が自己抗体として産生されるために，自己免疫性溶血性貧血を引き起こす．IgM型自己抗体が赤血球に結合している場合，ABO血液型検査あるいは直接抗グロブリン試験 (DAT) において偽陽性反応を認めることがある．解決法として，①37℃に加温した生理食塩液を用いて赤血球を洗浄する，あるいは②試薬であるDTT (dithiothreitol) か2-ME (2-mercaptoethanol) を加えて赤血球を37℃に加温することにより検査を行うことが可能となる．

寒冷凝集素症 (cold agglutinin disease: CAD)

　　自己免疫性溶血性貧血 (AIHA) は，赤血球膜上の抗原と反応する自己抗体が産生され，抗原抗体反応により赤血球が傷害されて赤血球寿命が短縮し貧血をきたす疾患である．自己抗体が赤血球に結合する至適温度により，温式と冷式に分類され，CADは冷式抗体によるものである．日本ではAIHAの20％程度を占め，発作性寒冷ヘモグロビン尿症よりは多いが稀な疾患である．原

因不明の特発性と，続発性として，小児ではマイコプラズマ（*Mycoplasma pneumoniae*）感染症後に発症するものが多く，伝染性単核症に続発するものもある．成人では，原発性マクログロブリン血症，悪性リンパ腫，慢性リンパ性白血病などリンパ系造血器腫瘍に併発するものが多い．冷式抗体は，ほとんどがIgM型の寒冷凝集素であり，力価の高い抗I抗体（稀に抗i抗体）が自己抗体として産生される．身体の一部が寒冷に曝露されると，寒冷凝集素が補体C3とともに赤血球に結合し，赤血球は脾臓で破壊される（血管外溶血）．温度が上昇すると抗体は赤血球から遊離するが，補体は結合したまま残るために，補体系が活性化されて血管内溶血が引き起こされる．すなわち，CADでは血管外溶血と血管内溶血の両者が認められる．臨床症状は溶血によるものと末梢循環障害（四肢末端・鼻尖・耳介のチアノーゼ，レイノー症状など）によるものからなる．マイコプラズマ感染症に続発するものでは，発症から2～3週間後の回復期に溶血症状が認められる．検査所見として，血清中の寒冷凝集素値の上昇があり，直接抗グロブリン試験では補体成分が検出される．予防法として，寒冷曝露を避けることが重要であるが，重症例では血漿交換療法により寒冷凝集素を除去することが有効である．保険適応はないが，リツキシマブによる治療例が報告されている．

奇形赤血球（poikilocyte）

正常の赤血球形態（discocyte）から逸脱した赤血球を一括して奇形赤血球と呼び，奇形赤血球が目立つ場合を奇形赤血球症（poikilocytosis）という．正常では，形態異常を呈する奇形赤血球はほとんど認められない．代表的なものとして，球状赤血球（spherocyte），楕円

赤血球（elliptocyte），有棘赤血球（acanthocyte, echinocyte），有口赤血球（stomatocyte），涙滴赤血球（tear drop erythrocyte），標的赤血球（target cell），鎌状赤血球（sickle cell），破砕赤血球（fragmented red cell）がある．

希釈式自己血輸血（dilutional autologous blood transfusion）

（術前）希釈式自己血輸血は，全身麻酔下において，手術開始直前に600〜1,200 mLの自己血採血を行い，喪失分を代用血漿で補うことで赤血球の喪失を軽減し，術中〜手術終了時に返血する方法である．血液を希釈すると血液中の酸素含量が低下するが，心拍出量が増加することである程度は代償し，適正な輸液量を維持すれば，ヘモグロビン濃度がある程度まで低下しても手術を行うことは可能である．貯血式自己血輸血と比較して新鮮な自己血を確保できるが手術時間が延長すること，血液を希釈して手術を行うことのメリットが明確に示されていないなどの問題がある．診療報酬体系において，希釈式自己血輸血は6歳以上の患者の場合は200 mLごと，6歳未満の患者の場合は体重1 kgにつき4 mLごとに1,000点を算定することが可能である．要件として，"当該保険医療機関において手術を行う際，麻酔導入後から執刀までの間に自己血の貯血を行った後，採血量に見合った量の代用血漿の輸液を行い，手術時及び手術後3日以内に予め貯血しておいた自己血を輸血した場合に算定できる．希釈式自己血輸血を算定する単位としての血液量は，採血を行った量ではなく，手術開始後に実際に輸血を行った1日当たりの量である"とされている．

希釈性凝固障害 (dilutional coagulopathy)

　手術中の輸血の原則は, 循環血液量 (70 mL/kg) に対する出血量の割合に応じて成分輸血を行うことである. 術中の出血が続いて循環血液量以上の出血が起きた場合には, 全血で出血している一方で, 輸血に関しては細胞外液系輸液剤＋赤血球製剤＋アルブミン製剤の成分輸血が行われている. したがって, 補充されていない血液凝固因子および血小板は, 輸液剤などにより希釈されて減少することで, 希釈性凝固障害が起こる. 大量出血 (24時間以内に循環血液量以上の出血) の場合には, 新鮮凍結血漿 (FFP) と血小板製剤も併せて投与する必要がある. 血中フィブリノゲン濃度が 100 mg/dL 以下に減少すると出血傾向を呈することから, フィブリノゲン濃度を維持することは出血をコントロールするうえで重要である. 大量出血をきたした患者の輸血療法において, 希釈性凝固障害による後天性低フィブリノゲン血症に対してもフィブリノゲン濃縮製剤の有効性が報告されているが, 現時点において, フィブリノゲン濃縮製剤は, 先天性低フィブリノゲン血症に対してのみ保険適用がある. したがって, 通常はFFPを投与することになる. しかし, FFPには正常レベルのフィブリノゲンしか含まれていないことから, 重篤な凝固障害や大量出血に伴う急性の低フィブリノゲン血症を改善するためには, 大量のFFPを投与する必要がある. これは輸血随伴循環過負荷 (TACO) を惹起するリスクがあることから, クリオプレシピテートの投与が推奨される. クリオプレシピテート (寒冷沈降物) は, 日本赤十字社血液センターから供給される輸血用血液製剤ではないため, 病院内の輸血部門などにおいて院内調製する必要がある.

偽性血小板減少症（pseudothrombocytopenia）

　　偽性血小板減少症は，血小板数を測定する際に，実際の血小板数よりも低い測定値を呈する，見かけ上の血小板減少をいう．自動血球計数器の原理として，あらかじめ設定した血小板のサイズで判定するので，血小板凝集や大型血小板は白血球と誤認され，実際の血小板数よりも低い測定値となる．すなわち，生体内において血小板数が減少しているのではなく，採血後の血球算定用採血管の中でのみ血小板が減少しているのであり，治療は不要である．血液塗抹標本を顕微鏡で観察して，血小板凝集塊を認めれば偽性血小板減少症の可能性が高い．原因として，採血に時間を要した場合や採血後の採血管を充分に転倒混和しなかった場合など，採血手技によることが多い．採血手技に問題がなく，血液像で血小板凝集像が認められる場合には，EDTA依存性偽性血小板減少症を疑う必要がある．

偽 Pelger-Huet 核異常（Pseudo-Pelger-Huet anomaly）

　　好中球形態異常は，核異常，細胞質異常，顆粒異常に大別され，先天性（遺伝性）と後天性がある．先天性核異常の代表的な疾患として，Pelger-Huet 核異常がある．Pelger-Huet 核異常は，Pelger（1928年）と Huet（1932年）により，好中球の低分葉核異常を示す遺伝性 Pelger-Huet 核異常として報告された．細胞周期間期の核クロマチンは，核脂質二重膜を形成している核膜上のタンパクであるラミンB受容体（LBR）と強く結合し，転写抑制複合体を形成している．遺伝性 Pelger-Huet 核異常の原因は，LBR の量的減少あるいは分子異常である．常染色体優性遺伝形式をとり，最も多いヘテロ接合体異常では，好中球は2分節でメガネ状となるが，極めて稀

なホモ接合体では短角の丸い核となる．骨髄異形成症候群（MDS）の約 1/3 の症例において，Pelger-Huet 核異常に類似した好中球の形態異常を認めるが，先天性と区別するために，偽（pseudo）をつけて偽 Pelger Huet 核異常と呼ばれる．形態的に，先天性と区別はつかないが，偽 Pelger-Huet 核異常では核クロマチン凝集が強い傾向にあるとされている．典型的な偽 Pelger Huet 核異常は，核の形状が円形で，鼻眼鏡状あるいはダンベル状を呈する．また，抗悪性腫瘍剤であるタキソイド系薬剤（docetaxel，paclitaxel）の投与患者において，偽 Pelger-Huet 核異常を呈することがある．タキソイド系薬剤などの微小管脱重合阻害剤は，有糸分裂終期における核膜再形成時のシグナル伝達系の障害により，LBR の合成障害を引き起こすと考えられている．

規則抗体（regular red cell antibody）

規則抗体は，ABO 血液型における血清中の抗 A 抗体と抗 B 抗体をいう．輸血や妊娠などの免疫刺激によらない自然抗体であり，免疫グロブリンクラスは IgM が主体である．"ヒト血清中には自己のもつ抗原とは反応しない抗体が必ず存在している"というランドシュタイナーの法則に従う．オモテ試験とウラ試験の不一致の血清側の要因として，新生児期は，液性免疫を担う抗体産生系が確立していない（生後数カ月以降）ので，IgM 抗体である規則抗体は存在しない．また，原発性免疫不全症候群の中で，Bruton（X 連鎖）無ガンマグロブリン血症は，*Btk*（Bruton's tyrosine kinase）遺伝子の変異により骨髄における B 細胞の分化過程が障害されるため，抗体産生細胞である形質細胞への分化も障害される．これらの病態において，規則抗体は存在しないため

に，ABO血液型検査のウラ試験において，A₁血球および B血球に対して凝集が認められずオモテ試験の結果とウラ試験の結果が一致しない．

キャッスルマン病（Castleman's disease）：Castleman病を参照．

球状赤血球（spherocyte）

正常の赤血球は，両面の中央がくぼんだ円盤状の血球で，末梢血塗抹標本において中央のくぼんだ部分が淡くなった中央淡明（central pallor）を有する．球状赤血球は，文字通り球状の形態を呈し，小型で中央淡明を欠如する赤血球をいう．先天性溶血性貧血の赤血球膜異常症の中で，最も頻度が高い遺伝性球状赤血球症（hereditary spherocytosis：HS）において認められる．HSは，赤血球膜タンパクであるα spectrinとβ spectrin（*SPTA1*，*SPTB*遺伝子），ankyrin（*ANK1*遺伝子），band 3（*SLC4A1*遺伝子），protein 4.2（*EPB42*遺伝子）の遺伝子変異により赤血球膜が異常を呈する．小型の球状赤血球は，自己免疫性溶血性貧血（AIHA）でも認められる．

急性骨髄性白血病（acute myeloid leukemia：AML）

AMLは，造血幹細胞に遺伝子変異が生じ，様々な分化段階で骨髄系前駆細胞が分化を停止し，骨髄芽球（白血病細胞）がクローン性に増殖する疾患である．正常造血は3系統が抑制されるが，典型的な検査所見として白血球増多（好中球減少症，白血病裂孔），貧血，血小板減少症を呈するが，汎血球減少症を呈することもある．骨髄塗抹標本のMay-Giemsa染色において幼弱な芽球

が20％以上認められ，芽球のMPO染色は陽性である（例外として，FAB分類のM0，M5a，M6b，M7は陰性）．FAB分類では，骨髄系前駆細胞の分化段階および細胞系列の違いにより，M0：急性骨髄性白血病最未分化型，M1：急性骨髄性白血病未分化型，M2：急性骨髄性白血病分化型，M3：急性前骨髄球性白血病，M4：急性骨髄単球性白血病，M5：急性単球性白血病，M6：急性赤白血病，M7：急性巨核芽球性白血病に分類され，亜分類としてM3v：微細顆粒型，M4Eo：異常好酸球増加型，M5a：未分化型，M5b：分化型，M6a：赤白血病型，M6b：赤血病型がある．一方，WHO分類（2008）では，"特定の遺伝子異常を有するAML"，"多系統の形態異常を伴うAML"，"治療関連AML/MDS"に合致する場合を優先的にそのカテゴリー分類し，いずれにも合致しない場合に"上記カテゴリー以外のAML"，"系統不詳の急性白血病"として分類する．AMLの治療戦略は，寛解導入療法と寛解後療法を行って，体内に残存する白血病細胞を根絶させ，完全寛解を維持させることにある．寛解導入療法の基本は，アントラサイクリン系薬剤であるダウノルビシン（DNR）またはイダルビシン（IDR）およびシタラビン（Ara-C）の併用である．若年者AMLに対して推奨される寛解導入療法は，DNR（50 mg/m^2/day，5日間）＋Ara-C（100 mg/m^2/day，7日間），またはIDR（12 mg/m^2/day，3日間）＋Ara-C（100 mg/m^2/day，7日間）でその寛解率は約80％である．寛解後療法として，地固め療法（早期強化療法）あるいは造血幹細胞移植が行われる．急性前骨髄球性白血病（acute promyelocytic leukemia：APL，FAB-M3）は，AMLの中でも特異な病態を呈する．APLは，15番染色体と17番染色体の相互転座

t(15;17)(q22;q12-21)に基づく*PML/RARα*キメラ遺伝子から形成されるPML/RARαタンパクにより，骨髄球以降への分化が抑制され，APL細胞（前骨髄球）が腫瘍性に増殖する疾患である．骨髄塗抹標本のMay-Giemsa染色において，粗大なアズール顆粒を有する前骨髄球やAuer小体の束を有するfaggot cellが特徴的で，高率に線溶優位型の播種性血管内凝固（DIC）を合併する．治療として，APL細胞の正常細胞への分化とアポトーシスを誘導する目的で，ATRA（全トランス型レチノイン酸）による分化誘導療法が行われ，完全寛解率は90％以上である．

急性白血病（acute leukemia）

急性白血病は，造血幹細胞に何らかの遺伝子異常が生じ，分化能を失った芽球（白血病細胞）がクローン性に増殖する疾患である．正常の状態では，造血幹細胞は，骨髄において未熟な前駆細胞の段階を経て成熟した細胞（血球）へと分化し，やがて末梢血へ流入してその機能を全うする（図8）．したがって，一部の例外を除いて，白血病細胞の増殖の場は骨髄にあり，末梢血中にも出現する．分化能を失った芽球が異常増殖するということは，成熟した血球が産生されないということである．急性白血病の病態は，この造血障害に基づく汎血球減少症と白血病細胞による臓器浸潤により形成される．汎血球減少症に基づく臨床症状として，赤芽球系の産生低下による貧血，巨核球・血小板系の産生低下による血小板減少症と出血傾向，白血球（特に顆粒球）の産生低下による易感染性が挙げられる．臓器浸潤として，リンパ節腫脹および肝脾腫が比較的多く認められる．芽球の細胞系列が異なる急性骨髄性白血病（AML）と急性リンパ性

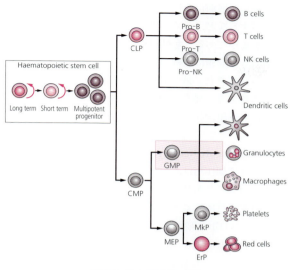

図8 造血幹細胞の分化

白血病（ALL）において，臨床症状が大きく異なることはないが，発症年齢に関しては，AMLでは50歳以上に多く，ALLでは10歳未満に多い．汎血球減少症に基づく臨床症状が出現した場合や，末梢血中に芽球が出現した場合に急性白血病が疑われる．急性白血病と診断するためには，骨髄検査を行って芽球の増加を確認することが必須である．骨髄穿刺液（骨髄血）の塗抹標本を作成し，May-Giemsa染色やミエロペルオキシダーゼ（MPO）染色などの細胞組織化学検査を行うと共に，フローサイトメトリーを用いた細胞表面マーカー，染色体分析，遺伝子検査を行って，急性白血病を更に分類する必要がある．基本的に，AMLとALLでは多剤併用化学療法に用いる薬剤に違いがあることに加え，予後因子

を含めた層別化を行うことで，造血幹細胞移植の適応を決定するなど，多くの情報を用いて総合的に判断することが重要である．急性白血病の分類として，従来，白血病細胞の形態に主軸をおいた FAB 分類（1976 年）が用いられてきた．近年，白血病細胞の形態だけではなく，染色体異常と遺伝子変異を加味した WHO 分類（2008 年）も併用される．

急性溶血反応（acute hemolytic reaction）

　溶血性副作用は，免疫学的機序による輸血副作用の代表的なものであり，患者の循環血液中に存在する赤血球に対する抗体によって起こる．急性溶血反応は，輸血後 24 時間以内に発生する急性（即時型）の溶血反応であり，患者血液中の規則抗体によって引き起こされる．急性溶血反応の大部分は，ヒューマンエラーによる ABO 血液型不適合輸血であるが，稀に Lewis 血液型でも認められることがある．急性溶血反応の特徴は，血管内溶血による著しいヘモグロビン尿とヘモグロビン血漿であり，血管外溶血とは大きく異なる点である．ABO 血液型不適合輸血による急性溶血反応は，24 時間以内というよりは，輸血開始後 5 分以内に発症することが多い．ABO 血液型不適合輸血は，患者の規則抗体（抗 A 抗体，抗 B 抗体）と誤って輸血された赤血球の膜抗原（A 抗原，B 抗原）との抗原抗体反応により，循環血液中に大量の抗原抗体複合物が生じる．その結果，補体系の活性化による血管内溶血，凝固系の活性化による播種性血管内凝固（DIC），サイトカインの作用の連鎖が引き起こされる．血管内溶血の結果，破壊された赤血球から多量のカリウムが放出されること，急性溶血反応に引き続くショックや反応性の血管収縮，DIC によるフィブリン

血栓形成など複数の要因が重なり，腎血流障害に伴う腎虚血により腎不全が引き起こされる．ABO 血液型不適合輸血の症状として，輸血開始後間もなく，悪寒戦慄，発熱，不穏状態，呼吸困難，胸痛，腹痛，嘔吐，血色素尿（血管内溶血の特徴）などが出現し，やがてショック状態となり，DIC や急性腎不全を併発し，不適合の輸血量が多い場合には死亡することもある．麻酔下の手術患者や意識障害のある患者の場合には，血圧低下や血色素尿および DIC による出血症状以外には上記の症状が発現しにくく，不適合輸血の発見が遅れることがあり注意を要する．<u>輸血療法の実施に関する指針</u>（平成24年3月一部改正）において，"輸血開始後5分間はベッドサイドで患者の状態を観察する必要がある"と明記されている．仮に，ABO 血液型不適合輸血を行ってしまったとしても，医師が速やかに対処することで，輸注された不適合赤血球の量を最少に止め，急性溶血反応を増悪させないことが重要である．初期治療として最も重要なことは，不適合輸血を疑ったら直ちに輸血を中止して血管ルートを確保し，輸液療法と利尿を行うことである．当初は1〜2時間で1,000〜3,000 mL の輸液を行うが，尿量をモニタリングしながら，輸液過剰による心不全や肺水腫に注意することも重要である．この初期治療は，患者から採血して不適合輸血の確認を行うことよりも優先される．また，躊躇せずに集中治療室へ収容して全身管理することも，不適合輸血の治療を成功させる上で重要である．

急性リンパ性白血病（acute lymphoblastic leukemia，ALL）

　　ALL は，<u>造血幹細胞</u>に遺伝子変異が生じてリンパ系前駆細胞の段階で分化が停止し，幼弱なリンパ芽球が腫

瘍性に増殖する造血器腫瘍である．WHO 分類では，腫瘍化した細胞の起源によって，B 前駆細胞リンパ芽球性白血病 / リンパ腫〔B-ALL/LBL (lymphoblastic lymphoma)〕，T 前駆細胞リンパ芽球性白血病 / リンパ腫 (T-ALL/LBL)，Burkitt リンパ腫 / 白血病に大別される．一般的に，幼弱なリンパ芽球が広範に骨髄に浸潤している場合に ALL，腫瘍性病変（リンパ節など）が主体で骨髄への浸潤が著明でない場合（≦25 %）に LBL と診断されるが，腫瘍細胞の起源が同一であることから一括して分類される．一方，Burkitt リンパ腫 / 白血病は成熟 B 細胞腫瘍であり，t(8；14)(q24；q32) に起因する *IGH/MYC* キメラ遺伝子に特徴づけられる．標準的化学療法とされるプロトコルはないが，シクロホスファミド，アントラサイクリン系薬剤，ビンクリスチン，L-アスパラギナーゼ，副腎皮質ステロイド剤などからなる多剤併用化学療法が行われる．小児 ALL の長期生存率は約 80 % と比較的良好であるが，成人 ALL は予後不良であり，化学療法のみでは治癒が望める可能性は低い．ALL 第 1 寛解期における同種造血幹細胞移植は，化学療法の予後を上回るとされている．ALL/LBL では特徴的な染色体異常と遺伝子変異が認められる．フィラデルフィア染色体（Ph）の存在により，Ph 陽性 ALL と Ph 陰性 ALL に分けられるが，両者で治療方針は異なる．成人 ALL の約 25 % に Ph 染色体が認められ，寛解導入療法と地固め療法において，分子標的薬であるイマチニブを併用することにより，チロシンキナーゼ阻害薬（TKI）を使用しないプロトコルと比較して，より高い完全寛解率と生存率が期待できる．第二世代の TKI であるダサチヌブとニロチニブについては，今後の検討課題であり，TKI 単独投与の治療効果につ

いては，TKI 耐性の獲得を考慮すると限界があると思われる．一方，Ph 陰性 ALL については，従来の化学療法が限界であると考えられることから，血縁ドナーを有する症例では同種造血幹細胞移植は選択肢の1つである．

巨核球（megakaryocyte）

巨核球は，血小板を産生する前駆細胞であり，骨髄巨核球の細胞質が分離膜により分割され，断片化することで血小板が産生される．造血のプロセスにおいて，骨髄系共通前駆細胞（common myeloid progenitor：CMP）は，顆粒球，単球・マクロファージ，巨核球，赤芽球のすべての骨髄系細胞を産生し，その下流では，顆粒球・マクロファージ前駆細胞（granulocyte-macrophage progenitor：GMP）と巨核球・赤芽球前駆細胞（megakaryocyte-erythroid progenitor：MEP）が分かれて分化する．MEP から巨核球コロニー形成細胞（CFU-Meg）を経て巨核芽球が産生され，巨核芽球はトロンボポエチン（TPO）の刺激を受けて増殖し，多倍体化（endomitosis，細胞分裂を伴わない DNA 合成）による大型の成熟巨核球となる．成熟巨核球から細胞質突起（proplatelet）が形成され，それが断片化することで血小板が産生される．

巨赤芽球性貧血（megaloblastic anemia）

巨赤芽球性貧血は，骨髄において巨赤芽球が出現する貧血の総称であり，DNA 合成障害に基づく核の成熟障害と無効造血を特徴とする．成因として，ビタミン B_{12}（VitB_{12}）の欠乏および葉酸の欠乏に大別される．VitB_{12} が欠乏する場合は，自己免疫性萎縮性胃炎（悪性貧血）

と胃全摘後のものがほとんどである．臨床症状として，貧血による症状に加えて，消化器症状（Hunter舌炎，無胃酸症）や神経症状（亜急性連合性脊髄変性症，認知症など）を呈し，年齢不相応の白髪を認めることがある．臨床検査では，赤血球数減少，ヘモグロビン値低下，MCV値増加（大球性貧血），網赤血球数低下，血清LDH値増加，血清$VitB_{12}$あるいは葉酸値の低下，汎血球減少症を呈する場合もある．骨髄像において，特徴的な巨赤芽球を認め，末梢血液像では過分葉好中球が出現する．自己免疫性萎縮性胃炎では抗胃壁細胞抗体や抗内因子抗体が陽性となり，胃壁細胞から分泌される内因子が低下して$VitB_{12}$の吸収障害が起こる．胃全摘後においても，内因子の欠乏による$VitB_{12}$の吸収障害が起こり，胃酸の還元作用不足による鉄分の吸収が低下して鉄欠乏性貧血を併発する．葉酸欠乏は，低栄養による摂取不良，妊娠による需要増大，アルコール多飲による吸収障害，葉酸拮抗薬などで生ずる．免疫抑制剤としてメソトレキセートの少量持続投与を行っている患者では，注意が必要である．治療として，$VitB_{12}$製剤の筋肉内投与，葉酸製剤の経口投与を行う．$VitB_{12}$欠乏に対して葉酸を投与すると，$VitB_{12}$の需要が増大して神経症状が悪化するので注意が必要である．鉄欠乏性貧血と同様に，代替療法を優先するが，可及的速やかに貧血を補正する必要がある場合には赤血球輸血を行うこともある．

巨大血小板（macrothrombocyte）

正常の血小板は，直径2〜4μmの無核円盤状の細胞であるが，血小板のサイズが赤血球の大きさ（直径8μm）以上のものを巨大血小板という．先天性巨大血小板症は，先天的に巨大血小板と血小板減少症を呈する疾

患群の総称である．先天性巨大血小板症において，血小板は一様に大型で，正常大血小板は稀である．自動血球計数装置は，大型の血小板は血小板として計測しないために（正常血小板を想定した設定値），巨大血小板症では見かけ上，実際の血小板数よりも低値を示す．したがって，末梢血塗抹標本における形態観察と目視による血小板数の算定が重要である．先天性巨大血小板症として，May-Hegglin 異常に代表される MYH9 異常症，Bernard-Soulier 症候群，GPIIb/IIIa 異常症，2B 型ヴォン・ヴィレブランド病（vWD），β1-tubulin 異常症，灰色血小板症候群などが含まれる．

空気塞栓（air embolism）

空気塞栓は，患者の輸血ルート（輸血用血液製剤〜輸血セット〜血管）内に大量の空気が混入した場合に起こる重大な合併症であり，一般的な自然落下により輸血を行う場合には発生しない．急速輸血装置を使用する場合や輸血用血液製剤を加圧して輸血する場合には注意が必要である．回収式自己血輸血において，返血バッグ内に少量の空気が混入することがあり，返血の際は加圧しないことが肝要である．

クームス試験（Coombs test）：直接抗グロブリン試験および間接抗グロブリン試験を参照．

クエン酸中毒（citrate toxicity）

クエン酸中毒は，輸血用血液製剤を大量 / 急速に輸血する場合や成分採血装置を用いたアフェレーシスの際に起きる低カルシウム血症をさす．輸血用血液製剤に用いられる抗凝固保存液として CPD 液（citrate phosphate dextrose）があり，その成分の1つであるクエン酸ナトリウムは，血液凝固カスケードにおいて，カルシウムイオンをキレートすることで凝固を阻害する．低カルシウム血症の症状として，口唇周囲のしびれやテタニー様症状が出現する．血中カルシウムイオン濃度の低下は，神経や筋肉の興奮性を増加させ，反射の亢進などを引き起こす．また，高度の低カルシウム血症の場合には，心臓の収縮性が低下して低血圧，循環虚脱，心停止を引き起こす可能性がある．カルシウム製剤を輸注することで回復する．

クリオグロブリン血症（cryoglobulinemia）

クリオグロブリンは，試験管内において，4℃に冷却するとゲル状に沈降するグロブリンであり，37℃（平常体温）では溶解する．原発性マクログロブリン血症において多量に産生されるIgMは，クリオグロブリンの性質を有している．クリオグロブリン血症の患者において，寒冷にさらされた場合に，クリオグロブリンが凝集して血流を阻害するために，手足のしびれや冷感などのレイノー（Raynaud）現象を呈する．また，紫斑，腎機能障害，関節障害などをきたすことがある．

クリオプレシピテート（cryoprecipitate）

クリオプレシピテート（寒冷沈降物）は，凍結保存されている新鮮凍結血漿（FFP）を4℃で低温融解し，遠心分離して沈殿したものである．この分画の主成分は，フィブリノゲン，血液凝固第VIII因子，ヴォン・ヴィレブランド因子，フィブロネクチンなどであるが，製剤中の成分は一定ではない．日本赤十字社血液センターから供給されない輸血用血液製剤であり，医療施設内で調

製する必要がある．したがって，大型遠心機や無菌接合装置などの設備以外に，輸血部門として安全な輸血療法を実施する体制が求められる．クリオプレシピテートの具体的な調製方法として，筆者が勤務する順天堂医院のプロトコールを示す．AB型の成分採血由来FFP製剤（容量約480 mL）を，4℃で18時間程度かけて低温融解し，3,000回転で20分間遠心した後，無菌接合装置を使って連結した容量600 mLのバッグに一旦上清を移し，その後，もとのFFPバッグに約40 mLの血漿を戻して再浮遊させた後，使用するまで−20℃以下で保存する．詳細は，日本輸血・細胞治療学会ホームページ上で公開されている"クリオプレシピテート作製プロトコール"を参照していただきたい．一般的に使用される輸血用血液製剤ではないが，産科出血などの危機的大量出血において，希釈性凝固障害に伴う低フィブリノゲン血症に対して使用される．血液製剤の使用指針において，循環血液量以上の大量出血の場合には，凝固因子や血小板数の低下による出血傾向に対して，FFPおよび血小板製剤を輸血するとされている．また，低フィブリノゲン血症（100 mg/dL未満）に対してもFFPを使用するとされている．しかし，フィブリノゲン値を必要量まで上昇させるためには，大量のFFPを使用する必要があり，輸血随伴循環過負荷（TACO）を惹起するリスクがある．したがって，クリオプレシピテートの使用は，投与総量を抑えてフィブリノゲン値を効果的に上昇させる血液製剤といえる．また，心胸郭手術において，組織面の接着剤（フィブリン糊）として，縫合部の補強や縫合困難な創面の止血に用いられる．クリオプレシピテートを使用した場合は，FFPとして保険請求が可能である．

形質細胞 (plasma cell)

　形質細胞は，Bリンパ球が最終的に分化した抗体産生細胞であり，免疫グロブリンを産生し分泌する．直径10〜20 μm の円形から楕円形の細胞形態で，塩基性が強く広い細胞質を有し，核は偏在している．核周囲は明るく見え，核周明庭と呼ばれる．原発性免疫不全症候群の中で，抗体産生不全症に位置づけられる代表的な疾患がX連鎖無ガンマグロブリン血症（BTK欠損症）であり，X染色体長腕に存在するBruton's tyrosine kinase（*BTK*）遺伝子の変異により起こる．*BTK*遺伝子がコードするBTKタンパクは，チロシンキナーゼで主にB細胞に発現しており，B細胞の分化・増殖に重要な働きをしている．BTK欠損症では，骨髄においてプロB細胞からプレB細胞への分化が障害されることで末梢血の成熟B細胞が欠損し，免疫グロブリンがほとんど産生されず，低あるいは無ガンマグロブリン血症となる．

形質細胞性白血病 (plasma cell leukemia: PCL)

　PCLは，多発性骨髄腫（MM）の一病型であり，形質細胞腫瘍の中で最も悪性度が高い疾患である．異型形質細胞が末梢血中に2,000/μL以上，あるいは末梢血白血球分画の20％以上を認める場合に診断する．国際骨髄腫作業部会（IMWG, International Myeloma Working Group）の診断規準では，両者を満たす必要がある．初診時から末梢血中に異型形質細胞を認める原発性PCL（de novo leukemia）と，MMの経過中に異型形質細胞が末梢血に出現して白血病化した続発性（二次性）PCLに分けられる．原発性PCLは，続発性PCLと比較して発症年齢が10歳程度若く，腎障害・リンパ節腫脹・肝脾腫が高頻度に認められる．続発性PCLは，

全MMの1～4％に出現し，原発性PCLと比較して骨病変が多く認められる．原発性PCLは，あくまでも続発性PCLと比較して生存率はやや長いが，いずれも難治性で予後不良である．稀に，感染症や自己免疫疾患において，反応性で多クローン性の形質細胞増多（plasmacytosis）を認めることがあるが，フローサイトメトリーによるκ/λ比（kappa/lambda light chain restriction）が鑑別診断に有用である．治療として，従来の化学療法や自家末梢血幹細胞移植などの治療成績は不良であるが，プロテアソーム阻害薬であるボルテゾミブを含む新規薬剤と造血幹細胞移植の組み合わせにより，完全寛解例も報告されている．

クロスマッチ：交差適合試験を参照．

血液型キメラ

キメラ（chimera，キメリズム）は，異なる胚に由来する（クローンが異なる）細胞ないし組織が，同一個体内に混在することをいう．ギリシャ神話に登場する伝説の生物キマイラ（ライオンの頭と山羊の胴体，毒蛇の尻尾をもつ）に由来する（図9）．ヒトのキメリズムの多くは血液型キメラである．血液型キメラとは，遺伝的に由来の異なる2種類の赤血球が混在する状態をいう．先天的な原因として，二卵性双生児において，双生児の胚はしばしば胎盤における血液供給を共有しており，造血幹細胞がもう一方の胚へ移動可能なことから，移動した造血幹細胞が骨髄に定着すると血液型キメラが生ずる．二卵性双生児のペアの約8％でみられるという．後天的な原因として，O型以外の患者がO型赤血球の輸血を受けた場合などの異型適合血輸血や，ABO血液型不一

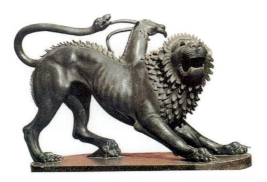

図9 キマイラの像

致の造血幹細胞移植が行われた場合に認められる．2種類の異なったしかも分離できる血球集団が混在すると，ABO血液型検査のオモテ試験において，亜型に類似した部分凝集として検出される．輸血関連検査において，カラム凝集法は，従来の試験管法と比較して部分凝集を検出することに優れている．

血液型システム（blood group system）

　赤血球の血液型は，現在，30種類の血液型抗原システム（blood group）と327抗原が同定されている〔International Society of Blood Transfusion（ISBT），2010, Berlin〕．30システムの責任遺伝子と染色体上の遺伝子座が同定され，各抗原の機能も明らかになりつつある．血液型抗原は，赤血球の膜上に糖鎖抗原あるいはタンパク抗原として存在することから，赤血球の血液型は，糖鎖抗原系血液型とタンパク抗原系血液型に大別される．ABO血液型は糖鎖抗原系の，Rh血液型はタンパク抗原系の代表的なものである．血液型システム中で，ABO血液型は最初に発見された血液型で，血清中

に規則抗体が存在するという点において特異な血液型であり，臨床的に最も重要である．一方，Rh 血液型は最も複雑な血液型であり，ABO 血液型に次いで臨床的に重要な抗原系である．その他の血液型として重要なものは，Lewis 血液型，Duffy 血液型，Kidd 血液型，Diego 血液型，Kell 血液型である．これらの赤血球抗原に対する不規則抗体は遅延性溶血反応や新生児溶血性疾患を引き起こすため注意が必要である．

血液型糖転移酵素（blood group glycosyltransferases）

血液型は，糖鎖抗原系血液型とタンパク抗原系血液型に大別され，ABO 血液型および Lewis 血液型は糖鎖抗原系の代表的なものである．血液型糖転移酵素は，糖鎖抗原系血液型における血液型抗原の生成に重要な酵素である．ABO 血液型を規定する赤血球の ABH 抗原は，ABO 血液型システムを担う *ABO* 遺伝子と Hh 血液型システムを担う *H*（*FUT1*）遺伝子がコードする異なった糖転移酵素の一連の反応により生成される．ガラクトースと N- アセチルグルコサミンからなる 1 型糖鎖（前駆物質）に，*H* 遺伝子産物である α-1,2 フコース転移酵素（α1,2-fucosyltransferase：FUT1）が作用すると，1 型糖鎖のガラクトース残基にフコースが付加されて H 抗原が生成される．*A* 遺伝子産物である A 型転移酵素（α1,3-N-acetylgalactosaminyltransferase）の作用により，H 抗原のガラクトースに N- アセチルガラクトサミン（A 型抗原決定基）が付加すると A 型，*B* 遺伝子産物である B 型転移酵素（α1,3-galactosyltransferase）の作用により，H 抗原のガラクトースにガラクトース（B 型抗原決定基）が付加すると B 型抗原が生成される．亜型は，血液型糖転移酵素をコードする遺伝子の変異に

より糖転移酵素活性が低下し，赤血球上のA抗原あるいはB抗原の抗原決定基数が減少するために，赤血球の抗原性が減弱するものである．また，分泌（Se）遺伝子がコードするα-1,2フコース転移酵素（FUT2）の作用により，上皮細胞においてABH型物質が生成され，唾液などの体液中へ分泌される．Lewis血液型は，主要抗原であるLe^{a}抗原とLe^{b}抗原により，Le（a-b+），Le（a+b-），Le（a+b+），Le（a-b-）の4つの表現型に分類される．Lewis抗原は，ABO血液型と同一の前駆物質である1型糖鎖から生成される．1型糖鎖のN-アセチルグルコサミン残基に，Lewis遺伝子（$FUT3$）産物であるα1,4フコース転位酵素（α1,4-fucosyl-transferase：FUT3）の作用により，フコースが付加するとLe^{a}抗原が生成される．Le^{b}抗原の生成は，まず，1型糖鎖のガラクトース残基にFUT2の作用でフコースが付加されてH抗原が生成され，さらにそのN-アセチルグルコサミンに，FUT3の作用によりフコースが付加するとLe^{b}抗原が生成される．

血液型不適合妊娠（blood group incompatible pregnancy）

母児間の血液型不適合妊娠は，母体にない胎児の赤血球抗原に対する抗体が，感作によって母体で産生されることに始まる．母体由来のIgGクラスの抗体は，経胎盤的に移行して胎児の赤血球抗原と結合し，抗原抗体反応を引き起こして胎児の赤血球を破壊し，溶血と黄疸などの新生児溶血性疾患を引き起こす．ABO血液型の不適合妊娠は，頻度としては比較的多いが軽症の場合がほとんどであり，Rh血液型の不適合妊娠は重症となることが多い．

血液凝固因子製剤 (blood clotting factor preparation)

血漿分画製剤の中で，ヒト血漿中に含まれる血液凝固因子を生化学的手法により分離・精製した血漿由来凝固因子製剤と，遺伝子組換え技術により純化・精製した遺伝子組換え型（リコンビナント）凝固因子製剤がある．ヒトパルボウイルス B19 は加熱・酸・クロロホルム・界面活性剤に抵抗を示し，血漿分画製剤の製造工程におけるSD処理によっても不活化されない．現在，献血者の予備検査において，CLEIA法による抗原検査が行われている．血漿由来凝固因子製剤は，感染症スクリーニング検査が陰性の血漿を原料としているが，たとえウイルスが混入したとしても，精製の過程に不活化工程が組み込まれていることから，ヒトパルボウイルス B19 とプリオン以外の既知の病原体に関しては安全性が高い．血友病は，血液凝固第 VIII 因子（血友病 A）あるいは第 IX 因子（血友病 B）の遺伝的な欠損ないし活性低下により出血傾向を呈する疾患であり，治療は欠乏している第 VIII 因子あるいは第 IX 因子の補充が主体である．補充療法は，定期的投与に加え，出血時や運動前など必要に応じて血液凝固因子製剤の静脈内投与を行う．血友病製剤を使用する場合は，目標因子レベルを必ずしも 100％ にする必要はない．ヴォン・ヴィレブランド病（vWD）は，血漿中のヴォン・ヴィレブランド因子（vWF）の量的・質的異常により，血管内皮細胞に対する血小板の粘着不良に基づく出血傾向を呈する遺伝性疾患である．vWD は，vWF の量的欠損の I 型，質的欠損の II 型，完全欠損の III 型に分類される．I 型は，通常，デスモプレシン（DDAVP）で治療されるが，DDAVP が使用できない場合や，重篤な出血例では vWF を含む第 VIII 因子濃縮製剤が使用される．リコン

ビナント製剤は，ヒト血漿由来成分を有しない，いわゆる特定生物由来製剤ではないが，血液製剤代替医薬品として，安全な血液製剤の安定供給の確保等に関する法律（血液法）に則り，患者への投与記録を少なくとも 20 年間保存することが義務づけられている．

血液凝固カスケード（blood clotting cascade）

血液凝固カスケードは，血液凝固因子の連続した酵素反応により反応が増幅されてトロンビンが生成され，最終的に可溶性フィブリノゲンから不溶性フィブリンが形成される一連の反応系をいう．さらに，血液凝固第 XIII 因子がフィブリン分子を架橋化することにより，血小板からなる一次血栓の周囲を安定化フィブリンで覆うことで強固な二次血栓（フィブリン血栓）を形成し，止血機構における二次止血が完了する．すなわち，一次止血の主役は血小板であったが，二次止血の主役は血液凝固カスケードということになる．個々の血液凝固因子について，歴史的に，次々に新しい因子が発見されたことから，発見順にローマ数字が使われており，いくつかの欠番がある．最初の 4 つの血液凝固因子については，ローマ数字による呼び方はあまり使われない．以下，血液凝固因子を列挙する：第 I 因子（フィブリノゲン），第 II 因子（プロトロンビン），第 III 因子（組織因子，tissue factor，旧称組織トロンボプラスチン），第 IV 因子（カルシウムイオン），第 V 因子（プロアクセレリン，ライデン変異が有名），第 VII 因子（プロコンベルチン），第 VIII 因子（遺伝的欠損は血友病 A の原因，ヴォン・ヴィレブランド因子と複合体を形成），第 IX 因子（クリスマス因子，遺伝的欠損は血友病 B の原因），第 X 因子（スチュアート・ブラウアー因子），第 XI 因子，

第XII因子（ハーゲマン因子），第XIII因子（フィブリン安定化因子）．ちなみに，第VI因子は欠番である．試験管内の血液凝固反応において，外因系凝固反応と内因系凝固反応は異なる血液凝固因子により開始されるが，最終的に共通系凝固反応として合流する．臨床検査において，プロトロンビン時間（prothrombin time：PT）は外因系凝固反応を，活性化部分トロンボプラスチン時間（activated partial thromboplastin time：APTT）は内因系凝固反応を反映する．血液凝固第VIII（IX）因子が遺伝的に欠損する血友病の出血傾向について，試験管内の内因系凝固反応では説明が困難であり，生体内では組織因子（第III因子）で開始される外因系凝固反応と共通系凝固反応が主体と考えられる．具体的には，生体内において，血管内皮細胞の障害などにより露出した組織因子（TF）が循環血液中に存在する活性化第VII因子と複合体を形成し（VIIa-TF複合体），第IX因子の活性化（IX→IXa）を介して第X因子を活性化して活性化第X因子（Xa）を生成し，その後の共通系凝固反応経路（Xa→V→II→I）へ合流する経路が生体内の主要な反応系とされている．

血液凝固・線溶系（blood clotting and fibrinolytic system）

生体内において，血液-血管系は，生理的条件下における非血栓性と，血管破綻時における速やかな止血血栓形成という相反する性質が要求される．そのために，血管内皮細胞による抗凝固機序（抗血栓作用），止血機構における一次止血と二次止血，二次止血において血液凝固カスケードを形成する血液凝固因子，凝固阻害因子（抗凝固因子）による血液凝固カスケードの負の制御，一旦形成された血栓を溶解する線溶機構などが絶妙なバ

ランスで作動している．このバランスが破綻すると，出血傾向あるいは血栓形成傾向といった病態が出現する．本項では，線溶機構について概説する．線溶とは，線維素（フィブリン）溶解の略語であり，血液凝固により生じた不溶性のフィブリンを可溶性のフィブリン分解産物（fibrin degradation products：FDP）に分解する反応であり，血管破綻時あるいは組織傷害時に形成された止血血栓を組織修復後に溶解・除去する機構である．血管内線溶において，血管内皮細胞から分泌される組織型プラスミノゲンアクチベーター（tissue plasminogen activator：t-PA）が，酵素前駆体であるプラスミノゲンを活性化してプラスミンに転換し，生じたプラスミンは不溶性のフィブリンを可溶性のFDPに分解する．t-PAは，活性型酵素として血管内皮細胞から分泌されて細胞膜上に留まり，血管内皮細胞の高い線溶活性を維持する．t-PAの特異的インヒビターであるplasminogen activator inhibitor-1（PAI-1）は，細胞膜上のt-PAと高分子複合体を形成して不活性化し，血管内皮細胞上から引き剥がす．血中PAI-1濃度が増加するメタボリック症候群，炎症，感染症において，血管内および血管内皮細胞上の線溶活性は低下し，血栓形成傾向を呈する．PA-プラスミン系は，PAI-1およびα2プラスミンインヒビター（α2 plasmin inhibitor：α2PI）など特異的な阻害因子により制御されており，止血血栓の早期溶解を防いでいる．線溶機構には，PA-プラスミン系以外に，プラスミンを介さない，白血球由来酵素エラスターゼやカテプシンを介する系が存在する．

血液凝固第 VIII 因子製剤（factor VIII preparation）

　血液凝固第 VIII 因子を含む血液凝固因子製剤には，

第 VIII 因子のみを純化・精製した製剤（以下，第 VIII 因子製剤）と，ヴォン・ヴィレブランド因子（vWF）を含有した製剤（以下，vWF 含有第 VIII 因子製剤）に大別される．第 VIII 因子製剤は血友病 A の治療に用いられ，主に国内献血血漿から製造される血漿由来製剤と輸入製品である遺伝子組換え型（リコンビナント）製剤がある．vWF 含有第 VIII 因子製剤は血友病 A あるいはヴォン・ヴィレブランド病（vWD）の治療に用いられるが，血漿由来製剤のみでリコンビナント製剤はない．現行の製剤では，コンコエイト HT®（日本血液製剤機構）が該当する．第 VIII 因子製剤としての効果，半減期（8～12 時間），副作用について，製剤間の差はほとんどない．第 VIII 因子製剤を 1 単位 /kg 投与することにより，血中の第 VIII 因子活性は約 2％増加する．血友病 A に対する治療は，出血が起きた早期に十分量を投与して止血を図ることが基本である．そのためには，患者あるいは家族による在宅自己注射療法が広く行われている．また，出血時の補充療法以外に，出血が予測される身体活動（運動など）の前に第 VIII 因子製剤を輸注する予備的補充療法，出血の有無にかかわらず定期的に製剤を輸注する定期的補充療法，手術時など凝固因子活性を一定に保つための持続輸注療法など，状況に応じた投与方法が行われる．現在の血友病治療は，繰り返す関節内出血により発症する血友病関節症を防止するための定期的補充療法が主流であり，出血の頻度が高い重症例に適応となる．必要投与量は以下の計算式で算出する．必要投与量（単位）＝ 体重（kg）× 目標ピークレベル（％）× 0.5．定期的補充療法の投与量は，25～40 単位 /kg/ 回を週に 3 回（または隔日）投与する方法が一般的である．vWD において，自然出血や抜歯時に

は第VIII因子量に換算して20〜30単位/kgの単回投与，小手術時に30〜50単位/kg/回の単回あるいは隔日投与，大手術時に40〜60単位/kg/回の連日投与が行われる．注意すべき点として，輸注された凝固因子に対する抗体（インヒビター）が出現することがあり，その発生率は重症型血友病Aで21〜32％，重症型血友病Bで9％程度とされている．インヒビターは，低力価であれば，濃縮製剤により一過性に中和が可能であるが，高力価で高反応性の場合には，濃縮製剤による治療を妨げることになる．

血液凝固第IX因子製剤 (factor IX preparation)

血液凝固第IX因子を含む血液凝固因子製剤にも，血液凝固第IX因子のみを純化・精製した製剤（以下，第IX因子製剤）と，第IX因子以外に第II因子，第VII因子，第X因子を含有した製剤がある．第IX因子製剤は血友病Bの治療に用いられ，血漿由来製剤とリコンビナント製剤がある．血液凝固第VIII因子製剤と同様に，第IX因子製剤としての効果，半減期（16〜24時間），副作用について，製剤間の差はほとんどないが，リコンビナント製剤では血漿由来製剤と比較して，回収率が低いとされている．第IX因子製剤を1単位/kg投与することにより，血中の第IX因子活性は1〜1.5％増加する．血友病Bに対する治療は，基本的に血友病Aと同様であるが，概ね1回の投与量は血友病Aの約2倍，投与頻度は血友病Aの半分である．必要投与量は以下の計算式で算出する．必要投与量（単位）＝ 体重（kg）× 目標ピークレベル（％）×［0.75〜1］（または第VIII因子の必要投与量の1.5〜2.0倍量）．定期的補充療法の投与量は，25〜40単位/kg/回を週に2回あるい

は3日に1回投与が一般的である．

血液凝固第 Xa 因子阻害剤（anti-factor Xa inhibitor）

　　血液凝固第 X 因子は，肝臓で合成されるビタミン K 依存性血液凝固因子の1つであり，血液凝固カスケードにおいて，活性化第 IX 因子・活性化第 VIII 因子複合体（IXa-VIIIa 複合体）による活性化経路，および活性化第 VII 因子・組織因子複合体（VIIa-TF 複合体）による活性化経路を介して，活性化第 X 因子（第 Xa 因子）が生成される．第 Xa 因子は，活性化第 V 因子（第 Va 因子）とプロトロンビナーゼ複合体を形成してプロトロンビンを活性化してトロンビン（活性化第 II 因子）を生成する．第 Xa 因子以降の反応経路は，試験管内の血液凝固反応において，外因系凝固反応と内因系凝固反応が合流する共通系凝固反応の起点となる．第 Xa 因子阻害剤は，プロトロンビンからトロンビンへの変換を促進する第 Xa 因子の活性を阻害することで抗凝固・抗血栓作用を発揮する．第 Xa 因子の活性を直接阻害する直接第 Xa 因子阻害剤とアンチトロンビン III を介して間接的に阻害する間接第 Xa 因子阻害剤がある．日本において，間接第 Xa 因子阻害剤であるフォンダパリヌクス（商品名：アリクストラ®皮下注）は，急性肺血栓塞栓症および急性深部静脈血栓症の治療に対して使用されている．直接第 Xa 因子阻害剤であるエドキサバン（商品名：リクシアナ®錠），リバーロキサバン（商品名：イグザレルト®錠），アピキサバン（商品名：エリキュース®錠）は，非弁膜症性心房細動患者における虚血性脳卒中および全身性塞栓症の発症抑制，および静脈血栓塞栓症（深部静脈血栓症および肺血栓塞栓症）の治療および再発抑制に対して保険適用がある．

血液凝固第 XIII 因子製剤 (factor XIII preparation)

　血液凝固第 XIII 因子は，血液凝固カスケードの最終段階において，フィブリン鎖間に架橋を形成して安定化フィブリン塊を保ち，過剰な線溶現象を防ぐことで止血の完了維持に働く．また，フィブリン同士だけではなく，フィブロネクチンやコラーゲンなどとも架橋を形成し，創傷治癒において重要な役割を担っている．したがって，血液凝固第 XIII 因子活性の低下は，出血傾向をきたすだけではなく，創傷治癒不全を引き起こす．血液凝固第 XIII 因子製剤（以下，第 XIII 因子製剤）は，主に先天性第 XIII 因子欠損症における出血傾向，縫合不全，瘻孔に対する補充療法に用いられる．日常の小出血では第 XIII 因子活性を 10％，筋肉内出血では 20～30％，手術時には 50％以上，重篤な出血では 100％以上を目標として第 XIII 因子製剤を投与する．第 XIII 因子製剤 1 単位/kg の投与により，血液凝固第 XIII 因子活性は約 2％上昇し，半減期は約 10 日と非常に長い．第 XIII 因子製剤 20 単位/kg/月の定期投与により，血液凝固第 XIII 因子活性を最低でも 2～10％に維持することで，日常の出血防止が可能である．難治性創傷治癒不全をきたし第 XIII 因子活性が 70％以下に低下した症例では，第 XIII 因子製剤 3～6 バイアル/日の 5 日間投与で症状の改善が期待できる．また，アレルギー性紫斑病（SHP）において，時に第 XIII 因子活性が低下することがあり，関節・腹部症状に対して保険適応が認められている．SHP において，第 XIII 因子活性が 90％以下に低下した症例では，第 XIII 因子製剤 4～5 バイアル/日の 3 日間投与で症状の改善が期待できる．現行では，血漿由来製剤であるフィブロガミン P®（CSL ベーリング）のみがある．

血液新法

　血液新法は，2つの既存法である薬事法（1960年）と採血および供血あっせん業取締り法（1956年）を一括して改正したものであり，改正薬事法と安全な血液製剤の安定供給の確保等に関する法律の2つの法律が生じたことになる．血液新法は，従来のガイドラインやマニュアルなどとは異なり法的拘束力を有すること，血液事業に関して国の責任を明記したこと，さらに，国のみならず，地方自治体，採血事業者（日本赤十字社），製造業者，医療関係者に対して，各関係者の責務が明確化されたことが画期的である．また，医療関係者の責務として，血液製剤の使用指針，輸血療法の実施に関する指針（1999年）をもとに，適正使用の推進が明記された．これにより，従来，医師の裁量権で行われていた輸血療法においても，適正な輸血療法を遵守することが求められるようになった．

血液製剤の使用指針（Guidelines and Information for Using Blood Products）

　血液製剤の使用指針（以下，指針）は，医療現場における輸血用血液製剤の適正使用を推進する目的で，厚生労働省医薬食品局血液対策課から出されている指針である．血液製剤の使用については，単なる使用者の経験に基づいて行うものではないこと，指針は必ずしも医師の裁量を制約するものではないが，指針と異なった適応や使用方法などにより重篤な副作用・合併症が認められることがあれば，その療法の妥当性が問題とされる可能性があること，血液製剤の使用についてのインフォームド・コンセントの取得に際しては，原則として指針を踏まえた説明をすることが明文化されている．したがっ

て，輸血療法を行う場合には，指針に沿って実践することが推奨される．指針の冒頭において，要約として各血液製剤の一般的使用方針が示され，I 血液製剤の使用の在り方，II 赤血球濃厚液の適正使用，III 血小板濃厚液の適正使用，IV 新鮮凍結血漿の適正使用，V アルブミン製剤の適正使用，VI 新生児・小児に対する輸血療法の各章において，各血液製剤の適応，使用基準，輸血効果の評価判定方法などが記載されており，主な病態における基本方針が巻末に示されている．また，血小板製剤の使用について，主な病態において輸血を開始すべき血小板数が示されている．新鮮凍結血漿（FFP）の使用について，FFP の適応は複合的な凝固因子の補充にほぼ限定されていること，FFP とアルブミン製剤を単にタンパク質源の補充目的で使用することは不適切であることなどが記載されている．

血管外溶血（extravascular hemolysis）

赤血球の細胞膜が，赤血球抗原に対する抗体や物理的要因などによって傷害を受け，生理的寿命よりも早く破壊される現象を溶血と呼ぶ．血管外溶血とは，主に脾臓において溶血が起こるものであり，血管内で溶血が起こる血管内溶血とは区別される．血管外溶血は，血液疾患である溶血性貧血において認められるが，輸血副作用の中で溶血性副作用，特に遅延性溶血反応で認められる溶血である．不規則抗体を保有する患者に対して，当該の抗原を含む赤血球輸血を行ってしまった場合には（本来は不適合），IgG クラスの不規則抗体が不適合赤血球と結合し，IgG 抗体が付着した不適合赤血球は，脾臓などの網内系において破壊・処理される．遅延性溶血反応は，規則抗体による血管内溶血（主に ABO 血液型不適

合輸血）ほど重篤とはならないが，不規則抗体の種類によっては重篤化することもある．本来，不規則抗体を保有する患者に対して輸血を行う場合には，不規則抗体スクリーニング検査を実施して不規則抗体が反応する抗原を同定し，該当する抗原を含まない輸血用血液製剤を用いて交差適合試験を行って，適合血を選択する．血管外溶血を引き起こす代表的な血液疾患である自己免疫性溶血性貧血（AIHA）は，赤血球に反応する自己抗体が産生され，抗体や補体が結合した赤血球が，主に脾臓で破壊されて起こる貧血である．

血管形成（blood vessel formation, neovascularization）

血管形成は，既存の血管から新たな血管枝が分岐（出芽）して血管網を形成する"血管新生（angiogenesis）"，既存の血管をもたない局所に血管が形成される"血管発生（脈管形成, vasculogenesis）"，および側副血行路による血管形成（arteriogenesis）に，概念的には分けられる．発生の過程において，ヘマンジオブラストから分化した血管内皮前駆細胞（EPC）が新しい血管を形成する血管発生を経て，既存の血管から新たな血管が出芽して血管網が形成される血管新生が生ずる過程が主体であるとされていた．従来，血管発生による血管形成は，胎児期のみに存在すると考えられていたが，EPCが成人の末梢血中に存在することが報告され，後天的にも血管発生型の機序が存在することが明らかとなった．したがって，成体における血管形成の機序として，①既存の血管の構成要素の1つである血管内皮細胞が増殖・遊走することにより，血管が伸長・分岐して血管を新たに作り出す血管新生，および②末梢血中のEPCが新たな血管形成部位に取り込まれ，血管内皮細胞に分化・増殖し

て血管形成に関与する血管発生の両者が存在し，これらの相互作用によって血管形成が行われると考えられるようになった．したがって，従来の概念で分けていた血管発生と血管新生を区別せずに，新たな血管が形成される過程を（広義の）血管新生（neovascularization）と呼ぶようになった．血管新生において，血管内皮増殖因子（VEGF）などの血管新生を誘導する因子の作用により，骨髄に由来するEPCは，虚血部位へ動員されて分化し血管内皮細胞となり，既存の血管基底膜の消化とそれに引き続く血管内皮細胞の増殖・遊走により新たな血管が形成される．さらに，血管周囲は血管平滑筋細胞や血管壁細胞により支持されて安定した血管が形成される．血管新生は，創傷治癒や月経など生理的血管新生だけではなく，悪性腫瘍など病的血管新生においても認められる．がんの病巣において，がん細胞の増殖に伴って血流が不足して酸素不足に陥ると，低酸素条件下において低酸素誘導因子（HIF-1α）が活性化して，種々の遺伝子の転写を亢進させ，がん細胞の生存および血流を介したがんの転移をもたらす．血管新生の過程を阻害する抗がん剤の開発も進められており，分子標的薬として，抗VEGFヒト化モノクローナル抗体製剤であるベバシズマブは，日本において切除不能な大腸がんと肺がん，卵巣がんに保険適用がある．

血管性紫斑病：アレルギー性紫斑病を参照．

血管内皮前駆細胞（endothelial progenitor cell：EPC）

　　EPCは，血管内皮細胞に分化しうる血管系前駆細胞であり，血管発生（脈管形成，vasculogenesis）型の血管形成を担う細胞である．1997年にAsaharaらは，成

人の末梢血単核球分画から単離されたCD34抗原陽性細胞が，血管内皮細胞の培養条件下，すなわち血管内皮増殖因子（VEGF）などのサイトカインと培養すると，紡錘形をしたフィブロネクチンへの付着細胞となり，血管内皮細胞様に分化することを報告した．ヘマンジオブラストは，血球系細胞と血管系細胞に共通の幹細胞であり，血球系前駆細胞である造血幹細胞と血管系前駆細胞であるEPCへと分化する．したがって，造血幹細胞とEPCは，CD34抗原などの細胞表面マーカーを共有しているが，分化が進むにつれて，各々の細胞系列に特徴的な細胞表面マーカーを発現することになる．EPCの細胞表面マーカーとして，CD34抗原，CD133抗原（AC133），CD31抗原（PECAM-1），VEGF受容体であるVEGFR-2（Flk-1/KDR），Tie-2，VE-cadherinなど血管内皮細胞マーカーも発現している．EPCは，ヒト臍帯血からも分離されることが報告されている．定常状態において，末梢血単核球分画中のEPCは生体内を循環しているが，組織が虚血に陥った場合には，VEGFなど種々のサイトカインの作用により，骨髄から末梢血へ，さらに虚血部位へ動員されると考えられる．マウスの実験系において，VEGFや顆粒球コロニー刺激因子（G-CSF）を投与すると，骨髄中のEPCは虚血部位へ動員され，血管新生を促進することが示されている．EPCの臨床応用として，閉塞性動脈硬化症やバージャー病などの末梢動脈閉塞性疾患において，虚血下肢の切断を防止する目的で，骨髄あるいは末梢血からEPCを含む単核球細胞を採取して分画・濃縮し，虚血組織へ移植する治療的血管新生療法が行われている．しかし，初期の治験では有望な成績が示唆されていたが，多施設二重盲検試験において治療的血管新生療法の有効

性は証明されず，現時点では再評価が必要であると思われる．

血管内皮増殖因子（vascular endothelial growth factor：VEGF）

VEGFは，広義の血管新生およびリンパ管新生に関わる一群の糖タンパクであり，生理的血管新生だけではなく，虚血性疾患や悪性腫瘍の増殖・転移など病的血管新生において中心的な役割を果たす血管新生因子である．VEGFには，VEGF-A（単にVEGFと呼ばれる），VEGF-B，VEGF-C，VEGF-D，VEGF-Eの5種類があり，胎盤増殖因子（PlGF-1，PlGF-2）とVEGFファミリーを形成しており，さらにalternative splicingによりVEGF-AではVEGF$_{165}$などの亜型が存在する．また，VEGFは血小板由来増殖因子（PDGF）とともにPDGF/VEGFファミリーを形成している．VEGFは，受容体型チロシンキナーゼであるVEGF受容体〔VEGFR-1，VEGFR-2（Flk-1/KDR），VEGFR-3〕にリガンドとして結合しその生理機能を発揮する．VEGFの主な標的細胞は血管内皮細胞および血管内皮前駆細胞（EPC）であり，細胞分裂・遊走・分化などの機能を刺激して血管新生に関与するとともに，微小血管の血管透過性を亢進させる作用をもつ．また，VEGFは造血幹細胞の生存にも関与し，特にトロンボポエチン（TPO）を介した巨核球・血小板系において重要な働きを担っている．*VEGF-A*遺伝子のノックアウトマウスは，脈管形成不全および心血管系の発達異常により胎生致死を呈することから，VEGF-Aは発生において重要な増殖因子であると考えられている．実験系において，がん細胞にVEGFを過剰発現させることにより，がんの進展を誘

導することが報告されている．また，固形がんの中心部は低酸素環境となるため，低酸素誘導因子を介して*VEGF*遺伝子の転写活性が亢進し，VEGFの産生が増加して血管新生が誘導される．悪性腫瘍においてVEGFの作用を阻害する分子標的薬として，抗VEGFヒト化モノクローナル抗体製剤であるベバシズマブ（bevacizumab，商品名：アバスチン®）は，切除不能で進行・再発の大腸がんおよび非小細胞肺がんに対して，他の抗がん剤と併用して使用される．

血管内溶血 (intravascular hemolysis)

赤血球の細胞膜が，赤血球抗原に対する抗体や物理的要因などによって傷害を受け，生理的寿命よりも早く破壊される現象を溶血と呼ぶ．血管内溶血とは，文字通り血管内で起こる溶血であり，脾臓で溶血が起こる血管外溶血とは区別される．血管内溶血は，血液疾患である溶血性貧血では稀であるが，輸血副作用の中で溶血性副作用，特に急性溶血反応において認められる．ABO血液型不適合輸血は，主にヒューマンエラーによって発生する輸血副作用であり，不適合輸血が起こってしまった場合に，規則抗体であるIgMクラスの抗A抗体あるいは抗B抗体が不適合赤血球と結合し，さらに補体系を活性化して血管内で赤血球が破壊される．血管内溶血において，赤血球膜が破壊されてヘモグロビンが大量に血漿中に放出されるが，ハプトグロビンによるヘモグロビン結合能を上回った場合には，ヘモグロビン尿が生じる．また，ハプトグロビンと結合できないヘモグロビンは，腎尿細管細胞に再吸収されて鉄がヘモジデリンに変化し，ヘモジデリン尿が生ずる．発作性夜間血色素尿症（PNH）は，血管内溶血を呈する代表的な血液疾患であ

る．PNHは，*PIG-A*遺伝子の後天的変異によりGPIアンカーが生成されない疾患であり，C3転換酵素を阻害して補体系による過剰な侵襲を防止しているdecay accelerating factor（DAF，CD55）が発現せず，抑制を失った補体C3成分の活性化が進行して赤血球膜が破壊される．

血管迷走神経反応（vaso-vagal reaction：VVR）

　VVRは，採血に伴う副作用・合併症の中で最も頻度が高く，ほとんどが軽症であるが，重症化する場合があり注意が必要である．献血時の採血において，100人に1人が採血に伴う副作用を発生するが，その多くがVVRである．また，貯血式自己血輸血における自己血採血においても認められる．心理的な不安，緊張，ストレスなどを基盤とし，痛みや脱血に伴う神経生理学的反応が引き金となり，副交感神経の活動増強による心拍数低下と末梢血管拡張により，徐脈や血圧低下などの症状が出現する．VVRは，採血中または採血直後に出現することが多いが，採血場所を離れてから（帰宅途中の駅など）発生することがある（遅発性VVR）．症状には個人差があるが，軽症の場合には，気分不快，顔面蒼白，欠伸（あくび），冷感，悪心，嘔吐，目眩などを呈する．重篤な場合には，意識喪失，痙攣，失禁などを呈し，時に心停止をきたす場合がある．発汗や顔面蒼白など初期症状が出現した時点で，採血を中止してトレンデレンブルグ体位をとらせることが重要である．トレンデレンブルグ体位とは，仰臥位・頭部低位・腰部高位の体位であり，頭を低く足を高くする体位をとらせることで，静脈還流が増加し血圧が上昇するとの考えによる．VVRを防止するためには，採血前後の水分摂取および

採血後の十分な休憩が重要である．献血者における VVR の解析では，若年，初回献血，女性，低体重，低 BMI（body mass index）の人に起こりやすい傾向があるとされている．

血球貪食症候群（hemophagocytic syndrome：HPS）

HPS は，重篤な全身の炎症性疾患であり，骨髄の血球貪食像を特徴とする．血球貪食性リンパ組織球症（hemophagocytic lymphohistiocytosis：HLH）ともいい，HPS/HLH と呼称される．HPS/HLH では，マクロファージや組織球などの抗原提示細胞，細胞傷害性 T 細胞，ナチュラルキラー（NK）細胞が，持続的かつ過剰に活性化してサイトカインストーム（高サイトカイン血症）を呈し，組織障害，血球減少，凝固異常などが出現する．関与するサイトカインとして，インターフェロン-γ（IFN-γ），腫瘍壊死因子-α（TNF-α），マクロファージコロニー刺激因子（M-CSF），インターロイキン-1β（IL-1β），IL-2，IL-6，IL-8 などがある．HPS/HLH は，サイトカインストーム症候群（cytokine storm syndromes）の1つに分類される．HPS/HLH は，遺伝性の原発性（primary）HPS/HLH と反応性の二次性（secondary）HPS/HLH に大別される．原発性 HPS/HLH は，小児期（多くは3カ月以内）に発症することが多い．代表的疾患として，常染色体劣性遺伝形式をとる家族性 HPS/HLH（FHL）があり，その中で FHL2（FLH type2）では perforin の遺伝子（*PRF1*），FLH3 では Munc13-4 の遺伝子（*UNC13D*），FHL4 では syntaxin11 の遺伝子（*STX11*），FLH5 では Munc18-2 の遺伝子（*STXBP2*）の変異がそれぞれ同定されている．X 連鎖リンパ増殖症（XLP）の中で，XLP1 では

SH2D1A 遺伝子，*XLP2* では *XIAP* 遺伝子に変異が認められている．また，原発性免疫不全症候群の食細胞機能異常症に分類され，*LYST* 遺伝子に変異が認められる Chediak-Higashi 症候群（CHS）においても，HPS/HLH が認められる．二次性 HPS/HLH は，①感染症関連 HPS/HLH，②悪性腫瘍関連 HPS/HLH，③自己免疫疾患関連 HPS/HLH，④薬剤性，⑤造血幹細胞移植後に分類される．成人の発症はほとんどが二次性である．感染症関連 HPS/HLH は，全 HPS/HLH の中で約半数を占め，ウイルス性の VAHS（virus-associated HPS/HLH），とりわけ EB ウイルス（EBV）によるものが多い．悪性腫瘍関連 HPS/HLH の中では，悪性リンパ腫に伴うもの（lymphoma-associated HPS/HLH, LAHS）が多く，成人に発症する HPS/HLH の過半数は LAHS である．悪性リンパ腫の中で，血管内リンパ腫ではリンパ節腫脹を認めない場合も多く，診断に苦慮する．従来，悪性組織球症（malignant histiocytosis）とされていた疾患は，現在では LAHS と考えられている．臨床症状として，発熱（高熱で持続性），肝脾腫，リンパ節腫脹，痙攣や意識障害などの神経症状を認める．検査所見として，血球減少，高トリグリセライド血症，低フィブリノゲン血症を伴う凝固異常，高フェリチン血症，トランスアミナーゼ高値，LDH 高値，可溶性 IL-2 受容体（sIL-2R）高値などを認める．とりわけ，血清フェリチン値が 10,000 ng/mL 以上に増加している場合には診断的価値が高い．組織所見では，骨髄，肝臓，脾臓，リンパ節において，血球貪食像を伴う成熟組織球やマクロファージの増加が認められる．治療として，エトポシドなどの抗腫瘍剤，副腎皮質ステロイド剤，免疫グロブリン大量療法に加え，活性化 T リンパ

球などに対してシクロスポリンや抗胸腺細胞グロブリンなどを使用する．原発性 HPS/HLH および悪性腫瘍関連 HPS/HLH のほとんどの症例において，免疫化学療法と造血幹細胞移植による積極的な治療が必要である．EBV 関連 HPS/HLH で急激に進行する場合には，非腫瘍性ではあるがエトポシドなどによるがん化学療法を行う．LAHS が疑われ全身状態が急激に悪化する場合には，組織診が得られる前であっても，臨床診断だけで躊躇せずに化学療法を行うことも重要である．

血漿交換療法（plasmapheresis）

体外循環を用いて血液成分の一部（血漿，血球）を採取して，除去あるいは置換することを治療的ヘムアフェレーシスという．ヘムアフェレーシスの目的は，①有害物質の除去，②有用物質の注入，③生体の緩衝能・恒常性の回復，④標的細胞の採取・除去・処理などである．ヘムアフェレーシスは，血漿成分を対象としたプラズマフェレーシス（plasmapheresis）と血球成分を対象としたサイタフェレーシス（cytapheresis）に大別される．血漿交換療法は，アフェレーシス（成分採血）により血漿中に存在する何らかの病因物質を除去し，新鮮凍結血漿（FFP）あるいは5％アルブミン製剤などと置換する治療法をいう．体外循環の方法として，遠心分離式と膜分離式がある．単純血漿交換（plasma exchange）における置換液について，凝固系に異常を認める場合には FFP，異常を認めない場合には5％アルブミン製剤を使用する．また，血漿全体を廃棄せず，アルブミンなどは残したまま，血漿中の有害物質を選択的に除去する血漿分画膜を使用する方法（plasma filtration）もある．後天性の血栓性血小板減少性紫斑病（TTP）は，血漿中

のヴォン・ヴィレブランド因子（vWF）切断酵素であるADAMTS13に対する自己抗体（インヒビター）が生じてvWF活性が低下し，超高分子vWFマルチマーの出現により血小板凝集が亢進し血小板血栓が多発する．最終的に血小板が大量に消費されて血小板減少症が引き起こされる．後天性TTPの治療は，ADAMTS13の補充とインヒビターの除去を目的として血漿交換療法を行う．しかし，血漿交換療法に抵抗性を示す症例が存在し，現時点では保険適用外であるが，治療抵抗性のTTPに対して抗ヒトCD20モノクローナル抗体製剤であるリツキシマブが使用されることがある．また，多発性骨髄腫や原発性マクログロブリン血症に伴う過粘稠度症候群，劇症肝炎，重症筋無力症やギランバレー症候群などの神経疾患，悪性関節リウマチや全身性エリテマトーデスなどの膠原病において血漿交換療法が行われる．

血小板（platelet）

血小板は，直径2〜4 μm の無核円盤状の細胞であり，止血機構の一次止血において主要な役割を果たしている．血小板数が低下する血小板減少症では出血傾向を引き起こす．血小板は，骨髄巨核球の細胞質が断片化して形成され，2/3は循環血液中に，1/3は脾臓内に存在する．血小板自体に増殖能はなく，循環血液中では約10日の寿命であり，主に脾臓と肝臓において処理される．血小板の細胞膜表面には，種々の糖タンパク質（glycoprotein：GP）があり，血小板の活性化物質であるトロンビン，アデノシン二リン酸（ADP），アラキドン酸などの受容体が存在する．血小板の細胞膜内側（細胞内）には，細胞骨格である微小管やアクチンフィラメント

（マイクロフィラメント）が存在し，血小板の活性化に伴う細胞の変形や顆粒内物質の放出に関与する．細胞内部には，α顆粒，濃染顆粒（δ顆粒），リソソームなどの膜状の顆粒，および開放小管系と呼ばれる細胞小器官が存在する．α顆粒は，直径0.3〜0.5 μmの球状あるいは楕円状の顆粒で，血小板の中で最も多い顆粒である．α顆粒内には，フィブリノゲン，ヴォン・ヴィレブランド因子，βトロンボグロブリン，血小板第4因子，血小板由来増殖因子（PDGF），トロンボスポンジンなど多くのタンパク質が存在する．濃染顆粒は，0.2〜0.3 μmの球状体でα顆粒よりやや小さく，顆粒内に蛋白質は存在せず，カルシウムイオン，ADP，アデノシン三リン酸（ATP），セロトニン，アドレナリンなどが存在する．血小板が活性化すると，これらの細胞小器官が機能して，顆粒内の物質を細胞外へ放出する．顆粒の放出は，顆粒の中心化，顆粒同士の融合，顆粒と開放小管系の融合，顆粒の放出という過程をとる．このプロセスにおいて，血小板の形態変化が深く関わっており，アクトミオシンの収縮により顆粒が中心へと集まり，顆粒内物質の放出反応をきたす．

血小板活性化因子（platelet activating factor：PAF）

PAFは，多くの白血球の脂質メディエーターであり，血小板凝集作用，血管透過性亢進作用（ヒスタミンより強力），平滑筋収縮作用（気管支収縮），白血球浸潤作用（走化性の亢進），好酸球の遊走作用，血圧降下作用などを呈する．特に，気管支収縮の重要なメディエーターであり，止血機構およびショックの病態においても重要である．好塩基球，肥満細胞，単球・マクロファージ，好中球，好酸球，血管内皮細胞，血小板など広範な細胞に

おいて，受容体を介した刺激あるいは酸化ストレスなどの非特異的刺激に応答して放出される．PAFは，血漿中では速やかに分解され，半減期は約30秒とされる．アラキドン酸カスケードにおいて，細胞膜のリン脂質が，ホスホリパーゼA_2（PLA_2）により加水分解されてアラキドン酸が遊離する際に，細胞膜のリン脂質に含まれる1-O-アルキル-2-アシル-グリセロホスホコリン（glycerophosphocholine：GPC）もPLA_2により分解されて，PAF合成の前駆体であるリゾPAF（1-O-アルキル-GPC）が生成され，さらにアセチルトランスフェラーゼの作用によりPAFが生成される．PAFの生成経路は他にも存在するが，本項では割愛する．PAFの生理活性において，グリセロール2位に結合するアセチル基が必須である．したがって，PAFのアセチルエステルを加水分解してリゾPAFへ変換する（PAFを分解する）酵素であるPAF-アセチルヒドロラーゼは，生体内においてPAFレベルを調節するうえで重要である．抗アレルギー薬の中には，抗PAF作用を有するものがある．

血小板機能異常症（platelet dysfunction）

血小板の機能に障害を認める場合は，止血機構における一次止血の障害により出血傾向を呈する．血小板数は正常から軽度低下，出血時間は延長，凝固系検査（プロトロンビン時間，活性化部分トロンボプラスチン時間）は正常である．遺伝的に血小板機能に障害があり出血傾向を呈する先天性血小板機能異常症と，薬剤など後天性の原因によるものがある．先天性血小板機能異常症において，血小板受容体（血小板膜糖タンパク）の異常として，GPIb/IX複合体異常症（粘着に関与する受容体）で

ある Bernard-Soulier 症候群や GPIIb/IIIa 異常症（凝集に関与する受容体）である Glanzmann's thrombasthenia（血小板無力症），および可溶性アゴニストに対する異常症がある．また，血小板顆粒・放出機構の異常症として storage pool 病，Chediak-Higashi 症候群，Wiskott-Aldrich 症候群などがある．先天性血小板機能異常症の中で，血小板無力症は最も頻度が高いとされている．また，出血性疾患だけではなく，様々な基礎疾患や薬剤により血小板機能が障害される．起因薬剤として，抗血小板薬（アラキドン酸代謝阻害薬，ADP 受容体阻害薬，cAMP 代謝作動薬など），抗血栓薬（ヘパリン，血栓溶解薬），抗生物質などがある．アスピリンは抗血小板薬の中で最も代表的な薬剤である．アスピリンは，不可逆的にシクロオキシゲナーゼをアセチル化してトロンボキサン A2 の生成を阻害することにより，血小板凝集を抑制する．脳梗塞や心血管イベントの予防を目的としてアスピリンを服用している患者において，内視鏡治療時などに止血が困難となる場合があり，服薬指示に関しては慎重に取り扱う必要がある．チエノピリジン系抗血小板薬（チクロピジン，クロピドグレル）は，肝臓における代謝産物が，血小板上の ADP 受容体である P2Y12 を不可逆的に阻害する．心血管疾患において広く使用されており，アスピリンとも併用される．非ステロイド系抗炎症薬（NSAIDs）は，シクロオキシゲナーゼを抑制することで血小板機能を障害するが，その抑制効果は製剤間で異なるものの，アスピリンほど強力ではない．また，基礎疾患として，慢性腎不全による尿毒症，肝疾患，高ガンマグロブリン血症（多発性骨髄腫，原発性マクログロブリン血症），骨髄増殖性腫瘍など，人工心肺の使用時にも血小板機能異常が認められること

がある．

血小板機能検査（platelet functional test）

　出血傾向を呈する患者において，血小板数および凝固系検査（PT，APTT）が正常の場合には，血小板機能の異常を疑う．血小板凝集能検査は，患者の多血小板血漿（platelet-rich plasma）に血小板刺激物質（ADP 2 μM，エピネフリン 10 μM，コラーゲン 2 μg/mL，リストセチン 1.5 mg/mL）を添加して，血小板凝集に伴って変化する被験サンプルの透光度を，専用機器を使用して測定するものである．最大凝集率が 30～40 ％に達しない場合は，血小板機能低下と判断する．血小板が凝集に至る経路は各刺激剤によって異なることから，これら 4 種類の刺激剤を使用することで，疾患の特定がある程度可能となる．血小板凝集には，添加した刺激物資による一次凝集と，その後活性化した血小板から放出される顆粒内物質による二次凝集がある．ADP とエピネフリン凝集では，一次凝集と二次凝集の両方が起こるが，コラーゲン凝集では二次凝集しか起こらない．ADP，エピネフリン，コラーゲンによる凝集は，GPIIb/IIIa 複合体とフィブリノゲンを介した凝集が惹起されるが，リストセチン凝集では，GPIb/IX 複合体とヴォン・ヴィレブランド因子を介した凝集が惹起されるので，凝集能というより血小板の粘着能を反映する．先天性血小板機能異常症において，GPIIb/IIIa 複合体が遺伝的に欠如する血小板無力症では，ADP，エピネフリン，コラーゲンによる凝集は低下するが，リストセチン凝集は正常に認められる．一方，GPIb/IX 複合体が遺伝的に欠如する Bernard-Soulier 症候群では，ADP，エピネフリン，コラーゲンによる凝集は正常に認められるが，リストセ

チン凝集は低下する．血小板凝集能検査の欠点として，乳糜血症や血小板数が5万/μL以下の場合に，評価が難しいことがある．出血時間は，血小板の質的・量的異常をスクリーニングする検査項目であり，一般的には簡便なDuke法が行われる．具体的な検査方法は，メスなどで耳朶に深さ2〜3 mmの切創を作成し，出血した血液を濾紙で30秒ごとに軽く触れて吸い取り，濾紙に血液が付着しなくなるまでの時間を測定する．Duke法の正常値は1〜5分，5〜6分以上を延長と判定する．しかし，切創の深さを一定にすることが難しく，検査結果が検者の手技に依存することから（operator-dependent），有用性を高く評価しないほうが賢明と思われる．

血小板凝集（platelet aggregation）

血小板は，2〜4μmの無核円盤状の細胞で，生体内において止血機構の一次止血を司る重要な細胞である．血小板表面は糖タンパク質で覆われ，血管内皮細胞は陰性荷電を帯びており，正常な血管内では血小板と血管内皮細胞は結合しない．しかし，血管壁の損傷時には，血管内皮細胞下の組織コラーゲンが露出して血漿中のヴォン・ヴィレブランド因子（vWF）と結合し，vWFは血小板膜糖タンパクGPIb受容体を介して血小板を血管内皮細胞下組織に粘着させる（一次凝集）．粘着した血小板が活性化され，さらに周囲の血小板も二次的に活性化されて，血小板膜糖タンパクGPIIb/IIIa受容体，vWF，フィブリノゲンを介して血小板同士が凝集する．血流のずり応力により刺激された血小板は，細胞小器官から種々のメディエーターを放出して凝集を促進させ，円盤状だった血小板は棘状の偽足を出して変形し，相互に接触して血小板どうしの結合を強固にする（二次凝集）．

動脈硬化をきたした血管は，血管内皮細胞が障害されているために，血小板が凝集して血栓を形成しやすい．アラキドン酸カスケードの代謝産物であるプロスタグランジン（PG）の中で，PGG_2 と PGH_2 は血小板凝集作用を示し，PGI_2（プロスタサイクリン）は血小板凝集抑制作用がある．また，PGH_2 にトロンボキサン（TX）合成酵素が作用して生成される TXA_2 は，血小板の TXA_2 受容体に結合して他の血小板の活性化を増強する．

血小板減少症（thrombocytopenia）

止血機構の一次止血において，血小板は主要な役割を果たしていることから，血小板数の低下は出血傾向を引き起こす．一般的に，血小板減少症は，血小板数が10万/μL以下に減少した場合をいうが，臨床症状として出血傾向を呈するのは5万/μL以下に減少した場合である．血小板減少症による出血症状は，鼻や口腔内などの粘膜および皮膚表層の出血が主体で，点状出血や紫斑などを認める．また，歯肉出血や月経過多などの頻度が高いが，時に消化管出血や血尿なども認められる．一方，凝固異常において典型的に認められる関節内出血や筋肉内出血はほとんど認めない．血小板は骨髄巨核球から産生され，その寿命は7〜10日で，循環血液中には15〜40万/μL存在している．種々の病態により血小板減少症が引き起こされるが，原因別に大別すると，血小板の産生低下，血小板の破壊・消費の亢進，血小板の分布異常が主なものである．血小板減少症の患者に遭遇した場合は，まず偽性血小板減少症を除外する必要がある．これは，採血管内の抗凝固剤であるEDTAが血小板凝集を引き起こし，見かけ上，採血管の血小板数が低

く計測されるもので，生体内において血小板減少は認めない．血小板の産生低下による血小板減少症は，急性白血病や再生不良性貧血などの血液疾患，がん化学療法後の骨髄抑制などで起きる．血小板の破壊亢進による血小板減少症は，特発性血小板減少性紫斑病（ITP）や全身性エリテマトーデスなどの膠原病において，血小板に対する自己抗体により血小板減少をきたす．血小板の消費亢進による血小板減少症は，播種性血管内凝固（DIC）や血栓性血小板減少性紫斑病（TTP）で認められる．また，バンチ症候群や肝硬変など脾腫をきたす疾患において，血小板が循環プールから脾臓プールへ移動するために血小板減少をきたす．治療として，原病に対する治療を優先しつつ血小板輸血を併用するが，病態によってその適応は異なる．また，血小板減少症を呈していても血小板輸血が禁忌である疾患も存在するので，注意が必要である．

血小板製剤（platelet preparation）

現行の血小板製剤には，濃厚血小板-LR「日赤」（図10）と濃厚血小板 HLA-LR「日赤」があり，各々について照射済み製剤がある．繁用される濃厚血小板-LR「日赤」は血漿に浮遊した血小板で，血液成分採血により白血球の大部分を除去して採取した黄色ないし黄褐色の液剤である．現在，成分採血由来の製剤のみが供給される．血小板製剤では，血小板数を単位数で表す．容量として1単位（約20 mL，$0.2\times10^{11}\leqq$），2単位（約40 mL，$0.4\times10^{11}\leqq$），5単位（約100 mL，$1.0\times10^{11}\leqq$），10単位（約200 mL，$2.0\times10^{11}\leqq$），15単位（約250 mL，$3.0\times10^{11}\leqq$），20単位（約250 mL，$4.0\times10^{11}\leqq$）があるが，1単位製剤と2単位製剤の供給量は非常に少ない．

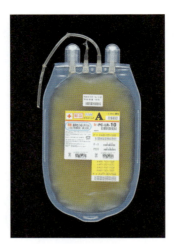

図10 現行の血小板製剤 濃厚血小板-LR「日赤」

一般的には，10単位製剤が多用される．製剤中の白血球数は1バッグ当たり$1×10^6$個以下である．調製された血小板濃厚液は，輸血するまで室温（20〜24℃）で水平振盪しながら保存し，有効期間は採血後4日間である．HLA適合血小板濃厚液には10，15，20単位の各製剤があり，血小板減少症を伴う疾患で血小板輸血不応状態が出現した場合，抗HLA抗体を有するため通常の血小板製剤では効果がみられない場合に適応となる．血小板濃厚液の中には少量の赤血球が含まれる可能性があり，原則として，患者とABO同型血を輸血する．繁用される血小板製剤（照射済み製剤）の薬価は，濃厚血小板-LR「日赤」10単位約200 mL 79,402円（79,875円）および15単位約250 mL 119,091円（119,800円）である．平成28年4月の薬価改定において，約0.5％増額された．

血小板増加症(thrombocytosis)

健常人における血小板数は,医療機関あるいは検査施設により若干の違いを認めるものの,一般的には15〜40万/μL程度とされており,血小板数が60万/μL以上に増加した場合を血小板増加症という.血小板血症(thrombocythemia)ということもある.血小板増加症は腫瘍性の原発性(primary)と反応性の二次性(secondary)に大別される.反応性の血小板増加症では,血小板数は100万/μL以下のことが多いが,時に100万/μL以上に増加することがある.一方,腫瘍性の血小板増加症では,数百万/μLまで増加することがあり,骨髄増殖性腫瘍(MPN)の一病型である本態性血小板血症(ET)が代表的疾患である.同じMPNである真性赤血球増加症(PV)と原発性骨髄線維症,さらに慢性骨髄性白血病(CML)においても血小板増加症を来すことがある.また,骨髄異形成症候群(MDS)の中で,5q-症候群や環状鉄芽球を伴う病型において血小板増加症を認めることがある.反応性の血小板増加症は,頻度としては腫瘍性のものよりも多く認められる.基礎疾患として,種々の感染症,非感染性の炎症性疾患,悪性腫瘍などにおいて,インターロイキン-6(IL-6)やトロンボポエチン(TPO)などのサイトカインが産生されることにより,血小板増加症が出現すると考えられる.また,急性出血では一過性の血小板増加症が出現することがある.鉄欠乏性貧血では,軽度ながら血小板増加症が出現するが,原因は不明である.

血小板無力症(Glanzmann's thrombasthenia)

血小板無力症は,血小板膜表面のGPIIb/IIIa複合体(αIIbβ3インテグリン)の量的(欠損,減少)ないし

質的異常に基づき出血傾向を呈する先天性血小板機能異常症で，常染色体劣性遺伝形式をとる．止血機構の一次止血において，血管障害部位の内皮下組織（コラーゲン）露呈部に血小板が粘着し，その後に惹起される血小板凝集がGPIIb/IIIa複合体の異常により障害され出血傾向を呈するものである．GPIIb/IIIaの発現量が正常の5％以下であるI型と20％以下（10〜20％）であるII型，GPIIb/IIIaの発現量は正常（50％以上）であるが機能に異常を認めるvariant型に分類され，I型が80％程度を占める．GPIIb/IIIaは，αIIbとβ3の2つのサブユニットから構成され，各々αIIb遺伝子とβ3遺伝子から生成される．血小板膜糖タンパクの約20％を占める最も多いインテグリンである．血小板無力症のI型とII型において，αIIbとβ3の両サブユニットは著減している．GPIIb/IIIaは骨髄巨核球において生成されるが，両サブユニットがそろって初めて巨核球の膜表面に発現するため，αIIb遺伝子かβ3遺伝子のどちらか一方が異常である場合でも，両サブユニットが欠損する．variant型では，血小板上にGPIIb/IIIaは発現しているが，GPIIb/IIIa複合体の結合部位の異常や活性化障害などが原因とされている．診断として，フローサイトメトリーを使用して，被験血小板におけるGPIIb/IIIaの発現欠如を同定する必要がある（I型とII型）．臨床症状として，生後から出現する鼻・口腔粘膜や紫斑など皮膚表層の出血が主体で，時に消化管出血や血尿を認める．また，抜歯後の止血困難などで発見されることもある．凝固異常症において典型的な関節内出血や筋肉内出血などの深部出血はほとんど認められない．検査所見として，血小板数は正常で，血小板形態に異常を認めず，出血時間は延長する．血小板凝集能検査では，ADP，エ

ピネフリン，コラーゲン，トロンビンなどの刺激物質に対する血小板凝集は欠如するが，血小板粘着能は保たれておりリストセチンに対する凝集は認められる．治療として，止血困難な場合や外科的治療を行う際は血小板輸血を行う．

血小板輸血（platelet transfusion）

　血小板輸血は，血小板数の減少（血小板減少症）や機能異常による重篤な出血，あるいは出血が予想される病態に対して，血小板を補充することにより止血を図り，出血を防止する目的で行われる．活動性出血に対する治療的投与と，急速な血小板減少による重篤な出血を防止するための予防的投与がある．血小板数が 10 万/μL 以下に減少した場合に血小板減少症と診断するが，出血傾向が出現するのは，一般的に，血小板数が 5 万/μL 以下になった場合である．血小板数に応じて血小板輸血を考慮するが，検査値だけではなく，出血傾向を示す臨床所見も参考にすべきである．①血小板数 5 万/μL 以上：重篤な出血傾向は認められず，通常，血小板輸血が必要となることはない．②血小板数 2〜5 万/μL：時に出血傾向を認め，止血困難な場合には血小板輸血が必要となる．③血小板数 1〜2 万/μL：時に重篤な出血をみることがあり，血小板輸血が必要となる場合がある．④血小板数 1 万/μL 未満：しばしば重篤な出血をみることがあるため，血小板輸血を必要とする．⑤血小板数 0.5〜1 万/μL：再生不良性貧血や骨髄異形成症候群など慢性に経過している血小板減少症において，他に出血傾向をきたす合併症がなく，血小板数が安定している場合には，血小板輸血は極力避けるべきであるとされている．しかし，感染症を併発した場合など，血小板消費が激しい病

態を合併した場合には，血小板輸血が必要である．⑥播種性血管内凝固（DIC）において，血小板減少症に加え凝固異常による出血傾向を呈するため，血小板数5万/μL 程度を目安に血小板輸血を行う．また，頻回に輸血を行った患者の場合には，同種免疫抗体産生による血小板輸血不応状態をきたすことがある．これを回避するためには，できるだけドナー数を減らすこと，すなわち輸血回数を極力減らす努力が重要である．

血小板輸血不応状態（platelet transfusion refractoriness）

血小板輸血不応状態とは，期待通りの輸血後血小板数の増加が，繰り返し得られない状態をいう．輸血後1時間あるいは翌日の血小板数が，各々の期待通りの30％以下あるいは20％以下が2回以上続いた状態と定義される．補正血小板増加数（corrected count increment：CCI, $/\mu L$）＝ 輸血後血小板数（$/\mu L$）－ 輸血前血小板数（$/\mu L$）×体表面積（m^2）÷輸血血小板総数（$\times 10^{11}$）を用いて判断する．輸血終了24時間後のCCI（CCI-24，輸血翌朝の測定値で可）が7,500/μL 未満なら血小板輸血不応状態を疑う．血小板輸血不応状態の原因は，免疫学的機序と非免疫学的機序に大別される．免疫学的機序による原因のほとんどは，同種抗体産生（抗HLA抗体など）によるものが多く，非免疫学的機序によるものでは，発熱，感染症，脾腫，播種性血管内凝固（DIC），出血などがある．輸血終了1時間後のCCI（CCI-1）が4,500/μL 未満なら免疫学的機序による不応状態を疑う．また，CCI-24が7,500/μL 未満でもCCI-1が4,500/μL 以上なら非免疫学的機序による不応状態を疑うが，区別が難しい場合も多い．一般的に，10単位製剤の濃厚血小板 -LR「日赤」を輸血した翌日の血小

板数が，1万/μL 以上増加しない場合が続くようであれば，血小板輸血不応状態を疑う．対処法として，HLA適合血小板製剤を使用することになるが，献血者の関係で，ABO 血液型不適合血の供給を受け入れざるを得ないこともある．また，血液疾患など頻回輸血を必要とする患者では，基本的に高単位製剤を使用すること，また可能な限りドナー数を減らす目的で，血小板輸血のトリガー値を低めに設定して（我慢して），輸血回数を減らす努力を行うことも重要である．

血小板由来増殖因子（platelet-derived growth factor：PDGF）

PDGF は，線維芽細胞や血管平滑筋細胞など間葉系細胞の遊走および増殖に関与する因子であり，血管内皮増殖因子（VEGF）とともに PDGF/VEGF ファミリーを形成する．PDGF は，骨髄巨核球だけではなく多くの細胞で産生されるが，血小板ではα顆粒に貯蔵され血小板の活性化に伴って細胞外へ放出される．PDGF には PDGF-A，PDGF-B，PDGF-C，PDGF-D の 4 種類が存在し，チロシンキナーゼ関連型受容体である PDGF 受容体（PDGFRα，PDGFRβ）を介してその生理機能を発揮する．PDGF 受容体は，通常，細胞膜上に単量体で存在しているが，リガンドの結合により二量体を形成し，PDGFRαα，PDGFRαβ，PDGFRββ の 3 種類の組み合わせが存在する．リガンドの結合により，PDGF 受容体のチロシン残基が自己リン酸化を受け，その後，シグナル伝達系を介して下流へシグナルを伝える．*PDGF-A* および *PDGF-B* 遺伝子のノックアウトマウスは，それぞれが胎生致死を呈することから，PDGF-A と PDGF-B は発生において重要な増殖因子であると考えられている．また，PDGF および PDGFR

の過剰発現は，ある種のがんとの関連性が報告されている．骨髄増殖性腫瘍である原発性骨髄線維症の病因として，過剰に増殖した骨髄巨核球から産生されるPDGFやトランスフォーミング増殖因子-β（transforming growth factor β：TGF-β）が，骨髄線維化に関与していると考えられている．

血漿分画製剤（plasma preparation）

　血漿分画製剤は，血漿の約7％を占める血漿タンパク質の中で，特に治療上有用であり，その役割を他に代替できない成分を分画・精製し，製剤として製品化したものである．因みに，血漿の91％は水分である．アルブミン製剤，免疫グロブリン製剤，血液凝固因子製剤，アンチトロンビン製剤などがある．低温エタノール分画法（Cohn分画法）は，血漿を低温下において，pH，イオン濃度，温度，タンパク濃度，エタノール濃度を段階的に変えて特定のタンパク質を分離する方法である．血漿分画製剤は，低温エタノール分画法を基本として，病原体の除去，不活化の工程を組み込んだ段階的精製法で分離・製造される．近年，遺伝子組換え技術を用いた血漿分画製剤が開発され，臨床現場へ導入されている．アルブミン製剤，免疫グロブリン製剤，凝固因子製剤などがあり，病態に応じて製剤を選択する．新鮮凍結血漿と比較して，必要な成分のみ十分に投与できること，およびウイルスの不活化処理が行われており，感染症伝播のリスクがほとんどないことから，より安全で効果的な製剤といえる．しかし，血漿分画製剤の製造において，原料となるヒト血漿の入手に関しては，他国に依存しすぎることは国際的公平性の観点から問題があり，国内自給の推進が求められている．したがって，血漿分画製剤は，

診療報酬体系において注射薬扱いではあるが，一般的な注射薬とは異なり，適正使用を遵守し，節度をもって使用すべきである．血漿分画製剤は，特定生物由来製品として位置づけられ，使用にあたってはインフォームド・コンセントを取得し，使用記録の 20 年間保存が義務づけられている．

血栓性血小板減少性紫斑病（thrombotic thrombocytopenic purpura：TTP）

　TTP は，血小板減少症，溶血性貧血，精神神経症状，腎機能障害，発熱の 5 徴が特徴であり，致死率の高い疾患である．血漿中のヴォン・ヴィレブランド因子（vWF）切断酵素である ADAMTS13（a disintegrin-like and metalloproteinase with thrombospondin type 1 motifs 13）の活性低下に基づき，超高分子 vWF マルチマーが出現して血小板凝集を亢進させ，血小板血栓が多発する結果，血小板が大量に消費されて血小板減少症を引き起こす．血管内の血栓に赤血球が衝突して物理的に破壊されるため，微小血管障害性溶血性貧血をきたす．末梢血塗抹標本では破砕赤血球が特徴的である．また，脳および腎臓の細小動脈において，血小板血栓により血流が低下するために，せん妄・意識障害・運動麻痺などの精神神経症状，腎糸球体障害による腎機能障害・腎不全が出現する．TTP は先天性と後天性に大別され，先天性 TTP は，常染色体劣性遺伝形式をとり，第 9 番染色体上にある ADAMTS13 遺伝子の変異により，先天的に ADAMTS13 が欠損するために起こる．後天性 TTP は，造血幹細胞移植，妊娠，膠原病などに続発して，ADAMTS13 に対する自己抗体（インヒビター）が生じるために引き起こされる．従来，成人に多く発症し精神

神経症状を伴うものをTTP，小児に好発し腎機能障害があるものを溶血性尿毒症症候群（HUS）として区別してきたが，両者の病因が共通していることから，血栓性微小血管障害症（thrombotic microangiopathy）として扱われることもある．TTPの治療として，新鮮凍結血漿（FFP）によるADAMTS13の補充が基本である．先天性TTPでは，2週間ごとにFFP 5〜10 mL/kg体重を輸注し，血栓形成を予防する．後天性TTPに対しては，ADAMTS13の補充とインヒビターの除去を目的として血漿交換療法を行う．標準的な血漿交換療法は，緩解に至るまでの連日，患者の血漿量の1〜1.5倍をFFPにより置換する．副腎皮質ステロイド剤を併用することにより相加的効果を示すとされている．一方，血漿交換療法に抵抗性を示す症例が存在し，過剰な抗体（インヒビター）の産生下において，血漿中に含まれるADAMTS13により抗体産生がブーストされる（inhibitor boosting）ことが原因の1つと考えられる．治療抵抗性のTTPに対して，抗ヒトCD20モノクローナル抗体製剤であるリツキシマブの有用性が示されており，現時点では保険適用外であるが，保険適用を目指し医師主導治験が行われた．TTPに伴う血小板減少症に対して，血小板輸血は禁忌である．血小板輸血により血小板血栓の形成が助長され，症状が急速に増悪する（火に油をそそぐ）からである．血小板輸血を行わざるを得ない場合には，病勢がコントロールされていることをあらかじめ確認する必要がある．

血友病（hemophilia）

血友病は，血液凝固第VIII因子（血友病A）あるいは第IX因子（血友病B）の活性が遺伝的に低下して出

血傾向を呈する先天性凝固障害症である．X連鎖劣性遺伝形式をとり，患者のほとんどは男性で，血友病A：血友病Bは5：1である．家系内に血友病患者がいない孤発例が約半数に認められる．凝固因子活性値に基づく重症度として，重症：凝固活性<1％，中等症：1～5％，軽症：>5～<40％と分類される．血友病Aでは，第VIII因子遺伝子（$F8$）の欠失，点変異，挿入，逆位など多岐にわたるが，イントロン22の逆位は重症型の約40％で認められる．血友病Bでは，第IX因子遺伝子（$F9$）の欠失，点変異，付加，挿入が認められている．血小板減少症による出血傾向とは異なり，関節内出血や筋肉内出血などの深部出血を特徴とし，抜歯後や外傷後の止血困難で発見されることもある．凝固第VIII因子と第IX因子は，血液凝固カスケードの内因系経路における第X因子複合体の構成成分として，凝固機転において必須の凝固因子である．検査所見として，血小板数正常，プロトロンビン時間正常，活性化部分トロンボプラスチン時間は延長する．血友病Aは，FVIII：Cが単独で40％未満に低下し，かつヴォン・ヴィレブランド因子（vWF）のリストセチンコファクター活性（vWF：RCo）および抗原量（vWF：Ag）が正常であることにより確定診断を行う．血友病Aの鑑別診断において，凝固第VIII因子活性が低下するヴォン・ヴィレブランド病が重要である．一方，血友病Bは，FIX：Cが単独で40％未満に低下していることで診断する．血友病Bは，血友病Aと比較して出血症状が軽い場合が多い．血友病の治療は，欠乏している第VIII因子あるいは第IX因子の補充療法が主体である．補充療法として，定期的投与に加え，出血時や運動前など必要に応じて血液凝固因子製剤の静脈内投与を行う．製剤1単位/kgの投

与でFVIII：Cは約2％，FIX：Cは約1％上昇することを目安として，出血部位や程度に応じて，目標とするFVIII（IX）：Cレベルを設定する．血友病患者に対して手術を行う場合は，侵襲度に応じて凝固因子活性を保つ必要があり，手術前あるいは手術中に凝固因子の補充を行う．血液凝固因子製剤を繰り返し投与することにより，インヒビターが生じて治療効果が減弱することがある．血友病Aの中等症あるいは軽症において，デスモプレッシン（1-deamino-8-D-arginine vasopression：DDAVP）の静脈内投与が行われるが，内因性の第VIII因子が血中に放出され，FVIII：Cが1.5～6倍上昇する．後天性血友病については別項に記載する．

ケモカイン（chemokine）

ケモカインは，白血球の遊走（走化性）を誘導して炎症反応の形成に関与するサイトカインの総称である．走化性を誘導する因子を化学誘引物質（chemoattractant）と呼び，代表的なものが細菌由来のホルミルペプチド（fMLP）やケモカインである．独特なジスルフィド結合の配列構造の違いから，CCケモカイン，CXCケモカイン，Cケモカイン，CX3Cケモカインに分類される．CCケモカインは，N末端側の2つのシステイン残基（C）が連続するCCモチーフを有することからこの名称となった．CCL1（CC chemokine ligand 1）からCCL28まで存在する．CCL5は，RANTES（regulated on activation, normal T cell expressed and secreted）とも呼ばれ，主にT細胞の遊走因子として作用し，炎症巣への白血球の動員に関与する．また，CCL5の受容体であるCCR5は，ヒト免疫不全ウイルス（HIV）の感染の機序に関与している．CXCケモカインは，N末

端側の 2 つのシステイン残基の間にその他のアミノ酸が 1 つ存在する CXC モチーフを有し，さらに ELR モチーフの有無により 2 つに分類される．CXCL8 はインターロイキン 8（IL-8）のことであり，好中球に特異的な遊走因子である．C ケモカインは，本来 4 つあるべきシステイン残基の中で，N 末端側から 2 番目と 4 番目にあたる 2 つの残基のみ有するものである．CX3C ケモカインは，N 末端側の 2 つのシステイン残基の間にその他のアミノ酸が 3 つ存在する配列を有する．ケモカインは，それぞれに固有のケモカイン受容体（G タンパク質共役受容体）を介して生理活性を発揮する．

献血者（blood donor）

　安全な血液製剤の安定供給の確保等に関する法律（血液法）に基づき，採血事業者（日本赤十字社血液センター）は計画に従った献血の受け入れと採血を実施している．献血者（供血者）から採血した血液を原料として，輸血用血液製剤が製造されることから，受血者（患者）への感染症伝播のリスクを排除する観点で採血の可否を判断する．また，献血者保護の立場から，献血方法別の採血基準があり，この基準に合致した献血希望者からのみ採血を行っている．日本赤十字社血液センターは，全国統一の問診票による献血前問診，自己申告性の導入，献血時の本人確認，献血血液の検体保管などを実施しており，現在，23 項目の献血前問診が行われている．この問診の目的は，採血しても健康に支障が起こらないこと（献血者保護），および検査ができない，あるいは検査で検出できない（ウインドウ・ピリオド）輸血感染症や輸血副作用を予防すること（受血者保護）に主眼をおいている．献血希望者は問診票に記入し，その結

果に基づき，検診医が献血希望者に対して問診と検診を行い，採血の可否を判断する．採血基準に合致し，問診および検診で合格となった献血希望者から採血を行う．採血に際して，ヒト免疫不全ウイルス（HIV）を含む感染症検査が行われることのインフォームド・コンセントが行われる．採血は，医師の指示により，十分に教育訓練された採血担当者が，滅菌された閉鎖回路システムの器具を用いて無菌的な手順で実施する．採血は，200 mL あるいは 400 mL の全血採血と，成分採血装置を用いたアフェレーシスによる成分採血があり，それぞれで採血基準は異なる．採血時は，輸血後細菌感染症を防止する目的で初流血除去が行われる．医師は，採血前に健康チェックを行って当日の供血に適さない献血者からの採血は行わないが，100 人に 1 人の割合で採血に伴う副作用が発生し，その多くは血管迷走神経反射（VVR）である．

原発性骨髄線維症（primary myelofibrosis：PMF）

　骨髄線維症は，広範な骨髄の線維化を呈する疾患の総称であり，骨髄増殖性腫瘍に含まれる PMF と，急性白血病などに合併する二次性（続発性）骨髄線維症に大別される．PMF は，骨髄系造血前駆細胞に遺伝子変異が生じた結果，骨髄巨核球を中心とする異常クローンから線維芽細胞を刺激するサイトカイン〔血小板由来増殖因子（PDGF），トランスフォーミング増殖因子-β（TGF-β），線維芽細胞増殖因子（FGF）など〕が放出される結果，骨髄の線維化をきたすと考えられている．約50％の症例において $JAK2$V617F 変異を認める．トロンボポエチン（TPO）受容体である Mpl は，エリスロポエチン受容体と同様に，シグナル伝達系に関わる酵素活

性をもっておらず，非受容体型チロシンキナーゼであるヤーヌスキナーゼ（JAK）ファミリーのJAK2と会合することでリン酸化されて活性化する．その後，JAK2は下流のシグナル伝達兼転写活性化因子（STAT）をリン酸化して核内へシグナルを伝達する（JAK-STAT経路）．*JAK2*V617F変異とは，*JAK2*遺伝子exon14の1849番目のグアニンがチミンに1塩基置換することにより，JAK2タンパクの617番目のフェニルアラニンがバリンに置換（*JAK2*V617F）する結果，野生型ではTPOの刺激により初めて生じるシグナル伝達が，TPO非存在下においてもシグナル伝達が進行するようになり，骨髄巨核球からのサイトカイン放出が持続することで，骨髄線維症が引き起こされるものと考えられる．*JAK2*V617F変異が認められない症例において，*Mpl*変異が5～10％に，小胞体の分子シャペロンの1つであるcalreticulinをコードする*CALR*遺伝子変異が30～40％の症例に認められる．*CALR*遺伝子の機能は明らかではないが，*CALR*変異を遺伝子導入した細胞株においてSTAT5が活性化され，サイトカイン非依存性の細胞増殖がもたらされる．PMFの臨床所見として，髄外造血を反映して巨大脾腫を呈し，脾梗塞に基づく疼痛を生じることがある．PMFにおいて，JAKファミリーのJAK1の異常活性化が認められ，炎症性サイトカインの過剰産生により全身症状が発現していると考えられる．検査所見として，末梢血中の涙滴赤血球，髄外造血に基づく白赤芽球症（leukoerythroblastosis，顆粒球系と赤芽球系の前駆細胞が末梢血中に出現する），骨髄穿刺におけるドライタップと骨髄生検における著明な骨髄線維化・巨核球増加・骨硬化が特徴的である．対症療法が主体であるが，2014年7月に，分子標的薬としてJAK阻

害薬であるルキソリチニブ（商品名：ジャカビ®）が承認された．ルキソリチニブはJAK1とJAK2を選択的に阻害するが，骨髄増殖性腫瘍の1つである真性赤血球増加症にも保険適用がある．

原発性マクログロブリン血症（primary macroglobulinemia, Waldenström macroglobulinemia：WM）

　WMは，形質細胞への分化傾向を示す小型のリンパ球と形質細胞が混在したB細胞腫瘍であり，IgM型の単クローン性高ガンマグロブリン血症（Mタンパク血症）を伴うものをいう．WHO分類（2008）において，リンパ形質細胞性リンパ腫（lymphoplasmacytic lymphoma）と同一カテゴリーに分類される．従来，多発性骨髄腫の近縁疾患に位置づけられていたが，むしろリンパ系腫瘍である悪性リンパ腫として分類される．臨床像として，全身のリンパ節腫脹，肝脾腫，骨髄浸潤，IgM型Mタンパク血症による過粘稠度症候群が主体である．多発性骨髄腫におけるMタンパク血症とは異なり，WMでは，5量体の巨大分子であるIgM（マクログロブリン）が増加するために過粘稠度症候群をきたしやすい．Mタンパク血症が3g/dL以上になると，高頻度に視力障害（眼底網膜静脈のソーセージ様怒張，眼底出血），頭痛，目眩，意識障害などの症状を呈する．末梢血塗抹標本において，血液の粘稠度が亢進することで，赤血球が連なったコイン状にみえる連銭形成（rouleaux formation）を呈する．Mタンパクが凝固因子，フィブリン，血小板と結合することにより，凝固障害や出血症状を呈することがある．また，クリオグロブリン血症，自己免疫疾患，抗ミエリン抗体によるミエリン融解に伴って末梢神経障害が合併することがある．多発性骨髄

腫とは異なり，正常免疫グロブリンの抑制は軽度であり，骨病変（打ち抜き像）も少ない．治療として，多発性骨髄腫あるいはリツキシマブを含む非ホジキンリンパ腫に準じた化学療法が行われる．過粘稠度症候群に対して，血漿交換療法も行われる．臨床経過は一般に緩徐であり，生存期間の中央値は5年以上である．

原発性免疫不全症候群（primary immunodeficiency syndrome）

原発性（先天性）免疫不全症候群は，免疫系の遺伝的欠陥によって生ずる免疫機構の破綻を特徴とする疾患群である．免疫系の二次性の欠陥による後天性免疫不全症候群と比較して稀である．易感染性，反復感染，感染症の重症化・遷延，日和見感染，悪性腫瘍などを主な特徴とするが，種々の自己免疫疾患やアレルギーなどの免疫調節障害を呈することもある．免疫系は，B細胞による液性免疫系，T細胞やNK細胞による細胞性免疫系，好中球やマクロファージなどによる食細胞系，血漿タンパクである補体系に大別され，原発性免疫不全症候群はこれら免疫担当細胞の欠陥（機能異常）や分子の種類により区別される．WHO分類において，①複合免疫不全症，②抗体産生不全を主とする免疫不全症，③その他の明確に定義された免疫不全症，④補体欠損症，⑤食細胞機能異常症に分類される．複合免疫不全症は，B細胞による液性免疫とT細胞による細胞性免疫の両者が障害される疾患であり，代表的な疾患として重症複合免疫不全症（SCID）がある．主として抗体産生に異常をきたす免疫不全症は，原発性免疫不全症候群の中で最も頻度が高く，B細胞の分化障害や内因的欠陥による機能不全により抗体産生が障害されるものである．代表的な疾患

としてBruton（X連鎖）無ガンマグロブリン血症があり，*Btk*遺伝子の変異によるBruton tyrosin kinaseの欠損に基づき，骨髄におけるB細胞分化過程が障害されるものである．その他の明確に定義された免疫不全症として，血小板減少症や難治性湿疹を伴うWiskott-Aldrich症候群，進行性の小脳性運動失調や眼球結膜などの毛細血管拡張を伴う毛細血管拡張性運動失調症（ataxia telangiectasia）などが含まれる．食細胞機能異常症として，Kostmann症候群における先天性好中球減少症や慢性肉芽腫症がある．遺伝形式として，X連鎖劣性遺伝あるいは常染色体劣性遺伝によるものがほとんどであるが，家族歴が明らかでない場合も多い．感染症において，臨床症状や病原微生物の種類を同定することにより，主要4因子であるB細胞系，T細胞系，補体系，食細胞系のいずれかに異常があるかを推定することが可能である．反復する気道感染症，髄膜炎や敗血症などの重症細菌感染症，化膿性リンパ節炎，膿皮症の場合には抗体産生不全によるB細胞系の異常，遷延性の下痢症，難治性の口腔カンジダ症，カリニ肺炎，重症のウイルス感染症では細胞性免疫不全によるT細胞系の異常，化膿性皮膚感染症を反復する場合には食細胞機能異常症を疑う．

好塩基球（basophil）

好塩基球は，顆粒球の1つであり，直径12〜16 μmで，核は淡染し分葉は不規則であり，顆粒が充満し核は見えにくい．弱塩基性の細胞質内に大型の好塩基性顆粒が多数存在する．健常人の末梢血中には0.5〜1％と少ないが，慢性骨髄性白血病（CML）においてほぼ全例で増加する．IgEが結合した好塩基球に抗原（アレルゲ

ン）が曝露すると，ヒスタミンを放出して即時型アレルギーによるアナフィラキシー反応や，蕁麻疹などを引き起こす．即時型アレルギーの症状は，抗原曝露後30分以内に生じる．

交換輸血（exchange transfusion）

交換輸血は，主に新生児に対して，血中有害物質の除去を目的として，動脈から瀉血（しゃけつ）を，静脈から輸血を，同時あるいは交互に行う緊急的な輸血方法である．新生児溶血性疾患（HDN），新生児の重症高ビリルビン血症，敗血症，先天性代謝異常症による高アンモニア血症などで行われる．使用される輸血用血液製剤は，主に合成血である．合成血は，文字通りO型赤血球とAB血漿を合成した赤血球製剤であり，A型抗原，B型抗原，抗A抗体，抗B抗体をすべて含まない輸血用血液製剤である．合成血の適応疾患は，ABO血液型不適合による新生児溶血性疾患における交換輸血とされている．通常，180 mL/kg（循環血液量の約2倍）の交換血液量を，100 mL/kg/hrの輸注速度で，約2〜3時間かけて行うと，90％の赤血球が置換され，ビリルビン値は約50％低下するとされている．

抗凝固機序（anticoagulation system）

正常な場合に，血液が血管内において凝固しないのは，血栓形成を抑制する抗凝固機序が存在していることによる．血液凝固因子の対極に位置する血液凝固阻止因子として，アンチトロンビン（antithrombin），プロテインC（protein C），プロテインS（protein S）がある．アンチトロンビンは血液凝固カスケードにおいて，トロンビン（活性化第II因子，IIa）や活性化第X因子（Xa）

などのセリンプロテアーゼと結合して1分子対1分子の複合体を作り,その作用を阻害する.血中アンチトロンビンの欠乏あるいは活性が低下した場合には凝固系優位の状態となり,血栓塞栓症発症の素因となる.プロテインCは,肝臓で合成されるビタミンK依存性の血液凝固制御タンパクである.プロテインCは,血管内皮細胞上のトロンボモジュリン(thrombomodulin)に結合したトロンビンにより活性化されて活性化プロテインC(activated protein C:APC)となり,APCは,プロテインSを補酵素として,活性化第V因子(Va)および活性化第VIII因子(VIIIa)を不活化する.抗凝固機序において,血管内皮細胞が果たす役割は極めて大きい.トロンボモジュリンは,トロンビンと結合することで,血液凝固カスケードにおけるフィブリノゲンからフィブリンへの転換,および血小板の活性化作用を阻害することで抗凝固作用を発揮する.また,トロンビン-トロンボモジュリン複合体は,プロテインCを活性化してAPCに転換し,血液凝固反応を阻害する.医薬品として,遺伝子組換え型トロンボモジュリン製剤(商品名:リコモジュリン®)は播種性血管内凝固(DIC)の治療薬として使用されている.血管内皮細胞にはヘパラン硫酸(ヘパリン様物質)が存在し,アンチトロンビンおよび組織因子経路インヒビター(TFPI)が結合しており,抗血栓作用を発揮する.アンチトロンビンは流血中にも存在するが,血管内皮細胞上のヘパラン硫酸と結合することで,アンチトロンビン活性は飛躍的に増強される.アラキドン酸カスケードの代謝産物でプロスタグランジン(PG)の1つであるPGI_2(プロスタサイクリン)は,血管内皮細胞から産生され,血小板機能抑制作用および血管平滑筋の弛緩作用に基づく血管拡張作用(血流増

加)を介して,抗血栓作用を発揮する.また,血管内皮細胞が産生する一酸化窒素(nitric oxide:NO)も血小板機能抑制作用および血管拡張作用を有する.一方,血管内皮細胞が産生する組織プラスミノゲンアクチベーター(tissue plasminogen activator:t-PA)は,線溶機構において,プラスミノゲンをプラスミンに転換して,血栓(フィブリン)を溶解する.

行軍ヘモグロビン尿症 (march hemoglobinuria)

　行軍ヘモグロビン尿症は,赤血球破砕症候群の一病型であり,行進(軍隊では行軍)・マラソン・武術(空手,剣道)など足底に強い衝撃が加わる運動に伴って赤血球が機械的に破砕され,血管内溶血とヘモグロビン尿をきたす病態である.剣道では素足で踏み込む動作,空手では拳を堅いものに打ちつけた場合などでも赤血球が破砕される.スポーツによるものであれば中止するか,運動の程度を軽減するなどで回避可能である.また,マラソンなど長距離走を行う場合でも,クッションの効いた靴を使用するなど工夫することで回避可能である.ヘモグロビン尿が出現しても,6〜12時間後には尿所見は正常となり,予後は良好である.破砕赤血球は,ほとんど認められないとされている.19世紀末に,長距離の行軍を終えた兵士の尿がコーラ色になったとの記録がある.堅い靴底で長距離の行軍を強制され,足底の血管内で赤血球が破砕されたと考えられる.

抗原提示細胞 (antigen presenting cell)

　抗原提示細胞とは,体内に侵入した抗原を消化分解し,処理した抗原ペプチドをMHC(major histocompatibility complex)クラスII分子に結合させて自身の

細胞表面へ表出し,T細胞に提示する機能(抗原提示)をもつ細胞をいう.T細胞は,MHC分子上に提示された抗原を認識して活性化し,引き続いて免疫反応を起こす.ほとんどの有核細胞はMHCクラスI分子をもっているが,抗原提示細胞は,MHCクラスI分子以外にMHCクラスII分子をもち,これを介して外来抗原をCD4$^+$T細胞に提示する.抗原提示細胞の機能は,タンパク抗原の取込み(エンドサイトーシス),取り込んだタンパク抗原の分解・断片化,ペプチド断片とMHCクラスII分子との結合,自身の細胞表面への発現,CD4$^+$T細胞への抗原提示と活性化というプロセスがある.抗原提示細胞が抗原を取り込むと,エンドソーム内で分解された抗原は,CPL (compartment for peptide loading)でMHCクラスII分子に結合して細胞表面に提示され,CD4$^+$T細胞を活性化する.抗原提示細胞の機能とは異なるが,病原体などが感染して細胞内へ侵入した場合は,細胞内のプロテアソームで抗原ペプチドに分解された後,小胞体へ輸送されてMHCクラスI分子に結合して細胞表面に提示され,CD8$^+$T細胞(細胞傷害性T細胞)が認識して排除する.樹状細胞(dendritic cell)は,最も効率のよい抗原提示作用を示し,ナイーブT細胞を活性化できるのは樹状細胞のみである.他の抗原提示細胞として,単球・マクロファージとB細胞がある.樹状細胞は,皮膚・鼻腔・肺・胃・腸管など外界に触れる組織に分布しており,抗原を取り込んで活性化した樹状細胞は,リンパ節や脾臓などの二次リンパ器官に移動し,取り込んだ抗原に特異的なT細胞を活性化する.マクロファージは,病原体を貪食してリソソームの加水分解酵素で分解する.活性化したマクロファージは,MHCクラスII分子の発現が増強し,抗

原提示を行う．B細胞は，細胞表面の抗原特異的受容体で抗原を取り込み，活性化して抗原提示を行う．

交差適合試験 (serologic crossmatch)

交差適合試験（図11）は，輸血を行うために必要な患者と供血者間の適合性をみる最終的な検査であり，血液製剤を実際に患者へ投与した場合のシミュレーションを試験管内で行うことに他ならない．したがって，交差適合試験において凝集が認められないことが"適合"である．交差適合試験を行う場合には，ABO血液型とRh血液型が患者と同型であり，臨床的に意義のある不規則抗体を保有する場合には，対応する抗原が陰性の血液製剤を選択して交差適合試験を行う．患者の血清と供血者の血球を組み合わせる"主試験"と，患者の血球と供血者の血清を組み合わせる"副試験"がある．主試験において凝集が認められる場合，患者血清中に何らかの抗体（規則抗体，不規則抗体）が存在することを意味するので，原則として，輸血を行ってはならない．主試験が陽性となる（凝集する）ABO血液型の組み合わせをメジャーミスマッチ，副試験が陽性となるABO血液型の組み合わせをマイナーミスマッチという．日本赤十字

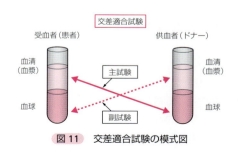

図11 交差適合試験の模式図

社血液センターにおいて,すべての献血者から採血した血液について,不規則抗体スクリーニング検査を実施して,輸血副作用に関係する抗体を保有する血液は輸血用血液製剤から除外している.したがって,患者のABO血液型とRhD血液型が確定しており,患者が不規則抗体を保有していなければ,理論的には,副試験を省略することが可能である.

好酸球(eosinophil)

好酸球は,顆粒球の1つであり,直径13〜20 μm で,May-Giemsa染色でオレンジ色あるいは赤色に染まる顆粒が細胞質全体に分布している.末梢血白血球の約3%を占める.好酸球は,好中球と比較して貪食能・殺菌能は低いが,寄生虫に対する防御機能をもち,気管支喘息やアレルギー性鼻炎などのアレルギー反応にも関与する.好酸球がもつ顆粒として,細胞傷害性作用がある主要塩基性タンパク(major basic protein:MBP)が約半数を占め,他に寄生虫の防御に関与する好酸球性ペルオキシダーゼ,eosinophil cationic protein(ECP)などが存在する.

抗CD20抗体療法:分子標的療法を参照.

抗CD33抗体療法:分子標的療法を参照.

膠質浸透圧

膠質浸透圧は,血管内に水を保持する力をさし,細胞膜内外で生じる通常の浸透圧とは区別される.膠質浸透圧は,血中のアルブミンにより維持されており,アルブミン1gは約20 mLの水を保持する.アルブミンは,血

漿タンパク質の中で最も多く存在し（約60％），肝臓において1日に0.2 g/kg合成され，血中半減期は約17日，回転率は1日に8％である．低アルブミン血症では，膠質浸透圧が低下するために，水が間質へ移行し，全身性浮腫や血管内脱水を呈する．血漿分画製剤の中でアルブミン製剤は，急性の低タンパク血症に基づく病態，および慢性の低タンパク血症において，他の治療法では管理が困難な病態を一時的に改善させる目的で使用される．アルブミン製剤として，人血清アルブミンには，5％の等張アルブミン製剤と20〜25％の高張アルブミン製剤があり，他に加熱人血漿蛋白（PPF）は，アルブミン濃度が4.4％（w/v）以上の等張製剤である．等張アルブミン製剤は，主に，出血性ショックや重症熱傷などにおいて，循環血漿量を補充する目的で使用され，高張アルブミン製剤は，主に低タンパク血症に伴う腹水や胸水の治療に対して使用される．

合成血製剤（reconstituted whole blood preparation）

合成血製剤とは，ヒト血液200 mLあるいは400 mLから白血球および血漿の大部分を除去し，洗浄したO型の赤血球層に，白血球の大部分を除去したAB型のヒト血漿を約60 mLあるいは約120 mL加えた濃赤色の液剤である．ヒト血漿には原料血液由来の血液保存液（CPD液）を含有する．合成血は，文字通りO型赤血球とAB血漿を合成した赤血球製剤であり，A型抗原，B型抗原，抗A抗体，抗B抗体をすべて含まない輸血用血液製剤である．ちなみに，H抗原は含んでおり，ボンベイ血液型の患者に輸血することはできない．適応として，ABO血液型不適合による新生児溶血性疾患において，交換輸血の際に使用される．副作用・合併症に

ついては，他の赤血球製剤と同様である．薬価（平成26年4月現在）について，血液200 mLに由来する赤血球1袋は13,499円，血液400 mLに由来する赤血球1袋は26,997円である．

抗線溶治療（antifibrinolytic treatment）

線維素溶解（線溶）とは，血液凝固カスケードにより生成されたフィブリン（線維素）血栓を溶解（分解）する反応である．組織プラスミノゲン・アクチベーター（t-PA）がプラスミノゲン（plasminogen）を限定分解してプラスミン（plasmin）に転換することにより，プラスミンはフィブリノゲンやフィブリンに作用して種々の分解産物を生成する．血栓の溶解産物はフィブリン/フィブリノゲン分解産物（fibrin/fibrinogen degradation products：FDP）であり，分解産物の最小単位がDダイマーである．トラネキサム酸（商品名：トランサミン®）は，リジンと類似した構造を有し，プラスミノゲンのリジン結合部位と結合して，フィブリンへの吸着を阻止することにより抗線溶作用を発揮する．トラネキサム酸の血中半減期は1～1.5時間で，腎代謝であることから，腎障害を呈する患者では血中半減期は延長する．トラネキサム酸の適応として，全身性の線溶亢進が原因の出血傾向，蕁麻疹，薬疹・中毒疹における紅斑・腫脹・瘙痒感，扁桃炎における咽頭痛・発赤・充血・腫脹，口内炎における口内痛・口腔内膜アフタなどである．トラネキサム酸は，播種性血管内凝固（DIC）に対して原則禁忌であり，急性前骨髄球性白血病（APL）においてATRAの投与中は絶対禁忌である．

好中球(neutrophil)

　好中球は，顆粒球の1つであり，直径10〜14μmで，May-Giemsa染色でピンク(好中性)に染まる顆粒を有し，核は未熟で1核(分葉なし)の桿状核好中球(band-form neutrophil)と核は成熟して細いくびれ(分葉)がある分葉核好中球(segmented neutrophil)がある．好中球は，末梢血白血球の50〜60%を占め，多形核白血球(polymorphonuclear leukocyte)ということもある．好中球は，体内では，骨髄プール(末梢血に出現する前の未熟な好中球)，循環プール(循環血液中の好中球)，辺縁プール(血管壁に粘着し，循環していない好中球で，循環プールや組織中へ移行する)のいずれかに分布しており，約半数は循環プールに存在している．血液検査における好中球数は，循環プールに分布している好中球数をさしている．顆粒球コロニー刺激因子(G-CSF)の投与や感染症において，骨髄プールから循環プールへ移行することで，好中球数が増加する．副腎皮質ステロイド剤の投与やストレス状態において，辺縁プールから循環プールへ移行することで，好中球数が増加する．好中球は，食細胞の中で，細菌感染において主要な役割を果たす血球であり，その絶対数が減少する好中球減少症は，細菌感染症に罹患するリスクを増大させる．好中球数が1,000/μL以下になると発熱の頻度が増加し，500/μL以下ではさら増加し，100/μL以下に減少すると発熱および感染症は必発とされている．好中球機能として，接着，遊走(走化性)，貪食，殺菌のステップがあり，原発性免疫不全症候群の一病型である食細胞機能異常症では，好中球機能の遺伝的な欠陥により好中球の質的異常をきたす．

好中球形態異常 (morphological abnormalities of neutrophil)

好中球の形態異常は，①核異常，②細胞質異常，③顆粒異常に大別され，先天性（遺伝性）と後天性がある．①核異常：低分葉核異常を示す疾患として，先天性ではPelger-Huet核異常（Pelger-Huet anomaly）が代表的であり，後天性では偽Pelger-Huet核異常（pseudo-Pelger-Huet anomaly）がある．一方，過分葉核異常を示す病態として，過分葉好中球（hypersegmented neutrophil）がある．健常人の分葉核好中球は，3〜4つに分葉しているが，核が6つ以上に分葉しているものを過分葉好中球という．通常，好中球が骨髄プールから末梢血中へ放出された後，成熟が進むにつれて核の分葉数は増加する．過分葉好中球は，巨赤芽球性貧血や鉄欠乏性貧血において認められる．②細胞質異常：細胞質内に明瞭な封入体（デーレ様小体，Döhle-like body）を認めるMay-Hegglin異常（May-Hegglin anomaly），および細胞質内に脂肪空胞を認めるジョルダン異常（Jordans' anomaly）が代表的な疾患である．③顆粒異常：先天性ではChediak-Higashi症候群およびAlder-Reilly異常が代表的な疾患であり，後天性では中毒性顆粒（toxic granulation）や脱顆粒好中球がある．脱顆粒好中球は，細胞質内顆粒をほとんど認めない好中球をいう．無（低）顆粒好中球と低分葉好中球は，骨髄異形成症候群（MDS）に特異性が高い形態異常である．

好中球減少症 (neutropenia)

好中球は自然免疫を担う食細胞の中で，細菌感染に対する生体防御機構において中心的役割を果たす血球であり，その絶対数が減少する好中球減少症は，細菌感染症に罹患するリスクを増大させる．好中球は，末梢血白血

球の中で最も多く占める血球であり（40〜60％），好中球数 500/μL 以下が持続すると易感染性が増大し，真菌感染など日和見感染症を併発しやすくなる．好中球減少症は，種々の血液疾患で認められるが，がん化学療法後の骨髄抑制によっても出現する．また，造血幹細胞移植において，好中球減少症および感染症への対策は非常に重要である．遺伝子組換え型顆粒球コロニー刺激因子（G-CSF）製剤は，種々の血液疾患に伴う好中球減少症およびがん化学療法後の骨髄抑制による好中球減少症に対して，好中球を増加させる目的で投与される医薬品である．G-CSF 製剤として，フィルグラスチム（商品名：グラン®），ナルトグラスチム（商品名：ノイアップ®），レノグラスチム（商品名：ノイトロジン®）がある．ポリエチレングリコール（PEG）を結合させた（PEG 化）持続型 G-CSF 製剤であるペグフィルグラスチム（商品名：ジーラスタ®）は，既存の G-CSF 製剤において認められていなかった"がん化学療法による発熱性好中球減少症の発症予防"に対して保険適応がある．G-CSF 製剤を投与しても好中球数が増加せず，難治性感染症を併発している場合には顆粒球輸血が考慮される．

抗 D 免疫グロブリン製剤（anti-D immune globulin preparation）

抗 D 免疫グロブリン製剤は，血漿分画製剤の中で特殊免疫グロブリン製剤に相当し，抗 D ヒト免疫グロブリンを濃縮・精製した製剤である．RhD 陰性で抗 D 抗体を保有していない女性に対して，Rh 血液型の D 抗原による感作を抑制する目的で投与する．適応として，分娩後，妊娠 28 週前後，流産後，人工妊娠中絶後，異所性妊娠後などである．母児間の血液型不適合妊娠は，母

体にない児の赤血球抗原に対する抗体が，母体で産生されて経胎盤的に児へ移行し，児の赤血球抗原に結合して児の赤血球を破壊し，溶血と黄疸をきたすものである．新生児溶血性疾患（HDN）の中でRh 血液型不適合妊娠は，重症となることが多い．日本人における RhD 陰性の頻度は約 0.5％ であり，RhD 陰性の妊婦では，RhD 陰性の母体と RhD 陽性の児との組み合わせが想定される．D 抗原陽性の児赤血球が，妊娠中に胎盤出血などを介して RhD 陰性の母体に流入すると，母体が感作されて抗 D 抗体が産生される．母体で産生された抗 D 抗体は，経胎盤的に児へ移行して児の赤血球を破壊し，重篤な貧血による胎児水腫を引き起こす．母体の感作を防止するためには，間接抗グロブリン試験を妊娠初期と妊娠 26〜28 週に行い，抗 D 抗体が陰性の場合には，妊娠 28 週前後で抗 D 免疫グロブリン製剤を投与する（妊娠を継続させる）．また，分娩後 72 時間以内にも抗 D 免疫グロブリン製剤を投与する（母体を感作する前に，母体に流入した児の赤血球を抗体で破壊する）．既に感作されている場合には，抗 D 免疫グロブリンの投与は無効である．

後天性血友病（acquired hemophilia）

後天性血友病は，従来，出血性素因を認めなかった患者において，抗第 VIII 因子自己抗体（抗第 VIII 因子インヒビター）が出現することにより，第 VIII 因子活性が低下して出血傾向を呈する後天性出血性疾患である．発生率において男女差はないが，発症年齢として 20〜30 歳と 60〜70 歳にピークがある．基礎疾患として，自己免疫疾患や悪性腫瘍，とりわけ慢性リンパ性白血病や悪性リンパ腫などの造血器腫瘍，妊娠や分娩，薬剤など

により発症する．出血症状として，皮下出血の頻度が高く，特に打撲部位や注射部位に発生しやすい．また，筋肉内出血や消化管出血も多いが，関節内出血は稀であり，先天性血友病とは対照的である．出血症状はしばしば広範でなかなか消退せず，時に高度の貧血を伴うことがある．検査所見として，血小板数正常，プロトロンビン時間（PT）正常，活性化部分トロンボプラスチン時間（APTT）は延長，第 VIII 因子は存在するが第 VIII 因子活性（FVIII：C）は低下し，ヴォン・ヴィレブランド因子（vWF）は正常である．診断を確定するために，抗第 VIII 因子インヒビターの測定を行う．抗第 VIII 因子インヒビターは，第 VIII 因子活性の抑制パターンから，タイプ 1 インヒビターとタイプ 2 インヒビターに分類される．前者はインヒビターの濃度に比例直線的に第 VIII 因子活性が失活するもので，先天性血友病に出現するインヒビターのタイプである．一方，タイプ 2 インヒビターは比例直線的に失活しないタイプであり，後天性血友病においてインヒビターの力価が低い場合が該当する．ループスアンチコアグラントは，APTT が延長し，第 VIII 因子を含め内因系凝固因子活性が見かけ上，低下するために，鑑別が困難な場合がある．治療として，止血療法に加え，副腎皮質ステロイド剤など免疫抑制剤によるインヒビターの抑制が行われる．日本において，後天性血友病に対しては保険適用外であるが抗 CD20 モノクローナル抗体製剤であるリツキシマブの有効性が報告されている．

後天性免疫不全症候群（acquired immunodeficiency syndrome：AIDS）

AIDS は，ヒト免疫不全ウイルス（HIV）の感染によ

り，CD4陽性リンパ球が減少し，無症候性の時期（無治療で約10年）を経て高度の免疫不全状態に陥り，日和見感染や悪性腫瘍を発生する病態である．HIVはRNAウイルスであり，標的細胞であるヘルパーTリンパ球やマクロファージの細胞表面に発現しているCD4抗原とケモカイン受容体であるCCR5あるいはCXCR4に結合して感染し侵入する．HIVの複製過程において，感染細胞は破壊されて死滅することから（細胞溶解性複製），HIVの主な標的細胞であるヘルパーTリンパ球が減少することが，AIDSにおいて細胞性免疫機構の破綻をきたす主因である．HIVの感染経路として，性的接触，母子感染（経胎盤感染，経産道感染，経母乳感染），血液（輸血，臓器移植，針刺し事故，麻薬などの静脈注射など）がある．輸血に関しては，献血者の感染症予備検査において，輸血用血液製剤を介したHIV感染事例を契機として，2014年8月より核酸増幅検査（NAT）は"個別NAT（1人分の検体ごとに検査を行う）"が実施されている．HIV感染の自然経過は，感染初期（急性期），無症候期，AIDS発症期に分けられる．感染初期において，感染が成立した2〜3週間後にHIV血症は急速にピークに達するが，この時期にインフルエンザあるいは伝染性単核症様の症状が出現する．症状の程度は様々であり，多くの場合自然に軽快する．無症候期において，生体の免疫応答（CTL誘導，抗体産生）により，ピークに達していたウイルス量は6〜8カ月後にある一定のレベルまで減少して定常状態となる．その後，数年〜10年程度の無症候期を過ぎると，CD4陽性リンパ球が徐々に減少し，発熱，倦怠感，リンパ節腫脹などが出現し，帯状疱疹などを発症しやすくなる．この時期は，AIDSに特徴的な症状はほとんど認められない．AIDS

発症期において，CD4陽性リンパ球数が200/μL以下になるとカリニ肺炎などの日和見感染症を発症しやすくなり，さらに50/μL以下になるとサイトメガロウイルス感染症や非定型抗酸菌症，中枢神経系の悪性リンパ腫などの悪性腫瘍を発症する．代表的な合併症としてカポジ肉腫がある．現在では，早期に診断して適切な治療を行い，ウイルス量を測定感度以下まで抑え込むことでAIDSに至ることは少なくなった．治療として，3剤以上の抗HIV薬を組み合わせて服用する多剤併用療法が今日のHIV感染症に対する標準的治療である．逆転写酵素阻害剤，プロテアーゼ阻害剤，インテグラーゼ阻害剤，CCR5阻害剤などがある．現在，1錠に4剤（商品名：スタリビルド®）あるいは3剤（商品名：トリーメク®）が配合された抗ウイルス化学療法剤が使用可能である．感染症法に基づき，エイズ・HIV感染者の発生動向は，厚生労働省ホームページ（http://mhlw.go.jp）に掲載されている．AIDSは5類感染症として全数例報告対象となっており，診断した医師は7日以内に最寄りの保健所に届け出なければならない．

合同輸血療法委員会（joint transfusion committee）

輸血療法委員会は医療機関単位の組織であるが，合同輸血療法委員会は，都道府県単位で組織される委員会である．医療機関によって輸血管理体制や安全対策が様々であることが予想されることから，日本全体の輸血医療の適正化を進め，輸血の安全性を担保するためには，都道府県内の各医療機関における輸血の実施状況を比較検討し，輸血用血液製剤の適正使用や安全対策の向上を目的とした体制が必要である．委員会のメンバーは，主要医療機関において輸血療法に係わる医師，臨床検査技

師,薬剤師などに加え,日本赤十字社血液センターの所長および職員,各都道府県の医療行政に関わる担当者などで構成される.合同輸血療法委員会では,①都道府県内の各医療機関における輸血の実施状況,②血液製剤の廃棄状況,③血液製剤の適正使用を推進するための輸血関連の講演会開催など,について検討する.医療機関において不適切な使用がある場合には,それを正すために,相談や意見交換を行う体制をつくる必要がある.輸血医療に取り組む姿勢は,医療機関によって温度差があることが予想される.本来の輸血医療は,医療関係者が自ら行うべきであるが,都道府県によっては,日本赤十字社血液センターや行政が主導せざるを得ない状況も考えられる.合同輸血療法委員会の存在意義は,まさにそこにあるといえよう.

抗リン脂質抗体症候群(antiphospholipid antibody syndrome:APS)

APSは,リン脂質およびリン脂質-リン脂質結合タンパク質複合体を認識する自己抗体に基づく疾患である.APSは女性が80〜90%を占め,明らかな基礎疾患や誘引が認められない原発性APSと,全身性エリテマトーデス(SLE)などの基礎疾患に合併する続発性APSに分類される.続発性APSの基礎疾患としてSLEが最も多く,SLEの10%程度にAPSが合併するとされている.また,特殊型として,腎臓を含む3臓器以上の広範囲な血栓症で発症し,急激な経過をとり,極めて予後不良な劇症型APSがある.臨床症状として,動脈血栓症と静脈血栓症がほぼ同頻度であり,動脈血栓症では脳梗塞が最も多い.特に,50歳以下の若年者における脳梗塞の発症例では,抗リン脂質抗体の陽性率が高い.静

脈血栓症では深部静脈血栓症が多く，APS全体で最も多い．APSは習慣性流産の原因の1つであり，胎盤の血管に生じた血栓が引き起こす胎盤梗塞により，胎児へ血液が供給されなくなるのが原因と考えられている．自己抗体として，抗カルジオリピン抗体，抗β_2-glyco-proteinI抗体，ループスアンチコアグラント（LA），ホスファチジルセリン依存性抗プロトロンビン抗体が，診断上重要である．診断基準として，動静脈血栓症か妊娠合併症のいずれか1つ以上が臨床所見として確認され，検査所見として抗リン脂質抗体のいずれかが，12週間以上の間隔を空けて2回以上検出されることが条件である．他の検査所見として，活性化部分トロンボプラスチン時間（APTT）が延長し，中等度の血小板減少症をきたすことが多い．治療として，急性期APSでは通常の血栓症治療に準じて，組織プラスミノゲンアクチベーター（tPA）やウロキナーゼによる血栓溶解療法（線溶療法）およびヘパリン類による抗凝固療法が行われる．慢性期APSでは，ワルファリンによる抗凝固療法や抗血小板薬による再発予防が中心である．

骨髄異形成症候群（myelodysplastic syndromes：MDS）

MDSは，造血幹細胞に遺伝子異常が生じ，骨髄系細胞がクローン性に増殖する造血器腫瘍である．単一あるいは複数の血球系統（白血球，赤血球，血小板）の血球減少症，血球形態異常，無効造血，白血病化〔多くは急性骨髄性白血病（AML）へ移行〕を特徴とする．原因が不明な特発性と，がん化学療法や放射線療法によって生じる続発性に大別される．MDSの病態は多様性に富み，類縁疾患（再生不良性貧血，発作性夜間血色素尿症）からの移行例が認められる．MDSは中高年齢者に

発症することが多い．検査所見として，末梢血において，1血球系以上の持続的な血球減少症を認めるが，Hb 濃度 10 g/dL 未満，好中球数 1,800/μL 未満，血小板数 10 万/μL 未満を基準とする．一般的に，骨髄は正～過形成であるが，低形成のこともあり再生不良性貧血との鑑別が問題となる．MDS の骨髄所見において，赤芽球（多核赤芽球，環状鉄芽球，巨赤芽球），顆粒球〔無・低顆粒好中球，偽 Pelger 核異常（低分葉好中球），過分葉好中球〕，巨核球（微小巨核球，円形単核巨核球，円形分離多核巨核球，巨大血小板）など，多彩な血球形態異常が認められる．骨髄中の芽球の割合が 20 % 以上（WHO 分類）の場合には AML に分類される．また，約半数の症例に染色体異常が認められる．病型分類は，MDS の治療戦略を立てるうえで，また予後を推定するうえで重要であり，不応性貧血（refractory anemia）を中心に据え，芽球の割合，血球形態異常，染色体異常を加味して分類を行う．治療戦略として，一般的に，低リスク，中間リスク，高リスクの 3 群へ層別化して考慮する．高リスク群では，血球減少や白血病への進展リスクが高く，支持療法のみによる自然経過の予後は不良であり，55 歳未満の患者でドナーが得られる場合には同種造血幹細胞移植が適応となる．低リスク群において，血球減少が軽度で自覚症状がない症例では，原則として無治療で経過観察を行う．症状を有する貧血の患者に対しては赤血球輸血を行う．血球減少が著明な症例に対して，免疫抑制剤である抗胸腺細胞グロブリン（ATG）やシクロスポリン，DNA メチル化阻害薬であるアザシチジンが使用される．また，染色体異常として 5 番染色体長腕欠失例（del 5q）では，免疫調節薬であるサリドマイド誘導体のレナリドミドが奏功する．

骨髄移植（bone marrow transplantation：BMT）

　BMTは，造血幹細胞移植の中で，骨髄由来の造血幹細胞を用いる場合をいう．患者自身の骨髄を用いる自家BMT（autologous BMT）と，他人からの骨髄を移植する同種BMT（allogeneic BMT）に分けられる．自家移植において，世界的にBMTよりも末梢血幹細胞移植（PBSCT）が優先されており，現在，自家BMTはほとんど行われていない．同種移植において，一卵性双生児間の場合は同系移植，骨髄提供者が同胞などの場合は血縁者間移植，骨髄バンクなどを経由する場合は非血縁者間移植という．造血幹細胞移植に共通する条件として，患者のHLAと一致するドナーが存在すること，および白血病など造血器腫瘍の場合には完全寛解を維持していることなどが必要である．BMTにおける造血幹細胞の採取は，手術室にて全身麻酔下でドナーから骨髄血を採取するが，目標細胞数は$3×10^8$個/kg（患者体重）である．ドナーの骨髄採取における合併症の多くは，骨髄穿刺あるいは麻酔に伴う合併症である．重篤な合併症の頻度は0.1〜0.3％とされており，心筋梗塞，高度の貧血，アナフィラキシー反応，肺塞栓などがある．また，骨髄採取自体に伴う合併症として，穿刺部痛や腰痛などの比較的軽微な症状の他に，穿刺部からの感染症，後腹膜への出血などが報告されている．BMTでは，骨髄採取においてドナーが体験する苦痛に加え，手術室の枠の確保状況なども考慮する必要がある．一方，PBSCTでは全身麻酔を必要とせず，成分採取装置を用いたアフェレーシス法で幹細胞を採取する．同種BMTと同種PBSCTの比較において，移植後の造血能の回復について，BMTよりもPBSCTのほうが有意に早い．しかし，同種PBSCTにおいて，ドナー由来のリンパ球が大量に輸

注されることから，慢性移植片対宿主病（GVHD）の頻度は増加するが，移植片対白血病（GVL）効果により再発率が低いことが示されている．また，再生不良性貧血における造血幹細胞移植において，GVL効果を期待する必要がないため，一般的にはBMTが優先される．

骨髄芽球（myeloblast）

骨髄芽球は，好中球の未熟な分化段階の細胞であり，形態学的に観察可能な最も幼弱な骨髄系細胞は骨髄芽球である．造血のプロセスにおいて，骨髄系共通前駆細胞（CMP）は，顆粒球・マクロファージ前駆細胞（GMP）を経て顆粒球・マクロファージコロニー形成細胞（CFU-GM）となり，さらに顆粒球コロニー形成細胞（CFU-G）とマクロファージコロニー形成細胞（CFU-M）に分かれる．CFU-Gは，顆粒球コロニー刺激因子（G-CSF）の刺激を受けて，骨髄芽球→前骨髄球→骨髄球→後骨髄球→桿状核好中球→分葉核好中球の順に分化が進行する．健常人において，末梢血中に骨髄芽球が出現することはないが，白血球増加症を呈する病態において，骨髄芽球が末梢血中に出現することがある．類白血病反応では，骨髄芽球が出現することがあり，白血病に類似した血液像が認められる．また，左方移動（left shift）では，未熟な骨髄系細胞が末梢血中に出現するが，後骨髄球や骨髄球までの幼若細胞である．白血病において，末梢血中に骨髄芽球が多数出現し白血病裂孔を認める場合には急性骨髄性白血病（AML）が，骨髄芽球を含む各分化段階の骨髄系細胞が出現し，白血病裂孔を認めない場合には慢性骨髄性白血病（CML）が疑われる．

骨髄癌腫症（bone marrow carcinosis）

骨髄癌腫症は，腫瘍細胞が骨髄内に多発性かつ広範囲に転移し，骨髄組織が腫瘍細胞に置換された状態（骨髄癆）をいう．腫瘍（がん）細胞の骨髄転移は血行性に起こりやすく，病理組織学的には赤色髄を有する部位への転移が多い．脊椎骨・骨盤骨・肋骨・胸骨・頭蓋・大腿骨などへの転移が知られている．一般的に，未分化なものほど骨髄転移が多く，組織型では腺がんが多い．骨髄癌腫症をきたしやすい腫瘍として，上皮性腫瘍では，胃がん・肺がん・乳がん・前立腺がん・甲状腺がん・腎がんなど，非上皮性腫瘍では神経芽細胞腫・横紋筋肉腫・ユーイング肉腫・骨肉腫などがある．骨髄転移は，溶骨性転移と造骨性転移があり，乳がんでは溶骨性転移が多く，前立腺がんでは造骨性転移が多い．末梢血塗抹標本において，白赤芽球症（leukoerythroblastosis）を呈し，骨髄検査により診断されることも少なくない．症状として，貧血・腰背部痛・出血傾向が3主徴とされるが，最も多いのは全身倦怠感と腰背部痛である．骨髄を中心とする広範な転移によるびまん性臓器浸潤の結果，しばしば播種性血管内凝固（DIC）による出血傾向を呈する．

骨髄検査（bone marrow examination）

骨髄検査とは，造血組織である骨髄を検査する方法であり，骨髄を穿刺して骨髄液（骨髄血）を吸引する骨髄穿刺（bone marrow aspiration）と骨組織を含む造血組織を採取する骨髄生検（bone marrow biopsy）がある．医療業界用語では，ドイツ語のKnochenmarkにちなんでマルクと呼ばれる．主に，血液疾患の診断に使用される検査方法であり，全血算と末梢血液像に加え，骨髄検査は必須である．通常，骨髄検査は骨髄穿刺により行う

が，骨髄線維症などドライタップの場合には骨髄生検が行われる．骨髄検査の対象は，主に造血組織からなる赤色骨髄であるが，加齢とともに黄色骨髄（脂肪髄）に置き換わる．骨髄検査の穿刺箇所として，胸骨は平板で採取は容易であり，腸骨と比較して細胞密度が高く，より良い（病態を反映する）検体が採取できる．しかし，解剖学的に心臓や大動脈に近いために，手技的に問題が生じた場合には重大な事態に至る可能性がある．腸骨は，胸骨と比較して脂肪髄の比率は高いが，骨髄生検を同時に行う場合には腸骨から採取する．小児では，脛骨前面から採取することもある．具体的な検査方法として，骨髄穿刺は，穿刺部位を消毒後，皮膚・皮下組織・骨膜に対して局所麻酔を行う．骨髄穿刺針を骨表面に対して垂直に立て，ゆっくりと回転させながら刺入して針を進め，骨髄穿刺針が十分に骨髄内に達したら内針を抜いて外筒に注射器をセットし，素早く骨髄血を吸引する．骨髄血を採取後は，外筒を抜針して十分な圧迫止血を行う．骨髄血をゆっくりと持続的に吸引すると，末梢血の混入が多くなるので，素早く一瞬で吸引するように心がけることが重要である．吸引した骨髄血は，速やかにチュルクに吸引して有核細胞数と巨核球数を算定し，ガラス板に骨髄塗抹標本を作製する．この場合，大型のヘアドライヤーを用いて，ガラス板が飛ばないように注意して，ガラス板を素早く乾燥することが重要である．乾燥が不十分であると，標本上の細胞は十分に進展せず，形態学的判断に支障をきたす場合があるので注意が必要である．凝血した骨髄血は，ホルマリンに入れて病理組織検査へ提出する．また，ヘパリンを少量充填した別の注射器に，さらに骨髄血を吸引して，染色体分析，細胞表面マーカー，遺伝子検査を行うための検体とすること

も多い．骨髄生検において，骨髄生検針も骨髄穿刺針と同様に二重針になっており，針先端が骨皮質に達するまでの方法は骨髄穿刺と同様であるが，骨髄生検針が骨皮質を貫通したら内針を抜き，外筒をゆっくり回転させながら骨髄内を進め，外筒内に骨髄組織が充填されている"感触"を確認した後，外筒を左右上下に動かして，外筒内に入った組織を骨髄組織全体から折って切断し（あくまでも"感触"である），外筒を引き抜く．骨髄組織を採取後，十分に圧迫止血を行う．採取した細い円筒形の骨髄組織は，ガラス板に押し当ててスタンプ標本を作製する．血液内科医にとって，病理組織標本の観察は見慣れないものであるが，このスタンプ標本は通常の骨髄塗抹標本と同じように観察することが可能であり，血液内科医自身が病態を把握するうえで有効な手法であると思われる．

骨髄増殖性腫瘍（myeloproliferative neoplasms：MPN）

MPN は，従来，慢性骨髄増殖性疾患（CMPD）に含まれていた疾患群において，明らかに病因が異なる慢性骨髄性白血病（CML）を除いた疾患群，すなわち真性赤血球増加症，本態性血小板血症，原発性骨髄線維症が該当する．共通する分子異常である *JAK2* 遺伝子変異（主に V617F）を認めるが，その発現頻度は疾患により異なる．MPN は，骨髄系造血前駆細胞に遺伝子変異が生じ，1 系統以上の骨髄系細胞（赤芽球系，巨核球・血小板系）がクローン性に増殖する疾患であり，血球に分化異常は認めない．一般に，中高年に多く，慢性の経過をとるが，病期の進行とともに骨髄線維症や急性白血病へ移行する場合もある．

コンピュータクロスマッチ（computer crossmach）

コンピュータクロスマッチは，血清学的な交差適合試験の代わりに，あらかじめ輸血管理システムに登録された血液型や不規則抗体などの患者情報と，輸血用血液製剤の情報をコンピュータ内で照合し，血液製剤を迅速に出庫するシステムである．Butchらが1994年に提唱した輸血準備法であり，交差適合試験の代わりに，コンピュータを使用してABO血液型不適合を検出するための標準操作手順として報告された．コンピュータクロスマッチを行う要件として，患者において，ABO血液型が確定していること（異なるタイミングで採血された2つの検体を用いて検査を行い，結果が一致した場合），Rh血液型がRhD陽性であること，不規則抗体スクリーニング検査において不規則抗体が陰性であることの条件を満たす必要がある．この要件は，タイプ＆スクリーン（T&S）と同じであり，迅速に輸血用血液製剤を出庫するための輸血準備法である．輸血用血液製剤のABO血液型については，ラベル貼付ミスの事例が存在することから，当該施設において再検査を行って確認する場合もある．

採血基準（blood collecting criteria）

安全な血液製剤の安定供給の確保等に関する法律（血液法）に基づき，採血事業者（日本赤十字社血液センター）は計画に従った献血の受け入れと採血を実施している．献血者から採血した血液を原料として，輸血用血液製剤が製造されることから，受血者（患者）への感染症伝播のリスクを排除する観点で採血の可否を判断する．また，献血者保護の立場から，献血方法別の採血基準を定めており，この基準に合致した献血希望者から採血を行う．採血基準として，採血の種類（200 mL 全血採血，400 mL 全血採血，血漿成分採血，血小板成分採血），1回採血量，年齢，体重，最高血圧（90 mmHg 以上），血色素量，血小板数（血小板成分採血のみ），採血間隔，年間総採血量（全血採血のみ），年間採血回数，共通事項からなる（詳細はホームページなどを参照）．さらに，献血者保護の立場から，採血しても健康に支障が起こらないこと，および受血者保護の立場から，検査できない，あるいは検査により検出できない（ウインドウ・ピリオド）輸血感染症や輸血副作用を予防することに主眼をおいた質問を，問診票を使って行っている．献血希望者に問診票を記入してもらい，その結果をもとに，検診医が問診と検診を行って採血の可否を判断する．

再生不良性貧血（aplastic anemia：AA）

AA は，先天性の一部を除いて，免疫学的機序により骨髄中の造血幹細胞が減少し，その結果造血能が低下することにより，3血球系統（赤血球，白血球，血小板）が減少して汎血球減少症を呈する疾患である．再生不良性貧血の約80％は原因不明の特発性であるが，クロラ

ムフェニコールなどの薬剤やベンゼンなどの化学物質の使用に続発する二次性，特殊型として肝炎後AAやAA-発作性夜間血色素尿症（PNH）症候群がある．臨床症状として，貧血に基づくものだけではなく，血小板減少症に伴う出血傾向や顆粒球減少症に伴う感染症を合併することも多い．典型的な骨髄像は低形成で脂肪髄を呈するが，造血巣の分布が不均一であることが多く，骨髄穿刺部位によっては正形成を呈することがあり，骨髄のMRI検査が有用である．基本的に，AAでは染色体異常を認めないが，血球形態異常を含め骨髄異形成症候群（MDS）との鑑別が重要である．しかし，AAの発症後に長期間経過した症例において，MDSへ移行する場合もある．網赤血球の絶対数，顆粒球数，血小板数に基づいた重症度分類（最重症，重症，やや重症，中等症，軽症）は，治療法の選択や予後の目安を図るうえで重要である．40歳以下の重症例でHLA一致血縁ドナーを有する症例では，同種造血幹細胞移植が第一選択となる．造血幹細胞移植が適応とならない重症例，および非重症例で血球減少が進行する場合には，免疫抑制療法としてウマ抗胸腺細胞グロブリン製剤（ATG）とシクロスポリン（CsA）の併用，あるいはCsA単独投与が行われる．免疫抑制療法は，発症後できるだけ早期に開始する必要があり，輸血依存性になってから免疫抑制療法を行っても反応が得られることは稀である．免疫抑制療法が無効な場合や中等症〜軽症例では，アンドロゲン製剤が投与される．

臍帯血移植（cord blood transplantation）

臍帯血移植は，造血幹細胞移植の中で，臍帯血由来の造血幹細胞を用いる場合をいう．骨髄移植と同様に，臍

帯血提供者が同胞の場合は血縁者間移植，臍帯血バンクを経由する場合は非血縁者間移植がある．臍帯血は免疫学的に寛容であり，移植においてHLAの厳密な一致を必要としない利点がある．しかし，移植される有核細胞数やCD34抗原陽性細胞数は，骨髄や末梢血幹細胞移植と比較して1/10程度と少ないため，造血回復の遷延や生着不全の頻度が高く，早期の移植関連死亡率が高いという欠点がある．

最大手術血液準備量（maximum surgical blood order schedule：MSBOS）

手術用準備血に対する輸血準備法の1つであり，輸血を行う可能性が高い手術において用いられる方法である．合併症のない定型的な待機的手術症例を対象として，術式別の平均的な輸血量（T）と準備血液量（C）をあらかじめ調査しておき，両者の比（C/T）が1.5倍以下になるような血液量を算定しておく．術式別に算定した量の輸血用血液製剤について，交差適合試験を行って準備する方法である．MSBOSは，厳密にいえば，医療施設や術者によって算定される血液量は異なることから，医療施設毎に調査して算定すべきである．一般的に，ある患者の手術のために準備した"交差適合試験済み手術用準備血"は，その手術が終了するまでは，他の患者に対して使用（転用）できない．したがって，手術用準備血をすべて交差適合試験を済ませて準備することになると，手術患者数に応じて輸血用血液製剤が必要となり，輸血部門は膨大な血液在庫を抱えることになる．その場合には，有効期間が過ぎた廃棄血が増加するリスクが高くなり，医療施設の経済的損失だけではなく，有限な血液資源を無駄にすることにもつながる．MSBOS

の目的は，"交差適合試験済み手術用準備血"の準備量を予測出血量の 1.5 倍以下とすることで，過剰な"交差適合試験済み準備血液量"を抑制し，手術用準備血の有効利用を図ることである．一方，輸血を行う可能性が低いと予測される手術に対して行われるタイプ＆スクリーン（T&S）は，条件が合致すれば，"交差適合試験済み手術用準備血"を準備しない輸血準備法といえる．

サイトカイン（cytokine）

サイトカインは，免疫系を構成する細胞から分泌され，生理活性を示すタンパク質の総称であり，標的細胞により異なる効果を示す多機能的な性質をもつ．サイトカインの名称の由来は，細胞を意味する接頭語の "cyto-" と動くを意味する "kinein" の造語である．サイトカインは標的細胞膜上の受容体に結合し，各サイトカインに特有の細胞内シグナル伝達系を介して生理機能を発揮する．サイトカイン受容体は，受容体自体がチロシンキナーゼである場合とチロシンキナーゼと共役するものがある．サイトカインは，他のサイトカインの発現を調節して連鎖的反応を引き起こし（サイトカインカスケード），カスケード内において，サイトカイン産生細胞と相互作用して複雑なサイトカインネットワークを形成する．一方，サイトカインの過剰産生（サイトカインストーム）は，生体に対して重篤な障害を与えることがある．従来，リンパ球が分泌するものをリンフォカイン，単球・マクロファージが分泌するものをモノカインと称することがあったが，現在は機能的に以下のように分類される．①インターロイキン（IL）：白血球が分泌し免疫系の調節機能を有する．IL-1 など 30 種類以上が同定されている．②ケモカイン：白血球の遊走（走化

性）を誘導する．③インターフェロン：抗ウイルス作用や細胞増殖抑制作用を有する．④造血因子：血球の産生（造血）に関わる重要なサイトカインである．赤血球系列ではエリスロポエチン（EPO），骨髄細胞系列では顆粒球コロニー刺激因子（G-CSF），顆粒球マクロファージコロニー刺激因子（GM-CSF），マクロファージコロニー刺激因子（M-CSF），血小板系列ではトロンボポエチン（TPO），他に IL-3 などがある．⑤細胞増殖因子：特定の細胞の増殖を促進する．上皮増殖因子（EGF），線維芽細胞増殖因子（FGF），血小板由来増殖因子（PDGF），血管内皮増殖因子（VEGF），トランスフォーミング増殖因子-β（TGF-β）などがある．⑥細胞障害因子：細胞にアポトーシスを誘導する．主に腫瘍壊死因子-α（TNF-α）など TNF スーパーファミリーをさす．⑦アディポカイン：脂肪組織から分泌されるサイトカインで，脂質代謝の調節に関与する．⑧神経栄養因子：神経成長因子（NGF）など神経細胞の成長を促進する．また，構造的な類似性から，Ⅰ型サイトカインとⅡ型サイトカインに分けることもある．

サイトメガロウイルス（cytomegalovirus：CMV）

CMV は，ヒトを固有宿主とする二本鎖 DNA ウイルスであり，ヘルペスウイルス科 β ヘルペスウイルス亜科に属する．通常，幼小児期に唾液や尿を介して水平感染し，初感染を受けたほとんどが不顕性感染のかたちで，生涯その宿主に潜伏感染する．思春期以降に初感染を受けた場合は，ほとんどが不顕性感染であるが，伝染性単核症様の症状を呈することがある．一方，垂直感染として，子宮内感染および産道感染がある．子宮内感染した胎児の多くは無症候性であり，母体からの移行抗体によ

る効果が大きいと考えられる．産道感染する患児は20％以下とされるが，未熟児の場合は重症化する．また，既感染の女性は母乳中にウイルスを排泄するため，母乳は感染源となり得る．CMV感染症はCMVの初感染，再感染，再活性化によって起こる病態であり，健常人が発症することは稀であるが，免疫不全状態にある患者では重篤な感染症を引き起こす．臨床像として，肺炎，胃腸炎，網膜炎が重要であり，特に，CMV肺炎は間質性肺炎の像を呈し，急速に悪化して呼吸不全となるため慎重な対応が必要である．同種造血幹細胞移植において，移植片対宿主病（GVHD）に対する副腎皮質ステロイド剤，あるいは移植前処置として抗胸腺細胞グロブリン（ATG）を投与した場合には，より高度の細胞性免疫不全状態が続くために，重篤なCMV感染症が発症する．CMV抗体陰性の免疫不全患者への輸血用血液製剤を介したCMV感染症は，間質性肺炎を含め重症化することがある．ドナーのリンパ球，顆粒球，単球・マクロファージなどに潜伏感染したCMVが，輸血により患者へ移行し，患者体内でウイルスが活性化して感染が成立する．患者がCMV抗体陽性の場合，輸血自体が患者に感染していたCMVの再活性化の刺激になりうるので注意が必要である．造血幹細胞移植において，ドナーおよびレシピエント双方がCMV抗体陰性の場合には，輸血に際してもCMV抗体陰性のドナー由来の輸血用血液製剤を選択して使用することが重要である．日本赤十字社血液センターでは，ドナーの抗体スクリーニングを実施しており，医療機関の要請によりCMV抗体陰性の輸血用血液製剤を供給している．

細胞死 (cell death)

　細胞死とは，細胞が何らかの理由により，細胞膜や核などの破綻をきたし，修復不可能となった不可逆的状態をいう．従来，プログラムされた細胞死をアポトーシス，プログラムされていない細胞死をネクローシスと分類することがあったが，分子機構の解明が進み，細胞死に関する分類は大きく変化している．細胞死は，事故的細胞死（accidental cell death）と制御された細胞死（regulated cell death）に大別される．事故的細胞死とは，強酸・アルカリ・熱・物理的損傷などの外傷により，一瞬のうちに細胞構造が破壊される細胞死をいう．制御された細胞死は，細胞内の遺伝的にコードされた分子機構が発動する細胞死をいい，アポトーシス（apoptosis），制御されたネクローシス（regulated necrosis），オートファジー（autophagy）などがある．アポトーシスは，枯れ葉が木から落ちることを意味するギリシャ語から命名されたもので，遺伝子産物の制御による能動的な細胞死である．ちなみに，プログラム細胞死（programmed cell death）は，正常発生において発生プログラム依存的に生じる細胞死をさす用語であり，アポトーシスと同じ意味で使用するのは誤用とされる．アポトーシスは，本来，形態学的分類から定義された言葉であり，ピクノーシス（pyknosis）と呼ばれる細胞の縮小，核クロマチンの凝縮と核断片化を特徴とし，細胞は球状のアポトーシス小体（apoptotic body）に分かれて断片化する．アポトーシスの活性化経路には，外因性（デスレセプター）経路と内因性（ミトコンドリア）経路がある．外因性経路では，腫瘍壊死因子-α（TNF-α）やFasリガンドなど細胞死誘導因子が細胞の受容体に結合すると，シグナル分子に続いてカスパーゼ8が活性化さ

れ，さらにカスパーゼ3が活性化してアポトーシスが実行される．内因性経路では，ミトコンドリアの膜電位低下がアポトーシスシグナルの引き金となる．制御されたネクローシスには，ネクロプトーシス（necroptosis），パイロトーシス（pyroptosis），フェロプトーシス（ferroptosis）などがある．オートファジーは，細胞死の実行過程においてオートファジーが誘導され，かつオートファジーの実行が細胞死に必須なものをいう．詳細は成書を参照していただきたい．

細胞傷害性T細胞（cytotoxic T lymphocyte, CTL）

CTLは，リンパ球のT細胞の中でCD3$^+$CD8$^+$T細胞群であり，宿主にとって異物となるウイルス感染細胞や腫瘍細胞などを認識し破壊する細胞である．かつて，キラーT細胞と呼ばれたが，現在はCTLが一般的である．細胞障害活性をもたないナイーブCD8$^+$T細胞において，抗原提示細胞の主要組織適合抗原（MHC）クラスI分子に提示される異物の抗原ペプチドをT細胞受容体（TCR）が認識することで，ナイーブCD8$^+$T細胞は，抗原ペプチドをもつ細胞に対する特異的なCTLとなる．抗原ペプチドを認識したCTLは，細胞障害性顆粒（cytotoxic granule）に存在するパーフォリン（perforin）やグランザイム（granzyme）などを放出して，標的細胞を攻撃する．パーフォリンは，CTLやナチュラルキラー（NK）細胞の顆粒内に存在する細胞溶解性タンパク質であり，標的細胞の細胞膜上で重合して貫通孔（pore）を形成し，顆粒内容物を送り込む．細胞膜に貫通孔が形成されると，放出されたpro-apoptotic proteaseであるグランザイムが，受動拡散により細胞内へ侵入し，標的細胞のアポトーシスを誘導して破壊す

る．CTL の一部はメモリー T 細胞となり，同じ抗原ペプチドをもつ異物に対する免疫記憶を担う．CTL による標的細胞の排除には一定の時間が必要であり，迅速に細胞傷害活性を発揮する NK 細胞との役割分担は，生体防御機構において重要である．

細胞小器官（organelle）

細胞小器官（細胞内器官）は，細胞内部において特に分化した形態や機能をもつ構造体の総称である．真核生物では細胞小器官が高度に発達している．細胞小器官において，核，小胞体，ゴルジ体，エンドソーム，リソソーム，ミトコンドリア，ペルオキシソームなど，生体膜で囲まれた構造体を膜系細胞小器官と呼ぶことがある．膜系細胞小器官が構造体内部を区画することにより，細胞内における多様な生体反応を並行して行うことを可能にしている．また，生体膜の内外で物質の濃度差を形成することで，電子伝達系などのエネルギー生産や物質の貯蔵を行っている．小胞体，ゴルジ体，エンドソーム，リソソームは，小胞を介して細胞膜と連携してネットワーク（endomembrane system）を形成することで，エンドサイトーシスを介した物質の細胞内への取り込み，およびエキソサイトーシスによる物質の細胞外への放出（分泌）を行っている．膜系細胞小器官以外に，細胞骨格，中心小体，鞭毛，繊毛などの非膜系タンパク質複合体からなる構造体を細胞小器官に含める場合がある．

左方移動（left shift）

末梢血中に出現しうる骨髄系細胞は，骨髄芽球（myeloblast）→前骨髄球（promyelocyte）→骨髄球（myelocyte）→後骨髄球（metamyelocyte）→桿状核好中球（band-form neutrophil）→分葉核好中球（segmented neutrophil）の順に，左から右へ分化・成熟し，形態学的にも区別される．左方移動とは，分葉核好中球よりも未熟な桿状核好中球が，通常よりも多く末梢血中に出現する場合，あるいはさらに未熟な後骨髄球や骨髄球が末梢血中に出現する場合をいう．文字通り，上記の細胞分化の順番において，左方寄りの細胞が出現することを意味する．末梢血中に前骨髄球や骨髄芽球が出現し，白血球増加症を認める場合には，類白血病反応（leukemoid reaction）として，用語上は区別される．左方移動を呈する代表的な病態として，感染症の急性期があるが，骨髄抑制からの回復期，顆粒球コロニー刺激因子（G-CSF）や副腎皮質ステロイド剤の投与においても認められる．

サラセミア（thalassemia）

溶血性貧血は，様々な原因により，赤血球が生理的寿命を迎える前に破壊が亢進し，赤血球が減少する貧血の総称である．サラセミアは，先天性（遺伝性）溶血性貧血の中で異常ヘモグロビン症に分類され，ヘモグロビン（Hb）の合成障害を特徴とする溶血性貧血である．Hb遺伝子あるいはHb遺伝子発現量の制御領域における変異により，異常なHbが産生される常染色体優性遺伝性疾患である．一般的に，ヘテロ接合体はキャリアで無症状から軽度の貧血を呈するが（サラセミアマイナー），ホモ接合体では重度の貧血を呈する（サラセミアメジャー）．サラセミアの成因として，赤血球のHbの構成要素であるグロビン（globin）鎖の合成過程において，特定のグロビン鎖の合成が選択的に障害（抑制）され，

α鎖と非α鎖の合成量に不均衡が生じる結果，異常ヘモグロビンが産生され，異常ヘモグロビンをもつ赤血球は脾臓で破壊されて溶血性貧血をきたす．グロビン鎖は，α鎖と非α鎖（β鎖，γ鎖，δ鎖）のそれぞれ2本ずつから構成される四量体であるが，サラセミアでは，合成障害をきたさない正常なグロビン鎖が赤血球内で相対的に余剰となり，余剰のグロビン鎖単量体からヘムが遊離することで，酸化ストレスが増大して赤血球膜に障害を与える．α鎖の合成障害はαサラセミア，β鎖の合成障害はβサラセミアと呼ぶ．サラセミアは，地中海沿岸（地中海貧血），アフリカ，東南アジアに多く，日本人の保因者は3,000～5,000人に1人といわれており，αサラセミアよりもβサラセミアのほうが多い．αサラセミアでは，α鎖グロビン遺伝子（*HBA1*，*HBA2*）を含む塩基対配列の欠失によるものが多いが，βサラセミアではβ鎖グロビン遺伝子（*HBB*）の点突然変異が多い．βサラセミアでは，β鎖がないHbF（$α_2γ_2$，胎児型）やHbA2（$α_2δ_2$）が生じ，αサラセミアではHbH（$β_2β_2$）やHbBart's（$γ_2γ_2$）が出現する．臨床症状は病型により様々であるが，貧血および血管外溶血を反映して黄疸と脾腫が認められる．検査所見として，溶血性貧血では一般的に正球性正色素性貧血を呈するが，サラセミアでは，ヘモグロビン合成障害を反映して小球性低色素性貧血をしめす．末梢血塗抹標本では，標的赤血球（target cell）が特徴的である．治療として，重症例では赤血球輸血と付随する鉄過剰症に対する鉄キレート療法が行われる．

シェーンライン・ヘノッホ紫斑病（Schönlein-Henoch purpura）：アレルギー性紫斑病を参照．

ジカウイルス（Zika virus）

ジカウイルスは，デングウイルスと同じフラビウイルス科フラビウイルス属のウイルスであり，血清型は1種類である．1947年にウガンダのジカ森林（Zika forest）のアカゲザルから初めて分離された．ヤブカ（Aedes）属の蚊（ネッタイシマカなど）によって媒介されるウイルスで，感染するとデング熱に類似した症状を呈する（ジカ熱）．日本に生息するヒトスジシマカも媒介可能である．ジカ熱は，2007年にミクロネシア連邦のヤップ島，2013年にフランス領ポリネシア，2014年にチリのイースター島，2015年にはブラジルやコロンビアを含む南アメリカ大陸において大流行が発生した．日本への輸入感染症例は，2013年にフランス領ポリネシアのボラボラ島，2014年にタイのサムイ島に滞在歴がある帰国者という．不顕性感染が約80％とされているが，ギラン・バレー症候群との関連が疑われている．また，妊婦がジカウイルスに感染すると胎児が感染し，ブラジルにおいて小頭症患児が多発した．胎児が小頭症と確認された妊婦の羊水からジカウイルスRNAが検出され，小頭症で死亡した患児の脳組織からもジカウイルス遺伝子が検出された．2016年4月，米疾病対策センター（CDC）は，妊婦のジカウイルス感染が胎児の小頭症や脳障害の原因になっていると正式に結論づけた．健常人が死に至ることは稀であるとされているが，免疫不全状態にある患者では注意が必要である．2016年2月，WHOはジカ熱の流行について"国際的に懸念される公衆衛生上の緊急事態"を宣言した．日本において，ジカウイルス感染症は感染症法上の4類感染症に指定され，全数把握のために．診断後直ちに届け出ることが医師に義務づけられている．感染経路として，ヤブカ属の蚊，

性行為，母子感染だけではなく，輸血による感染が疑われる事例が報告されている．すなわち，ジカウイルスは血液由来の伝播（blood-borne transmission）によっても感染することから，献血における安全性を担保する必要がある．具体的には，海外からの帰国日から4週間以内の献血を自粛することが重要である．

シグナル伝達系（signal transduction system）

　細胞が，周囲の環境の変化をいち早く察知して対応するためには，細胞外の情報（シグナル）を細胞内のシグナルに変換して伝える必要がある．シグナル伝達は，細胞間で行われる細胞間シグナル伝達系と細胞内で行われる細胞内シグナル伝達系に分けられる．細胞間のシグナル伝達を媒介するシグナル分子（リガンド）を一次メッセンジャー，細胞内のシグナル伝達物質を二次メッセンジャー（second messenger）と呼ぶ．代表的な二次メッセンジャーとして，cAMP，cGMP，カルシウムイオン，イノシトール三リン酸などがある．細胞間シグナル伝達系において，シグナルを発信する細胞から分泌されたシグナル分子は，標的細胞がもつ受容体によって感知され，細胞内のシグナルに変換されて核へ伝えられ，核内の転写因子による特定遺伝子の転写を調節することで種々の細胞応答が起こる．細胞間シグナル伝達系は，内分泌細胞がシグナル分子（ホルモン）を血流中に放出して全身に情報を伝える"内分泌型"，細胞周辺の細胞外液中にシグナル分子（局所仲介物質）が拡散して近隣の細胞へ情報を伝える"傍分泌型（パラクリン型）"，細胞自身が分泌したシグナル分子を自分で受ける"自己分泌型（オートクリン型）"，神経細胞においてシナプス間を神経伝達物質が拡散して情報を伝える"神経型"，シグ

ナルを発信する細胞の細胞膜に存在する膜結合シグナル分子が標的細胞上の受容体に結合して情報を伝える"接触型"に大別される．細胞外シグナル分子は，大型で親水性が高く標的細胞の細胞膜を通過できないシグナル分子（大多数）と，小型で疎水性が高く標的細胞の細胞膜を通過して細胞内受容体と結合するシグナル分子に大別される．後者の例として，コルチゾールなどのステロイドホルモンや甲状腺ホルモンがある．一方，細胞内シグナル伝達系において，細胞膜上の受容体にシグナル分子（リガンド）が結合すると，細胞質において，種々のタンパク質から構成される連続した反応系（カスケード）を介して，その情報を核へ伝える（シグナリング）．カスケードとは，最初の刺激から反応の過程が進行するにつれて，反応に関与する酵素や分子の数が増大し，弱い刺激から大きな反応を誘導する連鎖反応をいう．代表的なものにMAPキナーゼカスケードがある．細胞膜上の受容体は，イオンチャネル連結型受容体，Gタンパク連結型受容体（7回膜貫通受容体），酵素連結型受容体（受容体型チロシンキナーゼなど）に分類される．細胞内シグナル伝達系は，細胞の増殖や分化だけではなく，細胞形態変化，細胞運動，細胞内物質輸送，細胞間相互作用，細胞死など多くの細胞応答において重要であり，複数の経路と影響し合って（クロストーク）細胞応答を司る．シグナル伝達系の中で，細胞のがん化と最も密接に関連しているシグナル伝達系として，ERK-MAPK経路（増殖シグナル経路）とPI3K-Akt経路（生存シグナル経路），およびアポトーシスを制御するカスパーゼカスケードがある．

シクロオキシゲナーゼ（cyclooxygenase：COX）

COXは，アラキドン酸カスケードにおいて，プロスタノイド（プロスタグランジンとトロンボキサン）と呼ばれる一群の生理活性物質を生成する代謝過程に関与する酵素である．COXには3つのアイソザイムがあり，それぞれCOX-1，COX-2，COX-3と呼ばれる．ホスホリパーゼA_2の作用により，細胞膜のリン脂質から遊離したアラキドン酸は，細胞膜に存在するCOX（COX活性部位）の作用でプロスタグランジンG_2（PGG_2）に代謝され，細胞膜の二重膜間のスペースへ移動する．PGG_2は，さらにCOX（ペルオキシダーゼ活性部位）の作用でPGH_2へと変換されて細胞質へ移動し，種々の酵素の作用によりプロスタグランジン類およびトロンボキサンA_2へと代謝されて生理活性を発揮する．非ステロイド系抗炎症薬（NSAIDs）はCOX活性部位を阻害して抗炎症作用を示すが，ペルオキシダーゼ活性部位は阻害しない．COX-1は，全身の組織において発現している構成型の酵素であり，その活性は副腎皮質ステロイド剤ではほとんど抑制されない．一方，COX-2は，脳や腎臓において恒常的に発現しているものの，その他の組織においては，サイトカインや増殖因子などの炎症刺激により発現が誘導される誘導型の酵素であり，副腎皮質ステロイド剤によりその活性は強く阻害される．炎症巣において，COX-2を介したPGE_2やPGI_2の産生が亢進し，血管透過性の亢進や血管拡張を引き起こし炎症反応を進行させる．COX-3は，脳内に多く存在しており，アセトアミノフェンにより特異的に阻害を受ける．

止血機構 (hemostatic mechanism)

　正常な場合には，血液は血管内では凝固せずに循環し，血管外では凝固する．この絶妙に制御されている機構が破綻すると，血管内において凝固し（血栓症），血管外でも凝固しない（凝固異常症）という病態が出現する．生体内において出血が起きた場合には，血管を反応の場として，血小板と血液凝固因子が協同して止血を行っている．止血機構は，血小板が関与する一次止血と血液凝固因子が関与する二次止血に分けられる．一次止血において，血管が損傷して出血すると，まず，血小板膜上の糖タンパクであるGPIb/IX複合体が，血漿中のヴォン・ヴィレブランド因子を介して，損傷部位の血管に露出したコラーゲンと結合することで，血小板が損傷部位の血管に粘着する．粘着した血小板が活性化して血小板凝集が起こる．血小板膜上の別の糖タンパクであるGPIIb/IIIa複合体がフィブリノゲンと結合し，それを介して血小板同士が互いに凝集して一次血栓を形成する．この後，二次止血において，血液凝固カスケードが作動して血液凝固因子による一連の酵素反応が増幅されてトロンビンが生成され，最終的にフィブリノゲンからフィブリンに転換される．さらに，血液凝固第XIII因子によりフィブリン分子が架橋化されて，血小板からなる一次血栓の周囲を安定化フィブリンで覆うことにより，強固な二次血栓（フィブリン血栓）として完成させる反応で二次止血が完了する．その後，プラスミンを中心とした線溶系が働いて血栓を除去する機構が働く（二次線溶）．血小板と凝固線溶系は，複雑な仕組みにより止血機構を担っているが，その均衡が崩れた場合には，出血傾向としての症状が引き起こされる．

自己血輸血（autologous blood transfusion）

　　自己血輸血は，同種血輸血に伴う副作用・合併症の回避や稀な血液型の血液確保などを目的として，患者自身の血液（血球，血漿）を輸血する輸血療法である．自己血輸血には（術前）貯血式自己血輸血，（術中）回収式自己血輸血，（術前）希釈式自己血輸血がある．貯血式自己血輸血は，最も一般的に行われる自己血輸血である．循環血液量の15％以上の出血が予測され，手術までに貯血の時間的余裕がある待機的手術において，1週間以上の間隔をおいて1回に循環血液量の10％あるいは400 mLを上限としての貯血を行い，周術期に輸血する方法である．自己血採血時における血管迷走神経反応や正中神経損傷などの合併症，および同種血輸血と同様に患者取り違えによる過誤輸血を起こすリスクがある．回収式自己血輸血は，手術中に術野に出血した血液を吸引，あるいはドレーンから回収した血液を，セルセーバーなどの機器を用いて赤血球を生理食塩水で洗浄し，患者へ返血する方法である．主に，心臓大血管手術や整形外科手術など出血量の多い手術において行われるが，消化器系の手術では適応がない．希釈式自己血輸血は，手術のための麻酔下において，手術開始直前に600～1,200 mLの自己血採血を行い，循環血液量を電解質液や膠質液で保ちながら手術を行って，術中～手術終了時に返血する方法である．自己血貯血および自己血輸血に伴う輸血料について，採血のみ行った場合の自己血貯血は，200 mLごとに液状保存で250点，凍結保存で500点であり，輸血も行った場合の自己血輸血は，200 mLごとに液状保存で750点，凍結保存で1,500点である．自己血製剤の保険適用に関しては，あくまでも赤血球製剤に対して適応されているのであり，自己血の血漿製剤

については算定できない.

自己免疫性溶血性貧血（autoimmune hemolytic anemia：AIHA）

溶血性貧血は，様々な原因により，赤血球が生理的寿命を迎える前に破壊が亢進し，赤血球が減少する貧血の総称である．AIHAは，赤血球に反応する自己抗体が産生され，抗体や補体が結合した赤血球が，主に脾臓や肝臓で破壊されて起こる貧血（血管外溶血）である．自己抗体と赤血球が最も良く結合する温度により温式と冷式に分類される．温式抗体によるAIHAが全体の約80％を占め，冷式抗体によるものは寒冷凝集素症と発作性寒冷ヘモグロビン尿症がある．AIHAが単独で発症する場合だけでなく，全身性エリテマトーデス（SLE）などの膠原病や特発性血小板減少性紫斑病（ITP）に続発あるいは合併することもある（Evans症候群）．検査所見として，正球性正色素性貧血，網赤血球数の増加，LDH上昇，ハプトグロビン値低下に加え，直接抗グロブリン試験が陽性である．AIHAに対する治療として，従来，副腎皮質ステロイド剤，摘脾術，免疫抑制剤による治療が行われてきた．現時点では保険適用外であるが，治療抵抗性のAIHAに対して，抗ヒトCD20モノクローナル抗体製剤であるリツキシマブの有用性が示されている．赤血球輸血を行う場合，交差適合試験において，主試験および副試験の両者に凝集反応が認められ，適合血の選択が困難な症例に遭遇することも稀ではない．可能であれば，自己抗体が反応する抗原を同定し，その抗原を含まない赤血球製剤を選択することが推奨される．

自然免疫 (natural immunity)

免疫系は，生体内に侵入した病原体などの自分とは異なる異物（非自己）やがん細胞などの異常な細胞を認識して排除する生体防御機構である．リンパ球，顆粒球，単球・マクロファージなどの免疫担当細胞だけではなく，免疫グロブリンや補体系などのタンパク質も生体防御機構を構成する．免疫系は，第1の生体防御機構である自然免疫と第2の生体防御機構である獲得免疫に大別される．自然免疫は，生体に侵入した病原体を迅速に感知（認識）して排除する免疫システムである．病原体を認識するステップは，自然免疫系を活性化するために必須である．主に，マクロファージや樹状細胞は，パターン認識受容体（pattern-recognition receptor：PRR）であるToll様受容体（TLR）を介して，微生物のもつ共通した分子構造（pathogen-associated molecular pattern：PAMP）を認識すると，細胞内のシグナル伝達系の中でTLRシグナル伝達系が活性化されて，炎症促進性のサイトカインやケモカインなど病原体の排除に必要な生体防御機構を誘導する．自然免疫系は，ほとんどの生物において宿主を防御する主要な系であり，無脊椎動物から脊椎動物まで広く存在し，進化的に古い生体防御機構と考えられている．病原体の感染や種々の刺激などにより，初期の免疫応答として炎症反応が惹起されるが，これは影響を受けた細胞が分泌するアラキドン酸カスケードの代謝産物であるエイコサノイドやサイトカインなどの化学伝達物質による．自然免疫を担う細胞として，食細胞（好中球，単球・マクロファージ，樹状細胞），ナチュラルキラー細胞，好酸球，好塩基球，肥満細胞などがある．樹状細胞は，獲得免疫の鍵となるT細胞に抗原提示を行うことから，自然免疫と獲得免疫の

橋渡しをしている．また，補体系カスケードの最終産物である C5b6789 は，細胞膜侵襲複合体（MAC）として感染細胞や感染源の細胞膜を破壊することで，細胞溶解や溶菌を引き起こす．

瀉血（phlebotomy）

瀉血（しゃけつ）は，ヒトの血液を体外に排出することで症状の改善を期待する治療法である．古代ギリシャの医者であったヒポクラテスは，四体液説（humoralism）において"血液，粘液，黄胆汁，黒胆汁"の4種類を人間の基本体液とし，その調和によって身体と精神の健康が保たれ，バランスが崩れると病気になると唱えたという．また，病は悪い血によりもたらされるという考えも古くから存在し，病を治すために悪い血を捨て去る瀉血（放血）が行われてきた．瀉血は，ほとんどの病気で行われる一般的な治療となったが，どこから血を取るのかについてはいくつかの異論があり，古代ギリシャ式では患部に近い部位から血を取っていたという．紀元前5世紀頃の壺には，瀉血の光景が描かれている（図12）．若き医師らしい人物が，病人の右腕の静脈を鋭利

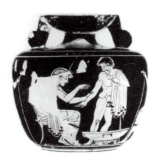

図12　発掘された土器に描かれた瀉血の様子

なもので切開し，流れ出た血液を大きな受け皿に捨てようとしている．この四体液説は，中世を経て19世紀まで受け継がれ，一説によると，瀉血により流された血液の量は，戦で流された血液の量よりも多かったという．米国初代大統領のジョージ・ワシントンは，瀉血により死亡したとされているが，当時はあらゆる病気の治療法として瀉血療法一辺倒の時代であった．一般的に，瀉血は無意味な治療法であるが，骨髄増殖性腫瘍である真性赤血球増加症では基本的な治療であり，ヘマトクリット値45％を目安に行われる．また，C型肝炎ウイルス（HCV）による慢性C型肝炎では，肝臓に蓄積した鉄による肝障害を抑え，肝硬変および肝がんへの移行を防ぐために，対症療法として瀉血が行われることがある．具体的には，貯血式自己血輸血で使用される自己血採血バッグに，1回400 mLを上限として正中静脈から採血し，採血した血液は輸血部門などで廃棄する．

周期性好中球減少症（cyclic neutropenia）

周期性好中球減少症は，原発性免疫不全症候群の食細胞機能異常症に位置づけられ，約21日周期で末梢血の好中球が減少する遺伝性疾患である．常染色体優性遺伝形式をとる．典型例において，好中球減少期には好中球絶対数が100/μL未満となり，その時期に一致して発熱，口内炎，皮膚感染，上気道感染などを反復し，3〜5日で回復する．好中球減少時の感染症のほとんどは，好中球の増加に伴い自然軽快することから，診断されずに放置されることもある．周期的に好中球数が減少しても，症状の出現は必ずしも一致しないことがあるので注意が必要である．ほぼ全例において，好中球エラスターゼをコードする*ELANE*遺伝子の変異が認められる．治療と

して，好中球の減少時期をある程度推測することが可能である症例において，好中球が減少する前からST合剤を1週間内服させることは有効である．重症先天性好中球減少症（SCN）と異なり，顆粒球コロニー刺激因子（G-CSF）製剤を慢性的に投与することは少ない．また，造血幹細胞移植を必要とすることはほとんどない．

宗教的輸血拒否（decline blood transfusion for religious reasons）

　輸血を行う場合，医師は，患者あるいは患者家族（患者本人が意思決定をできない場合）に対して，理解しやすい言葉でよく説明し，文書にて同意を得る必要がある（インフォームド・コンセント）．宗教の自由は基本的人権に含まれるが，宗教によっては輸血拒否を教義に含むものがある．最高裁の判例により，信条による輸血拒否が認められ，成人患者が輸血を拒否する場合には，生命に危険が及ぶような状況においても，強制的に輸血を行うことはできない．日本輸血・細胞治療学会は，"宗教的輸血拒否に関するガイドライン"をホームページ上で公開しており，宗教的輸血拒否を求める患者への対応を明示している（http://yuketsu.jstmct.or.jp/medical/guidelines/）．ガイドラインでは，輸血を必要とする可能性がある患者について，①18歳以上，②15歳以上18歳未満，③15歳未満の場合に分け，医療に関する判断能力と親権者の態度に応じた対応をとることを推奨している．医療に関する判断能力は，主治医を含めた複数の医師によって評価するとされている．①当事者（患者）が18歳以上で医療に関する判断能力がある場合において，医療側が無輸血治療を最後まで貫く場合には，当事者は，医療側に本人署名の"免責証明書"を提出す

る．医療側が，無輸血治療が難しいと判断した場合には，医療側は当事者に早めに転院を勧告する．②当事者が18歳未満，または医療に関する判断能力がないと判断される場合，親権者と当事者の輸血拒否・希望により対応が異なる（詳細はガイドラインを参照していただきたい）．③15歳未満，または医療に関する判断能力がないと判断される未成年者の場合において，輸血を受けないことが患者の生命の危険を招く恐れがあり，双方の親権者が輸血を拒否するときは，医療ネグレクトと判断して児童相談所へ通報し，家庭裁判所から親権停止の仮処分を行い，親権代行者から同意を得て輸血を行うことがある．ガイドラインは，従来の裁判例を踏まえ，輸血を含む治療を行わなければ生命の危険がある場合など特殊な状況において，親の同意が得られなくても輸血を可能とする道を提示した．しかし，その運用にあたっては，各医療施設がガイドラインの趣旨を尊重しつつ，十分に討議を行って倫理委員会などで承認を得たうえで，当該医療施設に沿う形で運用することも可能である．

周術期輸血（perioperative blood transfusion）

周術期（perioperative period）とは，手術中だけではなく，手術前後の期間を含めた一連の期間をいう．手術予定が決まってから手術室へ入るまでの術前，麻酔が導入され手術が終了するまでの術中，手術室の退室から退院までの術後と3つのステップがある．①術前：貧血を認める患者では，術前に貧血を改善することができれば，同種血輸血を回避する確率は高まるが，必ずしも輸血療法の対象とはならない．術前のヘモグロビン値10g/dL，ヘマトクリット値30％以上に貧血を改善させて手術に臨むという10/30ルールは，かつて行われていた時

代があったが,エビデンスはなく,現在では否定されている.②術中:血液製剤の使用指針によれば,Lundsgaard-Hansen の成分輸血の適応基準をもとに,手術中の輸血は,循環血液量に対する出血量の割合から成分輸血を行う.手術中の出血に対する補充療法の優先順位は,循環血液量の維持,酸素供給能,膠質浸透圧,血液凝固因子活性,血小板数の順番である.出血量が循環血液量の 15％未満であれば,生体の代償反応により,通常血行動態は安定している.全身状態が良好な患者において,循環血液量の 15〜20％の出血では細胞外液系輸液剤(無輸血手術),循環血液量の 20〜50％の出血では細胞外液系輸液剤＋赤血球製剤,循環血液量の 50〜100％の出血では細胞外液系輸液剤＋赤血球製剤＋等張アルブミン,循環血液量以上の出血(24 時間以内に 100％以上)の場合には,希釈性凝固障害と血小板減少症が出現するために,上記に加えて新鮮凍結血漿や血小板製剤も投与する.手術中に使用する輸血用血液製剤の準備方法については,手術用準備血を参照していただきたい.③術後:手術後に,明らかな活動性出血がなく全身状態に異常を認めなければ,赤血球製剤,新鮮凍結血漿,アルブミン製剤などを投与する必要はない.

重症先天性好中球減少症(severe congenital neutropenia:SCN)

SCN は,原発性免疫不全症候群の食細胞機能異常症に位置づけられる遺伝性疾患である.末梢血において好中球の絶対数が 200/μL 未満の慢性好中球減少症を認め,生後早期から皮膚感染症,口内炎,肛門周囲膿瘍,気道感染を反復し,肺炎や敗血症など重症細菌感染症を合併する.骨髄像において前骨髄球および骨髄球段階の

成熟障害により，後骨髄球と桿状核好中球を認めないことが特徴である．常染色体優性遺伝形式をとり，好中球エラスターゼをコードする *ELANE* 遺伝子変異に伴う SCN と，HS-1-associated protein（HAX1）欠失に伴う SCN で常染色体劣性遺伝形式をとる Kostmann 症候群がある．*HAX1* 遺伝子がコードする HAX1 は，主にミトコンドリア内膜に存在しアポトーシスを制御するタンパク質の 1 つである．治療として，ST 合剤の内服による感染症予防，口内炎および慢性歯肉炎に対して口腔内ケアが重要である．抗菌薬治療による感染症のコントロールが困難な症例に対して，顆粒球コロニー刺激因子（G-CSF）製剤の投与が行われるが，高用量を投与された患児において，骨髄異形成症候群（MDS）や急性骨髄性白血病（AML）へ移行することが報告されており，注意が必要である．根治療法は造血幹細胞移植であるが，MDS/AML へ移行後の移植成績は不良である．

手術血液準備量計算法（surgical blood order equation：SBOE）

　　SBOE は手術用準備血に対する輸血準備法の 1 つであり，タイプ&スクリーン（T&S）法を前提としたより無駄の少ない方法である．一般的に，ある患者の手術のために準備した"交差適合試験済み手術用準備血"は，その手術が終了するまでは，他の患者に対して使用（転用）できない．したがって，手術用準備血をすべて交差適合試験を済ませて準備することになると，手術患者数に応じて輸血用血液製剤が必要となり，輸血部門は膨大な血液在庫を抱えることになる．その場合には，有効期間が過ぎた廃棄血が増加するリスクが高くなり，医療施設の経済的損失だけではなく，有限な血液資源を無

駄にすることにもつながる．最大手術血液準備量（MSBOS）は，"交差適合試験済み手術用準備血"の準備量を予測出血量の1.5倍以下とすることで，準備量の上限を設定することに主眼をおいた方法である．しかし，MSBOSは，術式別の平均的な輸血量から算出するもので，患者の術前の貧血レベルなど個別の状況が考慮されないことから，MSBOSに代わる方法として提唱された．患者の術前ヘモグロビン値（A），患者が許容できる輸血開始ヘモグロビン値（B），術式別の平均的な出血量（C）の3つの数値から，患者固有の血液準備量を算定する．まず，A－Bの値から患者が許容しうる血液喪失量（出血予備量：D）を求める．次に，CとDとの差を求め，それを血液準備量として単位数に換算し（200 mLを1単位とする），C＞Dの場合には算定された単位数を四捨五入して整数単位数の"交差適合試験済み手術用準備血"を準備する．C＜Dの場合には，T&S法の対象として，手術用準備血を用意する方法である．T&S法，MSBOS法，SBOE法などの手術用準備血に対する輸血準備法は，外科系診療科が単独で導入するものではなく，輸血部門が中心となって検討し，輸血療法委員会などで導入を決定すべき事項である．とくに，T&S法において実際に輸血が必要となる場合，術中の追加オーダー，および緊急大量出血などにおいて，迅速に輸血用血液製剤を出庫する体制が構築されていることが前提となる．具体的には，院内における輸血用血液製剤の備蓄量の確保，オーダーから出庫までの時間，手術室までの搬送時間など，輸血部門を中心とする体制が正常に機能することが重要である．

手術用準備血（blood product for operation）

　手術用準備血とは，輸血用血液製剤の依頼に際して，文字通り，手術に際して使用する輸血用血液製剤を準備する場合の依頼方式である．"準備血以外"とは異なり，輸血用血液製剤を依頼しても実際には使用しない可能性がある分（単位数）を含んでいる．一定の出血量が予想される手術において，どの程度多めに準備しておくのか，赤血球製剤であればどの程度，交差適合試験を済ませて準備しておくのか，診療科（術式，術者）および医療機関によって考え方は異なると思われる．手術用準備血に対する輸血準備法として，タイプ＆スクリーン（T&S），最大手術血液準備量（MSBOS），手術血液準備量計算法（SBOE）がある．T&Sは，手術用準備血に対する合理的な輸血準備法の1つであり，輸血を行う可能性が低いと予測される待機的手術において，"交差適合試験済み手術用準備血"を用意しない方法である．MSBOSは，輸血を行う可能性が高い手術において，"交差適合試験済み手術用準備血"の準備量を予測出血量の1.5倍以下とすることで，準備量の上限を設定することに主眼をおいた方法である．しかし，MSBOSは，術式別の平均的な輸血量から算出するもので，患者の術前の貧血レベルなど個別の状況が考慮されない．SBOEは，T&Sを前提としたより無駄の少ない方法である．患者の術前ヘモグロビン値（A），患者が許容できる輸血開始ヘモグロビン値（B），術式別の平均的な出血量（C）の3つの数値をもとに，まず，A-Bの値から患者が許容しうる血液喪失量（出血予備量，D）を求め，CとDとの差を血液準備量として単位数に換算（200 mLを1単位とする）して患者固有の血液準備量を算定する．C＞Dの場合には算定された単位数を四捨五入して

整数単位数の"交差適合試験済み手術用準備血"を準備する．C<Dの場合には，T&Sにより手術用準備血を用意する．これらの手術用準備血に対する輸血準備法は，外科系診療科が単独で導入するものではなく，輸血部門が中心となって検討し，輸血療法委員会などで導入を決定すべき事項である．

樹状細胞（dendritic cell：DC）

T細胞受容体（TCR）は，通常，抗原単独では認識せず，抗原ペプチドを保持した主要組織適合抗原（MHC）クラスI分子を表出している細胞（抗原提示細胞）の存在が必要である．DCは，樹枝状の形態を呈する細胞の総称であり，T細胞に対する抗原提示細胞の主体として，免疫系の一翼を担っている．ナイーブT細胞を活性化できるのはDCのみである．DCは，皮膚・鼻腔・肺・胃・腸管など外界に触れる組織に分布しており，抗原を取り込んで活性化したDCは，リンパ節や脾臓などの二次リンパ器官に移動し，取り込んだ抗原に特異的なT細胞を活性化する．末梢組織に存在する未熟DCは，MHCクラスII分子の発現は低いが貪食能は高い．一方，リンパ組織に存在する成熟DCは，貪食能は低下するが，細胞表面にMHCクラスII分子を強く発現して抗原提示を行う．DCの種類として，皮膚にはランゲルハンス細胞（Langerhans cell）と真皮内樹状細胞（dermal dendritic cell）が存在し，他に骨髄系樹状細胞（myeloid dendritic cell：mDC），形質細胞様樹状細胞（plasmacytoid dendritic cell：pDC），指状嵌入細胞（interdigitating cell），ヴェール細胞（veiled cell）などがある．DCは，発現している表面抗原分子により，様々なサブセットに分類される．mDCは，骨髄・単球

系前駆細胞から分化したもので，CD11b⁺の細胞が主体である．pDCは，リンパ系前駆細胞から分化したもので，CD11b⁻CD45⁺である．がん抗原を提示したDCを皮下に注入する樹状細胞ワクチン療法など，免疫細胞治療の臨床研究が進められている．

出血傾向（bleeding tendency, hemorrhagic diathesis）

出血傾向とは，何らかの原因で止血機序が破綻し，出血が抑制できない状態をいう．止血機構は，血管内皮細胞，血小板，血液凝固因子，線溶系因子が関与し，この4因子自体，あるいはその相互作用の破綻により出血傾向をきたす．正常な止血機構において，血栓形成作用（血小板，血液凝固因子など）と抗血栓形成作用（線溶系因子など）が均衡を保っているが，このバランスが崩れると出血傾向が出現する．紫斑とは，血管から赤血球が表皮あるいは皮下組織へ流出したものであり，圧迫により消退しない．紫斑の出現部位から原因疾患が推測できる場合があり，全身に多発する点状・斑状出血は血小板減少症，両下肢の触知可能な紫斑はアレルギー性紫斑病，前腕部の斑状出血は老人性紫斑（senile purpura）などである．出血性疾患の診断のスクリーニングにおいて，問診（出現時期，自然出血か否か，誘引の有無，家族歴，服薬歴など）や診察（出血部位，性状）に加え，検査項目として血小板数，プロトロンビン時間（PT），活性化部分トロンボプラスチン時間（APTT）を測定することが基本である．出血傾向は，止血機構に異常をきたす疾患だけではなく，種々の薬剤やウイルス性出血熱によっても引き起こされる．血小板減少症をきたす疾患として，急性白血病，骨髄異形成症候群，再生不良性貧血，特発性血小板減少性紫斑病，血栓性血小板減少性紫

斑病/溶血性尿毒症症候群などが代表的なものであり，造血幹細胞移植やがん化学療法後の骨髄抑制によっても出血傾向を呈する．血小板の質的異常として血小板機能異常症があり，血小板無力症，ヴォン・ヴィレブランド病，Bernard-Soulier症候群などが代表的な疾患である．凝固異常をきたす疾患として，血友病，播種性血管内凝固（DIC），ヴォン・ヴィレブランド病，無フィブリノゲン血症，ビタミンK欠乏症などが代表的であり，血管の異常として，アレルギー性紫斑病やEhlers-Danloos症候群などがある．出血傾向をきたす薬剤や毒物として，ワルファリン，ヘパリン，アスピリンなどの抗血小板薬，ヘビ毒などがある．

腫瘍壊死因子-α（tumor nectosis factor-α：TNF-α）

TNF-αは，細胞死（アポトーシス）を誘導して腫瘍の壊死をきたすサイトカインとして命名されたが，現在では代表的な炎症性サイトカインとして認識されている．従来，悪性腫瘍患者における悪液質の原因とされたcachectinはTNF-αであることが判明し，その代謝異化亢進作用などにより悪液質が起こるとされている．TNF-αは，主に活性化したマクロファージにより産生されるが，単球・T細胞・ナチュラルキラー（NK）細胞・好中球・樹状細胞・線維芽細胞・血管内皮細胞など様々な細胞でも産生される．マクロファージは，Toll様受容体（TLR）などのパターン認識受容体により病原体物質に反応した場合や，T細胞などから放出されるインターフェロン-γ（IFN-γ）・インターロイキン-17（IL-17）および他の細胞から放出されるIL-1β・TNF-α・顆粒球マクロファージコロニー刺激因子（GM-CSF）などのサイトカインの作用で活性化され，

TNF-αを産生する．TNF-αは，前駆体タンパク質である膜結合型TNF-αとして産生されるが，TNF-α変換酵素（TACE）の作用により切断され，可溶性TNF-αとして分泌される．ホモ三量体を形成したTNF-αは，同じく三量体で存在するTNF受容体（TNFR）に作用する．TNFRには，TNFR1とTNFR2が存在し，TNFR1は多くの組織において構成的に発現しているが，TNFR2はある種の刺激により誘導されて発現する．TNFRは，神経増殖因子受容体（NGFR）と細胞外領域に相同性を有し，TNF/NGF受容体ファミリーを形成している．TNF-αがTNFR1に結合した細胞において，シグナル分子が活性化されてRIP-1に作用するとカスパーゼ8が活性化され，細胞のアポトーシスが誘導される．一方，ユビキチン化RIP-1に作用するとTAK1が活性化され，転写因子であるNF-κBおよびAP-1を誘導して細胞を活性化する．マクロファージは，カスパーゼ8を抑制するFLIPを恒常的に発現しており，アポトーシスを逃れ活性化されやすいが，腫瘍細胞はFLIPが働かないことから，アポトーシスを起こしやすい．TNF-αは，アポトーシスの誘導を介して抗腫瘍作用を発揮するだけではなく，細胞接着分子の発現，炎症メディエーターの産生，抗体産生の亢進などを介して感染防御作用も有している．一方，TNF-αの過剰発現は，関節リウマチ・ベーチェット病・尋常性乾癬など炎症性疾患の病態に関与しており，抗ヒトTNF-αモノクローナル抗体製剤であるインフリキシマブ（infliximab, 商品名：レミケード®）およびアダリムマブ（adalimumab, 商品名：ヒュミラ®）は医薬品としてこれらの疾患に使用されている．また，ヒト可溶性TNF-α受容体と免疫グロブリンFc領域のキメラタンパクであるエタネ

ルセプト(etanercept, 商品名:エンブレル®)は, デコイ受容体としてTNF-αに結合し, TNF受容体へのシグナル伝達を阻害する. しかし, これらの医薬品は, 免疫応答におけるTNF-αの作用を抑制することから, 細菌を含めた感染症の発現, 特に結核の再燃には注意が必要である. 慢性疾患において, 出血などの明らかな原因が特定できない貧血が認められ, "慢性疾患に伴う貧血(anemia of chronic disease:ACD)"と呼ばれている. 基礎疾患として, 結核などの慢性感染症・関節リウマチなどの自己免疫疾患・炎症性腸疾患・悪性腫瘍などがあり, 赤血球の寿命短縮, 腎臓におけるエリスロポエチン(EPO)産生の低下, 骨髄における赤血球造血の低下, 鉄の利用障害などによりACDの病態が生じている. T細胞や単球・マクロファージなどから放出される炎症性サイトカイン(IL-1β, TNF-α, IFN-γ, IL-6など)の過剰産生が貧血の原因と考えられている.

主要組織適合抗原(human leukocyte antigen:HLA):HLAを参照.

腫瘍崩壊症候群(tumor lysis syndrome)

腫瘍崩壊症候群は, がん化学療法により腫瘍細胞が破壊され, 腫瘍細胞中の成分(尿酸, リン酸, カリウムなど)が血液中に一気に放出されることにより引き起こされる重大な治療関連合併症である. 高尿酸血症, 高リン血症, 高カリウム血症, 代謝性アシドーシスなどを呈し, 不整脈, 急性腎不全, 呼吸不全など, 時に心停止に至ることもある. 腫瘍崩壊症候群は, 大量の腫瘍細胞が短時間で破壊される場合に発症のリスクが高くなる. 造血器腫瘍では, Burkittリンパ腫/白血病や急性リンパ

性白血病など，増殖スピードが早く，抗腫瘍薬剤に対して感受性の高いリンパ系腫瘍の治療に際して発症する確率が高い．腫瘍崩壊症候群を予防するためには，治療開始にあたってリスクを認識することが重要であり，治療開始前の尿酸値や血清クレアチニン値が上昇している症例では注意が必要である．高尿酸血症の予防として，アロプリノールを前もって投与すること，急性腎不全の予防として，十分な輸液を行って尿量を増やすことが必要である．また，増加した白血病細胞を緩やかに減少させるために，ヒドロキシウレアの内服治療が推奨される．白血球数が10万/μL以上のhyperleukocytosisを呈する急性白血病において，機械的に白血病細胞を除去するためにアフェレーシスを行うこともある．

循環血液量（circulating blood volume）

循環血液量は，生体内を循環している血液量をさし，循環赤血球量と循環血漿量の和である．一般的に，循環血液量は以下の式で計算される．

循環血液量（mL）＝ 体重（kg）× 70 mL/kg

小胞（vesicle）

小胞は，細胞小器官の1つであり，リン脂質二重層で囲まれた袋状の小さな構造体である．小胞には，1層のリン脂質二重層により細胞質基質と区切られている単層小胞と，2層以上のリン脂質二重層で構成された多層小胞がある．小胞の機能として，細胞内で合成されたタンパク質など物質の貯留，細胞内における物質の輸送，物質の消化などがある．ほとんどの小胞には特化した機能があり，エキソサイトーシスおよびエンドサイトーシスにおいては自然に形成され，それぞれ細胞内物質の細胞

外への放出（分泌）および細胞外物質の細胞内への取込みに関与している．種類として液胞（vacuole），リソソーム（lysosome），輸送小胞（transport vesicle），分泌小胞（secretary vesicle），ガス小胞（gas vesicle）などがある．リソソーム（水解小体）は構造体内部に加水分解酵素を含有し，エンドサイトーシスやオートファジーにより膜内に取り込まれた生体高分子の細胞内消化の場である．また，分泌小胞はエキソサイトーシスに特化しており，軸索末端からの放出に関与するシナプス小胞（synaptic vesicle），内分泌臓器からのホルモンの分泌などがある．

食細胞（phagocytes）

食細胞は，生体内において組織間隙を遊走し食作用を示す細胞の総称であり，貪食細胞ともいわれる．細胞性免疫を担う免疫担当細胞の中で，異物を細胞内へ取り込み破壊する細胞をいう．ヒトにおいて，好中球，単球・マクロファージ，樹状細胞（ランゲルハンス細胞）が該当する．好中球は，細菌など病原体の感染において，生体防御機構として最初に応答する細胞である．したがって，好中球減少症だけではなく，好中球の機能異常が生ずれば細菌感染に対する生体防御機構は破綻する．循環血液中の好中球は，炎症巣付近の血管内皮に接着して血管外へ遊出し，遊走因子の濃度勾配に沿って炎症巣へ遊走（走化性）した後，細菌を貪食（食作用）して殺菌・消化する．この一連の過程において，病原体を細胞内の食胞（phagosome）へ取り込む食作用，タンパク質分解酵素と酸素ラジカルを満たしたリソソーム（lysosome）と食胞の融合によるphagolysosomeの形成，phagolysosomeにおける病原体の殺菌・消化のプロセスは，好

中球機能として最も重要である．慢性肉芽腫症（CGD）は，原発性免疫不全症候群の中で食細胞機能異常症に分類され，遺伝的に好中球の殺菌能が欠失する疾患である．骨髄において，骨髄系前駆細胞から分化した単球は，末梢血から血管外へ遊出し，組織においてマクロファージに分化するとされている．プロフェッショナルな抗原提示細胞であるマクロファージや樹状細胞は，食作用に引き続く消化プロセスの結果得られた抗原を，主要組織適合抗原分子に結合させて細胞表面へ提示し，ヘルパーT細胞を活性化して免疫反応を起こす．結核菌などある種の細菌は，phagolysosomeの形成を阻止することで食細胞による殺菌・消化を回避する機能をもつ．

食細胞機能異常症（primary phagocytic disorders）

食細胞機能異常症は，原発性免疫不全症候群の一病型として位置づけられる疾患群であり，食細胞，特に好中球において，遺伝的な欠陥により好中球の量的・質的異常をきたすものである．循環血液中の好中球は，炎症巣付近の血管内皮細胞に接着して血管外へ遊出し，遊走因子の濃度勾配に沿って炎症巣へ遊走（走化性）した後，細菌など病原微生物を貪食（食作用）して殺菌・消化する．好中球の量的異常である好中球減少症だけではなく，この一連の過程において，質的異常として好中球機能が障害された場合には感染症に罹患しやすくなる．食細胞機能異常症の患者において，細菌感染症や真菌感染症には罹患しやすいが，ウイルス感染症に対しては正常な抵抗性を示し，罹患する程度は軽症なものから致死的な全身感染症まで様々である．好中球の量的異常として，好中球の分化成熟が障害されて末梢血へ動員されな

い重症先天性好中球減少症（SCN），Kostmann症候群，周期性好中球減少症などがある．好中球の機能異常については，殺菌能および走化性の異常に大別される．殺菌・消化のプロセスの異常として，慢性肉芽腫症（CGD），Chediak-Higashi症候群，特殊顆粒欠損症（specific granule deficiency）などがある．また，好中球の走化性の異常として，白血球接着不全症（LAD），高IgE症候群，Shwachman-Diamond症候群などがある．これらの疾患において，責任遺伝子が明らかとなったものもあるが，病態への関与は不明な点が多い．乳児期より重症細菌感染症を反復することから，迅速かつ適切な抗菌薬治療を行う必要がある．また，顆粒球コロニー刺激因子（G-CSF）製剤の投与も重要であるが，SCNにおいては骨髄異形成症候群（MDS）や急性骨髄性白血病（AML）へ移行する症例があり注意が必要である．

食作用（phagocytosis）：食細胞およびエンドサイトーシスを参照．

初流血除去（sampling the initial flow blood）

献血者から採血する際に，採血バッグの針を刺した直後に流出する血液（初流血）により，消毒が困難な皮膚毛嚢に存在する細菌や切り取られた小皮膚片がバッグ内に混入する恐れがある．初流血除去とは，輸血後細菌感染症を防止する目的で，採血時に初流血として約25 mLを別のバッグに採血し，その後に本バッグに採血する方法をいう．初流血は，検査用血液として使用し，輸血用血液製剤の原料としては使わないことになっている．初流血除去により，細菌の混入を完全に防止することはで

きないが，細菌の混入数を少なくすることで，有効期間内に，細菌が増殖し臨床症状を引き起こす菌量にまで達する可能性を減らすことができる．特に，血小板製剤は20～24℃で保存するため，他の血液製剤よりも速い速度で細菌が増殖し，敗血症や菌血症を引き起こす菌量に達しやすいことから，血小板製剤の原料となる血液の採血において，初流血除去を行う意義は大きいと思われる．日本では，平成18年10月より初流血除去が実施されている．

神経有棘赤血球症（neuroacanthocytosis）：有棘赤血球を参照．

人工多能性幹細胞：iPS細胞を参照．

新生児溶血性疾患（hemolytic disease of the newborn：HDN）

HDNは，新生児において，赤血球の溶血により貧血と黄疸が生じる病態である．溶血の原因として，母児間の血液型不適合妊娠が多い．母児間の血液型不適合妊娠は，母体にない児の赤血球抗原に対する抗体が，母体で産生されて経胎盤的に児に移行し，児の赤血球抗原に結合して抗原抗体反応を引き起こし，児の赤血球を破壊して溶血と黄疸をきたす．HDNの原因の約2/3をABO血液型不適合妊娠が占める．母体がO型で母児間にABO不適合の組み合わせが存在する場合，自然抗体として母体に産生されたIgGクラスの抗A抗体あるいは抗B抗体が，経胎盤的に胎児へ移行して胎児の赤血球を溶血させる．光線療法に加え，合成血を用いた交換輸血が行われる．ABO血液型不適合妊娠では軽症の場合がほとんどであるが，Rh血液型不適合妊娠では重症となることが多い．また，妊娠回数が増えるほど，重症度

および発症のリスクが高くなる．以下，D抗原を例にとってRh血液型不適合妊娠について概説する．日本人におけるRhD陰性の頻度は約0.5％であることから，RhD陰性の母体の場合はRhD陽性の児との組み合わせが想定される．D抗原陽性の児赤血球が，妊娠中に胎盤出血などを介してRhD陰性の母体に流入すると，母体が感作されて抗D抗体が産生される．母体で産生された抗D抗体は，経胎盤的に児へ移行して児の赤血球を破壊する．重篤な貧血により胎児水腫が起こり，子宮内胎児死亡の原因にもなる．これを防止するためには，母体の感作を予防する必要がある．間接抗グロブリン試験を妊娠初期と妊娠26～28週に行い，抗D抗体が陰性の場合には，妊娠28週前後で抗D免疫グロブリン製剤を投与する（妊娠を継続させる）．また，分娩後72時間以内にも抗D免疫グロブリン製剤を投与する（母体を感作する前に，母体に流入した児の赤血球を抗体で破壊する）．既に感作されている場合には，投与は無効である．抗D免疫グロブリン製剤の投与が普及して以降，抗D抗体による新生児溶血性疾患は減少した．

真性赤血球増加症（polycythemia vera：PV）

PVは，骨髄増殖性腫瘍の1つであり，骨髄系造血前駆細胞に遺伝子変異が生じた結果，主に赤血球が増加する疾患で，95％以上の症例において*JAK2*V617F変異を認める．エリスロポエチン（EPO）は，赤芽球系細胞の分化・成熟を促進し赤血球の産生を担う造血因子であり，EPO受容体（EPOR）に結合して作用を発揮する．EPORは，トロンボポエチン（TPO）受容体と同様に，シグナル伝達系に関わる酵素活性をもっておらず，非受容体型チロシンキナーゼであるヤーヌスキナーゼ

(JAK) ファミリーの JAK2 と会合することでリン酸化されて活性化する．その後，JAK2 は下流のシグナル伝達兼転写活性化因子（STAT）をリン酸化して核内へシグナルを伝達する（JAK-STAT 経路）．*JAK2*V617F 変異とは，*JAK2* 遺伝子 exon14 の 1,849 番目のグアニンがチミンに 1 塩基置換することにより，JAK2 タンパクの 617 番目のフェニルアラニンがバリンに置換（*JAK2*V617F）する結果，野生型では EPO の刺激により初めて生じるシグナル伝達が，EPO 非存在下においてもシグナル伝達が進行するようになり，赤血球の産生が亢進して赤血球増加症が引き起こされる．*JAK2*V617F 変異を有しない PV 症例では，*JAK2* 遺伝子の exon12 の変異が認められている．赤血球数が増加するために，血液粘稠度が増加して血栓症を併発することがある．肢端紅痛症は，血栓性閉塞により四肢末端に焼け付くような疼痛が生じることをいい，低用量アスピリンによる抗血小板療法が行われる．検査所見として，赤血球数増加，ヘモグロビン濃度増加，ヘマトクリット値増加，平均赤血球容積（MCV）低下（赤血球産生亢進に伴う鉄欠乏状態を反映する），血清 EPO 濃度は低下ないし正常範囲，尿酸値増加を呈し，白血球数や血小板数も増加して汎血球増多症を呈することも稀ではない．本来，PV の診断において，循環赤血球量の絶対的増加を示す必要があるが，循環赤血球量を正確に測定することが難しく，また検査方法も煩雑である．WHO 分類（2008）において，PV の診断基準として *JAK2*V617F 変異が診断項目として組み入れられた．PV の診断には，虚血性疾患を含め二次性多血症を除外する必要がある．骨髄検査において，三系統のすべてが過形成を呈し，診断時に骨髄線維化を認めることは稀であるが，診断後，長期間を経た

症例において，消耗期へ移行して広範な骨髄線維症を伴うことがある（post-PV myelofibrosis）．治療として，瀉血を中心に，ヒドロキシカルバミド（商品名：ハイドレア®）などの抗がん剤が使用されていたが，2015年9月に，分子標的薬としてJAK阻害薬であるルキソリチニブ（商品名：ジャカビ®）が承認された．ルキソリチニブはJAK1とJAK2を選択的に阻害するが，骨髄増殖性腫瘍の1つである原発性骨髄線維症にも保険適用がある．

腎性貧血（renal anemia）

腎性貧血は，エリスロポエチン（EPO）の相対的欠乏が主因の貧血であり，高頻度に認められる腎不全の合併症である．腎組織の荒廃によるEPO産生の低下だけではなく，酸素センサーの障害，尿毒症貯留物質による造血抑制，赤血球の膜脆弱性の亢進（溶血），透析に伴う失血など種々の原因が関与する．慢性腎臓病（CKD）の重症度分類において，ステージ3（推算糸球体濾過値，eGFR 30〜59 mL/min/1.73 m^2）から出現し，ステージ5（eGFR <15 mL/min/1.73 m^2）では患者の70％に認められる．腎性貧血は，一般的に正球性正色素性貧血を呈するが，時に大球性貧血を呈することがあり，高齢者の場合には骨髄異形成症候群（MDS）との鑑別を必要とする．網状赤血球数は正常範囲から軽度増加，血中EPO濃度は正常範囲か軽度上昇にとどまり，貧血に見合うだけの上昇は認められない（EPOの相対的欠乏）．診断には，腎機能低下以外の原因に基づく貧血を除外する必要がある．腎性貧血の治療として，Hb値10 g/dL（ヘマトクリット値30％）未満の症例に対して，遺伝子組換え型ヒトEPO製剤を投与する．CKDステージ3

および4の患者では月2回程度皮下注，ステージ5の患者では透析時に静脈内投与を行う．EPO製剤の投与中にもかかわらず貧血が改善しない場合には，鉄欠乏，二次性副甲状腺機能亢進症，葉酸およびビタミン B_{12} 欠乏，悪性腫瘍，炎症性疾患などを考慮する．特に，透析患者では，透析装置の残血や採血により鉄欠乏性貧血を合併することがあり，必要に応じて鉄剤を投与する．赤血球輸血は，貧血の改善が可及的速やかに必要な患者に限定される．

新鮮血輸血（fresh blood transfusion）

新鮮血は，採血後24時間以内の新鮮全血をさし，日本赤十字社血液センターから供給される輸血用血液製剤ではない．保存血と対極の血液製剤の意味で，全血輸血が日常的に行われていた時代の"生血"と同義と解釈される．現在，ほとんど行われることはない．出血が止まらない手術において，新しい血液ほど止血効果があると信じていた外科医が，病院に供血者を呼び，院内採血で調製した血液製剤の輸血を行っていた時代があった．また，血縁者の血液は止血効果が高いと信じていた外科医も存在していたようである．しかし，輸血後移植片対宿主病（PT-GVHD）の観点から，血縁者の新鮮血輸血は最も危険であり，未照射血の輸血は禁忌である．現代の輸血療法は成分輸血が主体であり，必要な成分のみを効率よく輸血するのが基本である．新鮮凍結血漿（FFP）は，献血者から採取した新鮮な血漿を採血後6時間以内に-20℃以下で凍結した輸血用血液製剤で，血液凝固因子を補充する目的で使用するものである．止血目的で血液凝固因子を補充する場合，FFPのほうが同じ用量では効果的であり，あえて新鮮全血を使用する明確なエ

ビデンスはない．院内採血では，供血者の感染症スクリーニング検査が不十分になりやすく，核酸増幅検査（NAT）が実施されることはほとんどないと思われる．したがって，ウインドウ・ピリオドにおける供血のリスクを完全に排除することは難しい．また，供血者を集めるための患者家族の負担や，頼まれて否応なしに供血する側の負担も大きいと想像される．

新鮮凍結血漿（fresh frozen plasma：FFP）

　FFPは，血漿因子の欠乏による病態の改善を目的として使用される輸血用血液製剤である．特に，血液凝固因子を補充することにより，出血の予防や止血の促進効果をもたらすことを主な目的とする．血漿分画製剤あるいは代替薬品（リコンビナント製剤など）がない場合にのみ適応となる．投与前にプロトロンビン時間（PT），活性化部分トロンボプラスチン時間（APTT），フィブリノゲン値などを測定し，エビデンス（検査値）をもとにFFPの投与を行う．全血採血由来の新鮮凍結血漿-LR「日赤」（図13）は，採血後8時間以内に分離した新鮮な血漿を$-20\,°C$以下で凍結したもので，容量は200 mL全血由来の1単位製剤が約120 mL，400 mL全血由来の2単位製剤が約240 mLである．成分採血由来の新鮮凍結血漿「日赤」は，成分採血により採取した新鮮な血漿を採血後6時間以内に$-20\,°C$以下で凍結したもので，容量は約480 mL（4単位）である．製剤中の白血球数は1バッグ当たり$1×10^6$個以下であり，しかも凍結によりほとんど破壊される．$-20\,°C$以下で凍結保存した場合，有効期間は採血後1年間であるが，FFPにおいて，安全性確保のために6カ月間の貯留保管（一定の期間隔離保管する方法）を行っていることから，厳

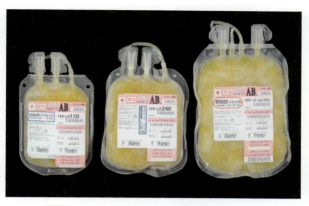

図 13 現行の血漿製剤　新鮮凍結血漿-LR「日赤」

密な有効期限は，採血後7カ月目から6カ月間である．含有成分は，血液保存液により希釈されているため，単位容積当たりの凝固因子の濃度は，正常血漿と比較して約10〜15％低下している．保存液中のクエン酸ナトリウム水和物およびリン酸二水素ナトリウムの添加により，ナトリウム濃度が増加しているため，心不全患者などに対してナトリウム負荷に注意を必要とする．使用する場合には，30〜37℃の恒温槽で溶解後3時間以内に，濾過装置を備えた輸血用フィルターを用いて輸注する．血漿分画製剤とは異なり，ウイルスの不活化処理は行っていないので，輸血感染症のリスクが存在する．細胞成分を含まないことから，輸血後GVHDの予防のために放射線照射を行う必要はない．薬価について，新鮮凍結血漿-LR「日赤」200 mL由来1単位製剤8,955円，400 mL由来2単位製剤17,912円，成分採血由来480 mL製剤23,617円である．平成28年4月の薬価改定において，改定はなかった．

髄外造血 (extramedullary hematopoiesis)

　骨髄は，成人において唯一の造血組織である．髄外造血は，骨髄が造血機能を果たせなくなった場合に，脾臓・肝臓・リンパ節など骨髄以外の臓器で造血を行うことをいう．胎生期において，胎児体外の卵黄嚢で営まれる一過性の一次造血（胚型造血，原始造血）から胎児体内における二次造血（成体型造血）へ移行し，造血の場は胎児肝臓が主体となり（胎児肝造血），その後，骨が構築されて造血の場は最終的に骨髄が担うことになる．髄外造血は，成人では病的状態でのみ認められ，骨髄増殖性腫瘍（MPN）の一病型である原発性骨髄線維症や骨髄癌腫症（悪性腫瘍の骨髄転移）が代表的な疾患である．髄外造血では，marrow-blood barrier の外で造血が行われることから，末梢血中に骨髄芽球など幼若白血球と赤芽球の両者が出現する白赤芽球症を呈することが多い．髄外造血は，骨吸収を担う破骨細胞の異常によりびまん性骨硬化性病変を呈する大理石骨病（osetopetrosis）においても認められる．

成人T細胞白血病/リンパ腫 (adult T cell leukemia/lymphoma：ATLL)

　ATLL は，ヒトTリンパ向性ウイルスI型（HTLV-I）の感染によって引き起こされる末梢性T細胞腫瘍（$CD4^+$, $CD8^-$, $CD25^+$）である．九州・沖縄に多発するが（全患者の半数を占める），全国各地において散発的に認められる．平均発症年齢は 67 歳であり，家族内発症がしばしば認められる．HTLV-I のキャリアにおいて，ATL の生涯発症率は 3〜5％とされている．病型として急性型，慢性型，くすぶり型，リンパ腫型の 4つがあり，他に急性転化の病態がある．白血化した患者

の末梢血液中には，核の切れ込みの強い ATL 細胞が認められる．ATL の確定診断には，血液病理学的に T 細胞腫瘍と診断され，HTLV-I 抗体が陽性であることが必須であるが，腫瘍細胞における HTLV-I プロウイルス DNA のクローン性をサザンブロット法で検出することが必要である．HTLV-I は一本鎖 RNA ウイルスであり，ヒト T 細胞に感染し，核内へ移行して逆転写酵素により RNA から cDNA を生成し，宿主 DNA に組み込まれプロウイルスを形成する．HTLV-I 感染の成立において，感染細胞と非感染細胞の細胞間接触が必要であり，感染したリンパ球の移行が必要である．感染ルートの第1は，母乳中のリンパ球を介する母子感染である．母親が HTLV-I キャリアの場合，その子どもは15〜30％が感染する．これを遮断するために，キャリアの母乳を中止して人工乳に切り替えても，2〜3％の子どもに感染が成立するとされている．第2のルートは，精液中のリンパ球を介する夫婦間感染（主に夫から妻へ）である．しかし，ATLL 発症の潜伏期は非常に長いことから，成人後の感染が成立しても発症することは稀である．第3の感染ルートは輸血である．1986年より献血ドナーの予備検査において，HTLV-I 抗体検査が実施されており，2008年より化学発光酵素免疫測定法（chemiluminescent enzyme immunoassay：CLEIA 法）で検査が行われている．スクリーニング法で陽性の場合には，確認法としてウェスタンブロット法が行われる．

生物由来製品感染等被害救済制度

　生物由来製品感染等被害救済制度とは，すべての生物由来製品の製造業者などからの搬出金により，今後発生

するかもしれない感染などの健康被害の救済給付を行う一種の保険システムであり，平成16年4月1日より創設された．ヒトの細胞組織などに由来する医薬品・医療機器などである生物由来製品において，最新の科学的知見に基づく安全対策を講じたとしても，感染症を伝播するリスクを完全には否定できない．生物由来製品感染等被害救済制度は，生物由来製品を介した感染症などによる健康被害について，民事責任とは切り離し，製造業者などの社会的責任に基づく共同事業として，迅速かつ簡便な救済給付を行うものである．本制度の実施主体は，独立行政法人医薬品医療機器総合機構である．救済制度は，適正な目的で適正に使用されたにもかかわらず発生した感染などの健康被害が対象となる．以下，対象外の事例を列挙する．民事責任の追及が困難であることが前提であり，生物由来製品の製造業者や販売業者など，損害賠償の責任を有する者の存在が明らかな場合には対象外とされる．本来の使用目的とは異なる不適正目的や使用上の注意事項に反する不適正使用の場合にも対象外とされる．生物由来製品に細菌やウイルスなどが混入したことによる"感染"が対象であり，医薬品の薬理作用によって生じる有害反応である"副作用"は対象外とされる．感染などによる健康被害の中でも重篤なもの，すなわち"入院相当の治療が必要な被害"，"1級・2級程度の障害"，"死亡"の場合を対象とし，軽微な健康被害は対象外とされる．救命のためやむを得ず通常の使用量を超えて生物由来製品を使用したことによる感染などの健康被害など，本来の治療のため受忍することが適当と考えられる健康被害は対象外とされる．

成分採血(apheresis)

　　成分採血(血液アフェレーシス)とは,成分採血装置を用いてドナーから全血を採取し,遠心法などで各成分に分離した後,目的とする成分を採取して,残りの血液成分をドナーへ返血する方法である.日本赤十字社血液センターにおいて,献血者から採血する場合は,血漿成分採血と血小板成分採血があり,採血基準の年間採血回数において,血小板成分献血1回を2回分に換算し,血漿成分献血と合計で24回以内とされている.また,医療施設において,院内採血として血液アフェレーシスを行う場合があり,この場合の用語として,成分採血よりアフェレーシスを用いることのほうが多いと思われる.具体的には,末梢血造血幹細胞移植において末梢血から造血幹細胞採取を行う場合,顆粒球輸血おいて顆粒球製剤を調製する場合,白血球数10万/μL以上の白血球著増(hyperleukocytosis)を呈する急性白血病において腫瘍崩壊症候群を予防する目的で機械的に白血病細胞を除去するためにアフェレーシスが行われる.成分採血装置は,遠心法として間欠式(片腕―単針法)が一般的であるが,連続式(両腕―2針法,片腕―単針法)もある.アフェレーシスはリスクを伴う侵襲的手段であり,施行中はバイタルサインや心電図などの適切なモニターを行い,クエン酸中毒の出現にも注意を払う必要がある.また,終了後には異常な血小板減少がないことを確認することも重要である.院内採血を実施するためには,輸血部門が設置されていること,および輸血療法委員会を含めた輸血療法に関わる院内体制が整っていることが前提となる.

成分輸血 (blood component transfusion)

　現代の輸血療法は，必要な血液成分（血球，血漿）のみを輸血する成分輸血が原則である．成分輸血は，全血輸血と比較して，必要な血液成分を十分に投与することが可能であり，より効果的な輸血療法である．現在，全血製剤は全供給量の 0.006 % にすぎないとされている．輸血用血液製剤として赤血球製剤，血小板製剤，新鮮凍結血漿は日本赤十字社血液センターから供給され，種々の血漿分画製剤は製造業者から購入することが可能である．一方，日本赤十字社血液センターから供給されない輸血用血液製剤として，自己血輸血における自己血製剤，顆粒球輸血における顆粒球製剤などがある．これらの血液製剤を医療施設内で調製するためには，輸血部門を含めた安全な輸血療法を実践するための体制の構築が必要である．輸血療法はリスクを伴う治療法であり，余分な成分はできるだけ投与しないことが基本である．しかし，輸血用血液製剤の製造工程において白血球が残存するが，残存白血球に起因する輸血の有害事象を防止するために，白血球除去フィルターを使用して，輸血用血液製剤から白血球除去（実際には減少させる）を行うことは意義がある．保存前白血球除去とは，日本赤十字社血液センターが，輸血用血液製剤を調製して保存する前に，白血球除去フィルターを使用して白血球除去を行う方法であり，保存障害を回避することが可能である．これにより，白血球に起因する輸血時の発熱反応，同種抗体産生の低減，サイトメガロウイルス（CMV）感染症の予防などが期待される．日本において，平成 16 年 10 月より，すべての輸血用血液製剤に対して保存前白血球除去が実施されており，血液製剤 1 バッグに含まれる白血球数は 1×10^6 個以下に低減されている．

ゼータ電位（zeta potential）：LISS を参照

赤芽球（erythroblast）

　赤芽球は，末梢血中の成熟した赤血球の未熟な分化段階の細胞である．造血のプロセスにおいて，骨髄系共通前駆細胞（common myeloid progenitor：CMP）は，顆粒球，単球・マクロファージ，巨核球，赤芽球のすべての骨髄系細胞を産生し，その下流では，顆粒球・マクロファージ前駆細胞（granulocyte-macrophage progenitor：GMP）と巨核球・赤芽球前駆細胞（megakaryocyte-erythroid progenitor, MEP）が分かれて分化する．MEP は，巨核球コロニー形成細胞（CFU-Meg）と赤芽球系前駆細胞に分かれる．赤芽球系分化において，MEP は，エリスロポエチン（EPO）の刺激を受けて増殖し，赤芽球バースト形成細胞（BFU-E）から赤芽球コロニー形成細胞（CFU-E）を経て前赤芽球が産生される．形態学的に観察可能な最も幼弱な赤芽球系細胞は前赤芽球であり，骨髄において，前赤芽球→好塩基性赤芽球→多染性赤芽球→正染性赤芽球の順に分化・成熟し，脱核した後に網赤血球として末梢血中に出現し，1～2日後に成熟赤血球になる．健常人において，末梢血中に赤芽球が出現する事はないが，白赤芽球症において，骨髄芽球など幼若白血球と赤芽球の両者が末梢血中に出現する．白赤芽球症は，marrow-blood barrier の破壊により起こるとされており，急性白血病，髄外造血を呈する原発性骨髄線維症，骨髄癌腫症（悪性腫瘍の骨髄転移），骨髄抑制からの回復期などが知られている．

赤芽球癆（pure red cell aplasia：PRCA）

　PRCA は，赤芽球系前駆細胞が障害されるために貧

血をきたす疾患であり，骨髄における赤芽球系細胞の減少，末梢血における網赤血球の減少を特徴とし，白血球や血小板に異常は認めない．再生不良性貧血とは異なり，赤芽球系のみの障害である．先天性 PRCA である Diamond-Blackfan 貧血は，乳幼児期に発症し，約 30％の症例で種々の奇形を認めるが，副腎皮質ステロイド剤が奏効する症例が多い．後天性 PRCA は急性と慢性に分類される．ヒトパルボウイルス B19 の感染によって赤芽球系前駆細胞が破壊され，急性赤芽球癆が発症する．また，後天性慢性 PRCA の約 10％に胸腺腫を合併するが，この場合は胸腺摘出術が行われる．胸腺腫を伴わない慢性 PRCA に対して，免疫抑制療法としてシクロスポリンや副腎皮質ステロイド剤が投与される．

赤血球（erythrocyte）

赤血球は，直径 7〜8 μm の円形で，両面の中央がくぼんだ円盤状の血球であり，核をもたない．正常の成熟赤血球を discocyte という．染色標本では，細胞質中のヘモグロビンを反映して赤味を帯びた細胞であるが，中央のくぼんだ部分が淡くなっており（中央淡明，central pallor），ヘモグロビン含量が少ないことを反映している．正常では，中央淡明は直径の 1/3 を超えることはない．赤芽球系分化において，エリスロポエチン（EPO）の作用により，骨髄の赤芽球系前駆細胞から各成熟段階の赤芽球を経て，網赤血球として末梢血中に出現し成熟赤血球になる．赤血球は高い変形能を有しており，直径よりも狭い毛細血管内でも変形して通過することが可能である．赤血球の主な役割は酸素運搬であり，ヘモグロビンが担っている．赤血球は，肺胞で酸素（O_2）を受け取り，各組織へ運搬して O_2 を放出する．各組織で産

生された二酸化炭素（CO_2）の大部分は，赤血球内に取り込まれ重炭酸イオン（HCO_3^-）へ変換されて血漿中に溶解して運搬されるが，HCO_3^-は肺胞付近で再び赤血球内でCO_2に変換され呼気中に排出される．赤血球数およびヘモグロビン濃度が減少する貧血では，頭痛や易疲労感など，組織の酸素欠乏に基づく症状が出現する．赤血球のサイズは，健常人においてほぼ均一であるが，貧血など血液疾患の患者では赤血球大小不同（anisocytosis）を認める．流血中の赤血球寿命は約120日であり，老化した赤血球は変形能が低下し，寿命が尽きると脾臓や肝臓などの網内系にトラップされ，マクロファージにより貪食・処理される．赤血球の生理的寿命を迎える前に破壊が亢進し，赤血球が減少する貧血を溶血性貧血という．赤血球は，解糖系を介した糖代謝（グルコースを乳酸に代謝する過程でATPが産生される）によりエネルギー供給を受け，他にペントースリン酸経路やヌクレオチド代謝系を介して細胞機能を維持している．これらの代謝系を担う酵素異常（赤血球酵素異常症）や赤血球膜構成成分の異常（赤血球膜異常症）をきたす場合には，赤血球の変形能が低下して溶血性貧血が引き起こされる．

赤血球恒数（erythrocyte indices, corpuscular constant）: 全血算を参照．

赤血球酵素異常症（red cell enzyme abnormalities）

溶血性貧血は，様々な原因により，赤血球が生理的寿命を迎える前に破壊が亢進し，赤血球が減少する貧血の総称である．先天性（遺伝性）溶血性貧血は，赤血球膜異常症，赤血球酵素異常症，異常ヘモグロビン症に分類

される.赤血球酵素異常症は,赤血球の機能維持に重要な解糖系,ペントースリン酸回路,グルタチオン代謝・合成系,ヌクレオチド代謝系に関わる酵素群の先天的な異常により,赤血球膜の形態維持機能が障害されて変形能が低下し,脾臓でトラップされて血管外溶血が起こる疾患である.解糖系酵素ではピルビン酸キナーゼ(PK)とグルコースリン酸イソメラーゼ(GPI),ペントースリン酸経路ではグルコース-6-リン酸脱水素酵素(G6PD),ヌクレオチド代謝系ではピリミジン-5'-ヌクレオチダーゼ(P5N)の異常症の頻度が高い.日本では,PK欠損症とG6PD欠損症が比較的多く,他は稀である.解糖系酵素の異常では,赤血球のエネルギー源であるアデノシン三リン酸(ATP)の産生障害が生じる.PK欠損症は常染色体劣性遺伝性疾患であり,解糖系の最終段階に作用するPKが欠損するために,ATP産生が低下し,赤血球は脱水のため有棘赤血球となり,変形能を失う.PK欠損症において,貧血・黄疸・脾腫・胆石症など慢性貧血の一般症状を呈するが,感染などのストレスで溶血が増強する.G6PD欠損症は,グルコースをペントースリン酸経路へ導く酵素であるG6PDが欠損するために,NADPH産生の低下およびグルタチオン還元の障害に基づき,赤血球が酸化ストレスに対して脆弱となり,ヘモグロビンは変性してHeinz小体を形成し,脾臓でトラップされて溶血をきたす.G6PD欠損症は,X連鎖劣性遺伝形式をとり,発症するのは男性で,女性のヘテロ接合体変異は,通常臨床症状は呈さない保因者である.G6PD欠損症は,赤血球酵素異常症の中で最も頻度が高く,アフリカ,地中海沿岸,東南アジアなどマラリアの流行地に多くみられ,日本人の頻度は約0.1%である.G6PD欠損症の赤血球は,鎌状赤血球

症やサラセミアとともにマラリア抵抗性を示すことから，生存に不利な遺伝子が残ったと解釈することも可能である．酸化ストレスによる急性溶血発作が特徴的で，抗マラリア薬やサルファ剤などの薬剤，感染，手術，ソラマメの摂取などで引き起こされる．遺伝性球状赤血球症（HS）と同様に，感染などを契機とした溶血発作（hemolytic crisis）やヒトパルボウイルス B19 の感染による無形成発作（aplastic crisis）を引き起こすことがある．

赤血球製剤（red blood cell preparation）

現行の赤血球製剤として赤血球液 -LR「日赤」，洗浄赤血球液 -LR「日赤」，解凍赤血球液 -LR「日赤」，合成血液 -LR「日赤」があり，各々について照射済み製剤がある．その中で，繁用される赤血球液 -LR「日赤」（図 14）には，容量として 400 mL 全血由来の約 280 mL（2 単位）と 200 mL 全血由来の約 140 mL（1 単位）の 2 種類がある．赤血球の保存液として MAP（mannitol

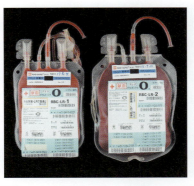

図 14 現行の赤血球製剤　赤血球液 -LR「日赤」

adenine phosphate citrate dextrose）液が添加されている．保存前白血球除去（LR）が実施されているので，製剤中の白血球数は1バッグ当たり1×10^6個以下となっている．400 mL全血由来の製剤ではヘマトクリット値は50〜55％，Hb含有量は20 g/dL程度である．2〜6℃で保存し，有効期間は採血後21日間である．輸血後移植片対宿主病（GVHD）を防止するために，放射線照射済み製剤を使用するが，輸血用血液製剤に対して放射線照射を行うことができない医療機関では，照射赤血球液-LR「日赤」を使用する．薬価について，赤血球製剤（照射済み製剤）では，赤血球液-LR「日赤」200 mL由来8,402円（8,864円），400 mL由来16,805円（17,726円）である．平成28年4月の薬価改定において，改定はなかった．

赤血球増加症（erythrocytosis）：多血症を参照．

赤血球破砕症候群（red cell fragmentation syndrome）

　赤血球破砕症候群は，赤血球が機械的あるいは物理的な作用により損傷を受け，破砕赤血球（schistocyte）の出現と血管内溶血をきたす病態の総称である．心臓・大血管の異常では，人工弁置換術後の5〜25％に明らかな溶血性貧血を認め，とりわけ大動脈弁置換術において顕著である．原因として，人工弁閉鎖時の直接的な機械的損傷よりも，人工弁周囲に発生する乱流応力が重要とされている．細血管の異常は，細血管障害性溶血性貧血（microangiopathic hemolytic anemia：MHA）と呼ばれ，細血管の異常（血栓）に伴う機械的損傷が赤血球の破砕と溶血を引き起こす．多くは血栓性細血管閉塞による臓器障害を伴い，血栓性微小血管障害（thrombotic microangiopathy：TMA）の病態を呈する．MHA/TMAの代表的な疾患は，血栓性血小板減少性紫斑病（TTP）と溶血性尿毒症症候群（HUS）がある．TTPは，血小板減少症，溶血性貧血，精神神経症状，腎機能障害，発熱の5徴が特徴であり，血漿中のヴォン・ヴィレブランド因子（vWF）切断酵素であるADAMTS13の活性低下に基づき，超高分子vWFマルチマーが出現して血小板凝集を亢進させ，血小板血栓が多発する結果，血小板が大量に消費されて血小板減少症を引き起こす．血管内の血栓に赤血球が衝突して物理的に破壊されるため，溶血性貧血をきたす．HUSは，乳幼児において，血清型O-157などの腸管出血性大腸菌に感染し，急性胃腸炎が出現した後に，血小板減少，溶血性貧血，急性腎不全の3徴を呈するものである．従来，成人に多く発症し精神神経症状を伴うものをTTP，小児に好発し腎機能障害があるものをHUSとして区別されてきたが，TMAとして一括して扱われることも多い．また，播種性血管内凝固（DIC）や妊娠・出産に関連してMHAが起こる．HELLP症候群は，赤血球破砕による溶血（hemolysis），肝障害（elevated liver enzymes），血小板減少症（low platelet counts）を主徴とし，妊娠第2〜3週の合併症である子癇前症や子癇に続発することが多い．また，他の物理的要因による赤血球破砕症候群として，行軍ヘモグロビン尿症（march hemoglobinuria）があり，マラソンや武術（空手，剣道）など，足底に強い衝撃が加わる運動に伴って赤血球が破砕される．

赤血球膜異常症 (red cell membrane abnormalities)

溶血性貧血は，様々な原因により，赤血球が生理的寿

命を迎える前に破壊が亢進し，赤血球が減少する貧血の総称である．赤血球膜異常症は，先天性（遺伝性）溶血性貧血の一病型であり，赤血球膜タンパクをコードする遺伝子変異により，赤血球膜タンパクの質的・量的異常が引き起こされて赤血球の変形能が低下し，脾臓で貪食・破壊されて血管外溶血が生じる．赤血球膜の異常による遺伝性溶血性貧血では，赤血球形態に特徴的な異常が認められる．遺伝性球状赤血球症（hereditary spherocytosis：HS）は，日本で最も頻度が高い遺伝性溶血性貧血であり，その中の約70％を占める．常染色体優性遺伝形式をとるが，常染色体劣性遺伝や弧発例も存在する．赤血球膜タンパクであるα spectrinとβ spectrin（*SPTA1*，*SPTB*遺伝子），ankyrin（*ANK1*遺伝子），band 3（*SLC4A1*遺伝子），protein 4.2（*EPB42*遺伝子）の遺伝子変異により赤血球膜が異常を呈し，末梢血塗抹標本では，赤血球の中央淡明を認めず，小型の球状赤血球を認める．HSの臨床症状として，慢性貧血・黄疸・脾腫が主なものであるが，感染を契機として溶血発作（hemolytic arisis）やヒトパルボウイルスB19の感染による無形成発作（aplastic crisis）を起こすことがある．治療として，貧血が重症の場合には摘脾術が行われるが，ビリルビン結石による胆石症を合併しやすいため，同時に胆嚢摘出術を施行することが多い．遺伝性楕円赤血球症（hereditary elliptocytosis：HE）は，赤血球膜異常症の約10％を占め，2番目に多い疾患であり，常染色体優性遺伝形式をとる．赤血球膜タンパクであるα spectrinとβ spectrin（*SPTA1*，*SPTB*遺伝子），protein 4.1（*EPB41*遺伝子），glycophorin C（*GPC*遺伝子）の遺伝子変異により赤血球膜の異常を呈し，末梢血塗抹標本では楕円赤血球が多く認められる．HEにおいて，

溶血はほとんど認められず，貧血はあっても軽度である．遺伝性有口（口唇）赤血球症（hereditary stomatocytosis）は，常染色体優性遺伝形式をとり，重度の溶血性貧血を呈する．本症の赤血球膜は，一価陽イオン（ナトリウムおよびカリウム）に対する過剰な透過性を有し，末梢血塗抹標本では，健常人で認められる赤血球の中央淡明が，長方形で口唇様（唇をわずかに開いたようにみえる）あるいはスリット状の形態を呈する有口赤血球（stomatocyte）が多数認められる．また，有口赤血球は，遺伝性LCAT欠損症（hereditary lecithin-cholesterol acyltransferase deficiency），アルコール多飲，抗悪性腫瘍剤であるビンカアルカロイドの投与後にも認められる．

赤血球輸血（red blood cell transfusion）

赤血球輸血を行う目的は，末梢循環系へ十分な酸素を供給することにある．すなわち，急性および慢性の貧血において，貧血の急速な補正を必要とする病態に対して赤血球輸血を行う．貧血とは，血液中の赤血球数およびヘモグロビン（Hb）濃度が減少した状態をいう．内科的適応は，慢性貧血に対する適応ということになる．慢性貧血では，心拍出量と赤血球の2,3-ジホスホグリセリン酸（DPG）が増加して，脳や心臓の血流を保つために血流の再分配が起こり，Hb濃度の減少による酸素運搬能を代償する．しかし，代償機構には限界があり，貧血が進行すると組織への酸素供給が低下して，めまいや息切れなどの自覚症状が出現する．Hb値が10 g/dL以上では赤血球輸血は不要であり，8～10 g/dLの貧血では，低酸素による臓器障害の危険性は低いことから，原則として赤血球輸血は不要である．一般的に，Hb値

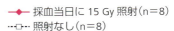
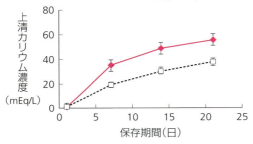

注)採血した日を保存期間の1日目としている.

図15 放射線照射による赤血球製剤の上清カリウム濃度

7 g/dL を目安に輸血を行うが,基礎疾患として,虚血性心疾患や心不全を有する患者の場合には,Hb 値 10 g/dL 程度を目安に赤血球輸血を行う.原則として,代替療法で治療可能な貧血に対して輸血は行わない.外科的適応(術中投与)として,全身状態が良好な患者の場合には,循環血液量(70 mL/kg)に対する出血量の割合に応じて成分輸血を行う.循環血液量の 15〜20 %の出血では細胞外液系輸液剤,循環血液量の 20〜50 %の出血では細胞外液系輸液剤+赤血球製剤,循環血液量の 50〜100 %の出血では細胞外液系輸液剤+赤血球製剤+等張アルブミン製剤,循環血液量以上の出血(24時間以内に 100 %以上)の場合には,希釈性凝固障害が出現するため,上記に加えて新鮮凍結血漿の投与や血小板輸血を行う.赤血球製剤において,放射線照射済みの製剤は未照射製剤と比較して,保存に伴い上清中のカリウムイオン濃度が増加する(図15).腎障害患者,高カリウム血症の患者,急速大量輸血患者(交換輸血など),新

生児，低出生体重児などでは高カリウム血症の出現や増悪をきたす場合があるので，注意が必要である．具体的には，製造日が新しい製剤を発注するか，カリウム吸着除去用血液フィルターを使用する．

セレクチン（selectin）

セレクチンは，白血球と血管内皮細胞との接着に関与する細胞接着分子の1つであり，C型レクチンに属する．循環血液中のT細胞やB細胞が末梢リンパ節へホーミングする際に，あるいは好中球が炎症部位に浸潤する際に，まず血管内皮細胞に接着する必要がある．セレクチンは，白血球が血管内皮細胞の糖鎖リガンドと弱い相互作用を行いながら結合と解離を繰り返して減速する"ローリング（rolling）"に関与している．さらに，L-セレクチンはリンパ球とリンパ組織の高内皮細静脈の内皮細胞との接着を媒介する．白血球に発現するL-セレクチン，血管内皮細胞に発現するE-セレクチン，血小板と血管内皮細胞に発現するP-セレクチンの3種類がある．分子構造の共通性から，細胞接着分子において1つのファミリーを形成している．L-セレクチンは，ほとんどすべての白血球に発現している．E-セレクチンは，サイトカイン刺激により発現が誘導される．P-セレクチンは，細胞内顆粒に貯蔵されており，刺激に伴って細胞表面へ移動する．セレクチンのリガンドは，フコースとシアル酸を有する四糖構造であり，原則として，L-セレクチンのリガンドは血管内皮細胞上に，E-セレクチンとP-セレクチンのリガンドは白血球上に認められる．3種のセレクチンは，共通した構造を有するI型膜貫通（細胞膜を1回貫通）タンパク質であり，N末端にはC型レクチンドメイン（CRD）と呼ばれる

Ca^{2+}依存性の糖鎖認識部位を有し，シアリルルイスX（sLe^x）およびシアリルルイスa（sLe^a）をもつ糖鎖に特異的な結合活性を示す．セレクチンの糖鎖リガンドの認識には，糖鎖を多価の形（multivalent）で提示する糖鎖提示分子が必要であり，L-セレクチンの場合は血管内皮細胞由来のGlyCAM-1，CD34抗原，Sgp200，MAdCAM-1が，P-セレクチンはPSGL-1が知られている．原発性免疫不全症候群の中の白血球接着不全症（LAD）において，LADIIは，*FUCT1*遺伝子変異によりセレクチンリガンドであるsLe^x（CD15a）が欠損することで，好中球のローリングが障害され，好中球の炎症部位への浸潤が起こらず易感染性を呈する疾患である．インテグリンの発現が障害されるLADIと比較して，易感染性の重症度は低いとされる．

セロトニン（serotonin）

セロトニンは，別名5-ヒドロキシトリプタミン（5-hydroxytryptamine：5-HT）といい必須アミノ酸のトリプトファンから生成される生理活性アミンである．ヒトにおいて，消化管粘膜に約90％，血小板中に8％，脳内に2％存在する．セロトニンは，主に，小腸の腸クロム親和性細胞において産生され，細胞質内の分泌顆粒（シナプス小胞）に取り込まれて貯蔵される．腸の蠕動運動を調節しており，過剰に分泌された場合には下痢となり，分泌が少なければ便秘となる．セロトニンの合成能をもたない血小板は，腸管の血管を通過する際に，腸クロム親和性細胞から遊離したセロトニンを能動的に取り込む．血小板の濃染顆粒（δ顆粒）に貯蔵されたセロトニンは，血小板の活性化により放出され，血小板膜上の5-HT（2A）受容体を刺激して血小板凝集を促進す

る．また，血管平滑筋細胞膜上の 5-HT（2A）受容体を刺激して血管を収縮させ，疼痛閾値の調節や脳血管の収縮調節にも関与している．消化管において生成されたセロトニンは，血液脳関門を通過しないため，トリプトファンとして他の必須アミノ酸と共通の輸送体を使って血液脳関門を通過する．脳内の神経伝達物質として働くセロトニンは，脳幹の縫線核において合成される．

線維芽細胞増殖因子（fibroblast growth factor：FGF）

FGF は，多くの種類の細胞に対して多様な作用を示す多機能性成長因子の 1 つであり，酸性線維芽細胞増殖因子（aFGF，FGF1）と塩基性線維芽細胞増殖因子（bFGF，FGF2）がある．発生の過程において，FGF は中胚葉の誘導，前後軸パターンの形成，四肢形成，神経系誘導と神経発生に関与する．一方，成熟組織において，血管形成，線維芽細胞の増殖，創傷治癒などに作用する．ヒトにおいて，20 種類以上の FGF が同定されており FGF ファミリーを形成する．FGF の生物活性は，基本的に細胞膜上の FGF 受容体（FGFR1，FGFR2，FGFR3，FGFR4）を介して発揮されるが，FGF ファミリーの中で FGF1〜10 は FGF 受容体と結合するが，FGF11〜14（iFGF）は結合しない．FGF 受容体は細胞外ドメイン（D1〜3），膜貫通ドメイン，チロシンキナーゼ活性を有する細胞内ドメインからなり，細胞外ドメインの D3 はヘパラン硫酸との結合に関与する．FGF はヘパラン硫酸と結合するため，ヘパラン硫酸プロテオグリカンを含む細胞外マトリックスに取り込まれ，パラクリン的に局所作用を示す．

全血算 (全血球算定, complete blood count: CBC)

全血算とは,末梢血 1 μL 中に含まれる白血球数 (/μL),赤血球数 (万/μL),血小板数 (万/μL) を測定することをいう.血球数以外に,赤血球に関連したヘモグロビン (Hb) 濃度 (g/dL),ヘマトクリット値 (Ht,%),赤血球恒数の算定も含まれる.赤血球恒数は,赤血球数・Hb 濃度・Ht 値の検査データから,平均赤血球容積 (赤血球の平均的な大きさ,mean corpuscular volume: MCV),平均赤血球 Hb 量 (赤血球 1 個当たりの平均 Hb 量,mean corpuscular hemoglobin: MCH),平均赤血球 Hb 濃度 (赤血球中の平均 Hb 濃度,mean corpuscular hemoglobin concentration: MCHC) を算出するものである.一般的に,検査項目としてはオプションであるが,白血球分画 (好中球,好酸球,好塩基球,リンパ球,単球の比率,%) や網赤血球数 (%) も含まれる.網赤血球数の単位は,従来,‰ (プロミレ) が使われていたが,現在では%を使用するのが一般的である.全血算において異常値が認められた場合には,骨髄検査などを行い,血液疾患の精査を進める必要がある.

全血輸血 (whole blood transfusion)

成分輸血が導入される以前は,もっぱら全血輸血が行われていたが,現代の輸血療法は成分輸血が主体であり,必要な成分のみを効率よく輸血するのが基本である.しかし,現在でも日本赤十字社血液センターから全血製剤が供給されており,放射線照射済み製剤と未照射製剤がある.2015 年における日本全国の全血製剤の供給量は,赤血球製剤全体の 0.002 % (単位数,バッグ数とも) であった.即ち,赤血球輸血が必要な場合には,

成分製剤である赤血球製剤が使用されていることを示している．人全血液-LR「日赤」は，血液保存液（CPD液）を28 mLまたは56 mL混合したヒト血液200 mLまたは400 mLから白血球の大部分を除去した濃赤色の液剤である．適応として，添付文書では"一般の輸血適応症に用いる"との記載があるが，血液製剤の使用指針（改訂版，平成24年3月一部改正）では，"全血の適応についてはエビデンスが得られていない"と明記されている．全血輸血の適応について，かつては活動性出血が挙げられていたが，全血製剤を敢えて使用する状況はほとんどないといえる．現在，全血製剤が使用される場合は自己血輸血であり，最も一般的な冷蔵保存による貯血式自己血輸血において，400 mLの全血製剤として輸血されることが多い．

洗浄血小板製剤（washed platelet preparation）

洗浄血小板製剤は血小板製剤の1つであり，洗浄赤血球製剤と同様に，血漿成分などによる副作用を回避する場合に使用する．患者が何らかの血漿成分に対するアレルギー反応をもっており，過去の輸血において重篤なアレルギー性副作用が生じた場合には，血漿を除いた血小板製剤を使用する必要がある．従来は，医療施設内の輸血部門において洗浄血小板製剤を調製していたが，2016年9月より日本赤十字社血液センターから供給されるようになった．照射洗浄血小板-LR「日赤」は10単位製剤（200 mL）のみの供給であり，薬価は79,875円である．注意すべき点として，発注後に入手出来るのは，通常の血小板製剤よりも1日遅いため，有効期間は製造後48時間である．

洗浄赤血球製剤（washed red blood cell preparation）

　赤血球製剤の1つで，血漿成分などによる副作用を回避する場合に使用する．患者が何らかの血漿成分に対するアレルギー反応をもっており，過去の輸血において重篤なアレルギー性副作用が生じた場合には，血漿を除いた赤血球製剤を使用する必要がある．献血由来の赤血球製剤は，5〜20 mL の血漿を含んでいるため，生理食塩液で洗浄し血漿をほとんど除去した洗浄赤血球製剤を使用する必要がある．日本赤十字社血液センターから供給される洗浄赤血球製剤は，ヒト血液 200 mL あるいは 400 mL から白血球および血漿の大部分を除去した後，生理食塩液で洗浄した赤血球層に，生理食塩液をそれぞれ約 45 mL あるいは約 90 mL を加えた濃赤色の液剤である．輸血後移植片対宿主病を予防する目的で，15 Gy 以上 50 Gy 以下の放射線照射が行われている．2〜6℃で貯蔵し，有効期間は製造後 48 時間である．照射製剤の薬価は，血液 200 mL に由来する赤血球 1 袋が 10,036 円，血液 400 mL に由来する赤血球 1 袋が 20,072 円である．

選択的 IgA 欠損症（selective immunoglobulin A deficiency）

　選択的 IgA 欠損症は，原発性免疫不全症候群の抗体産生不全症の一病型であり，その中で最も頻度が高い疾患である．免疫グロブリン（Ig）の中で IgM や IgG は産生しうるが，IgA のみ産生できない（血清 IgA 値は 10 mg/dL 未満）．原因として，IgA へのクラススイッチの異常などが考えられている．臨床症状として無症状のものが多いが，一部は再発性感染および自己免疫疾患を発症する．特に，IgG2 欠損症を合併する場合には易感染性を呈する．ちなみに，IgG には 4 つのサブクラスが

あり，IgG1 が 60 %，IgG2 が 30 %を占め，ウイルスや細胞外毒素などのタンパクに対する抗体は主に IgG1 に属し，細菌表面の多糖類に対する抗体は主に IgG2 に属する．したがって，IgG2 欠損症では肺炎球菌やインフルエンザ桿菌による中耳炎や下気道炎の反復が認められる．フェニトイン，スルファサラジン，金コロイド，D-ペニシラミンなどの薬剤は，遺伝的感受性のある患者において IgA 欠損症を惹起しうる．治療として，感染症を発症した場合は抗菌薬投与を行う．また，選択的 IgA 欠損症患者において，血漿成分を多く含む輸血用血液製剤（新鮮凍結血漿，血小板製剤）や静注用の免疫グロブリン製剤（IVIG）など，IgA を含む血液製剤が投与された場合には抗 IgA 抗体が産生され，次に，通常の輸血用血液製剤や免疫グロブリン製剤を投与すると重篤なアナフィラキシー反応を呈するので注意が必要である．赤血球輸血が必要な場合には，血漿成分を取り除いた洗浄赤血球製剤あるいは解凍赤血球製剤を，血小板輸血を行う場合には，洗浄血小板製剤を使用する．IVIG は禁忌であるが，その理由として，多くの選択的 IgA 欠損症患者では抗 IgA 抗体を保有していること，および IVIG は 99 %以上が患者に必要のない IgG であることによる．選択的 IgA 欠損症患者は，アナフィラキシー反応を引き起こしうる不注意な輸血あるいは IVIG 投与を防ぐために，本人証明付きのブレスレットなどを身につけることが推奨される．

先天性巨大血小板症（congenital macrothrombocytopenia）

先天性巨大血小板症は，先天的に巨大血小板と血小板減少症を呈する疾患群の総称である．臨床症状をまったく示さない疾患から，重篤な出血傾向を呈する疾患まで

様々な疾患が含まれる．一般的に，末梢血塗抹標本において，ほぼ正常大の2倍程度（直径4 μm）を大型血小板，赤血球大（直径8 μm）以上を巨大血小板と判別されている．先天性巨大血小板症において，血小板は一様に大型で，正常大血小板は稀である．自動血球計数装置は，大型の血小板は血小板として計測しないために（正常血小板を想定した設定値），巨大血小板症では見かけ上，実際の血小板数よりも低値を示す．したがって，末梢血塗抹標本における形態観察と目視による血小板数の算定が重要である．先天性巨大血小板症として，May-Hegglin異常に代表されるMYH9異常症，Bernard-Soulier症候群，GPIIb/IIIa異常症，ヴォン・ヴィレブランド病（vWD）の2B型，β1-tubulin異常症，灰色血小板症候群などが含まれる．先天性巨大血小板症の中で，MYH9異常症が最も頻度が高く（30％），次いでBernard-Soulier症候群（10％）である．GPIIb/IIIa異常症について，GPIIb/IIIa複合体（インテグリンαIIbβIII）の先天性欠損は，血小板無力症の原因であるが，重篤な出血傾向を呈するものの血小板数と血小板形態は正常である．GPIIb/IIIa異常症とは，GPIIb遺伝子あるいはGPIIIa遺伝子のヘテロ接合変異により，恒常的活性化型GPIIb/IIIa受容体が生じ，巨核球が十分に分化・成熟する前に血小板を放出することで，血小板の形態異常（巨大血小板）を引き起こすと考えられている．2B型vWDについて，vWDは，血漿中のヴォン・ヴィレブランド因子（vWF）の量的・質的異常により出血傾向を呈する遺伝性疾患であり，vWFの量的減少症である1型，vWFの完全欠損症である3型，vWFの質的異常症である2型に分類される．2型には2A，2B，2M，2Nの4つの亜型があり，2B型vWDは，血小板

GPIb/IX に対して親和性が異常亢進した vWF により，高分子 vWF マルチマーの減少と血小板減少症をきたし，骨髄巨核球の胞体突起形成不全による巨大血小板を認める症例が存在する．β1-tubulin 異常症は，β1-tubulin 遺伝子のヘテロ接合性ミスセンス変異が原因の疾患である．微小管は，α-tubulin と β-tubulin の αβ ヘテロダイマーから形成されたプロトフィラメントが集合した管状構造をとり，原形質流動などの細胞機能や胞体突起形成を経た血小板産生において重要である．骨髄巨核球に特異的に発現している β1-tubulin の異常は，αβ ヘテロダイマー形成不全により微小管形成を障害し，骨髄巨核球の胞体突起形成を経た血小板産生に異常をもたらすことになる．

線溶系 (fibrinolytic system)：血液凝固・線溶系を参照．

走化性 (化学走性，chemotaxis)

走化性とは，細胞や細菌などの生物体が，周囲に存在する化学物質の濃度勾配に沿った運動性 (motility) を示すことをいう．走化性を誘導する物質を遊走因子 (化学誘引物質，chemoattractant) と呼び，細胞膜上の走化性受容体を介して走化性を示す．走化性には，濃度勾配の高い方向へ運動する"正の走化性"とその逆の"負の走化性"がある．一般的に，走化性は7回膜貫通型 G タンパク質共役受容体を介することが多い．走化性に特化した受容体として，ホルミルペプチド受容体，ケモカイン受容体 (CC ケモカイン受容体，CXC ケモカイン受容体)，ロイコトリエン受容体などがある．ヒトの細菌感染に対する生体防御機構において，免疫細胞の中で，好中球は主要な役割を果たしている細胞である．循

環血液中の好中球は，炎症巣付近の血管内皮に接着して血管外へ遊出し，遊走因子の濃度勾配に沿って炎症巣へ遊走した後，細菌を貪食して殺菌する（食作用）．この一連の過程において，好中球減少症だけではなく，好中球の機能異常が生ずれば細菌感染に対する生体防御機構が破綻する．好中球に対する遊走因子として，細菌由来のホルミルペプチド（fMLP）は炎症反応において主要な役割を果たす．試験管内の反応において，低濃度のfMLPは好中球の走化性を誘導するが，高濃度のfMLPは活性酸素酸性能を誘導するなど，fMLPの濃度勾配により好中球への作用が異なることは，炎症反応における好中球の役割を示す好例である．ケモカインのCXCL8（インターロイキン-8，IL-8）および補体系カスケードの中間代謝産物であるC5aは，好中球の遊走因子として重要である．また，アラキドン酸カスケードの代謝産物であるロイコトリエンB4は，好中球の接着や走化性に関与する．急性呼吸窮迫症候群（ARDS）は，種々の基礎疾患に併発する重篤な呼吸不全を呈する疾患であり，IL-8などの遊走因子の作用により肺に集簇した好中球が，肺障害をきたすことが主因とされている．

造血因子（hematopoietic factor）

造血因子は，主に造血幹細胞の分化・増殖を誘導する因子であり，造血（血球の産生）に関わるサイトカインの総称である．造血幹細胞は，分化の過程に応じて，多くの造血因子の作用により成熟した血球へと分化する．赤芽球系列ではエリスロポエチン（EPO），骨髄細胞系列では顆粒球コロニー刺激因子（G-CSF），マクロファージコロニー刺激因子（M-CSF），顆粒球-マクロファージコロニー刺激因子（GM-CSF），巨核球・血小

板系列ではトロンボポエチン（TPO）が代表的な造血因子である．また，インターロイキン（IL）ではIL-3やIL-6が一般的であり，好酸球系列ではIL-5が重要である．特に，EPOとG-CSFは医薬品として使用されており，EPO製剤は主に腎性貧血に，G-CSF製剤は好中球減少症に対して保険適用がある．

造血幹細胞（hematopoietic stem cell）

造血幹細胞は，主に骨髄において，すべての血液系細胞へ分化可能な体性幹細胞（組織幹細胞）の1つである．1個の造血幹細胞は，すべての血球に分化する能力をもち，骨髄において，造血因子や他の液性因子の作用により分化・成熟し，機能を有する血球として末梢血へ放出される．造血幹細胞は，生涯にわたって血液細胞を供給する必要があることから，自己複製能として，自身と同等の能力を保持する造血幹細胞を供給している．また，造血幹細胞は，骨髄中の幹細胞ニッチ（臓器内で特定の細胞を維持する特別な微小環境）において，細胞周期のG0期に存在してゆっくりとした増殖を行うなど，幹細胞の特性およびその生存が維持されていると考えられている．造血幹細胞は造血幹細胞移植として，早くから臨床応用が行われている体性幹細胞である．造血幹細胞の表面マーカーとして，CD34抗原，CD133，CD117（c-kit，マウスではSca-1）などがある．特にCD34抗原は，末梢血幹細胞移植において，末梢血中のCD34陽性細胞数を指標として造血幹細胞採取が行われる．

造血幹細胞移植（hematopoietic stem cell transplantation）

造血幹細胞移植は，造血機能に異常をきたし正常な血液細胞を作ることができない血液疾患において，ドナー

から提供された造血幹細胞（同種移植，allogeneic），あるいはあらかじめ凍結保存しておいた自己の造血幹細胞（自家移植，autologous）を移植することにより，造血機能の正常化を図る治療法である．ちなみに，一卵性双生児からの移植は同系移植（syngeneic）と呼ばれる．放射線療法は投与線量を，抗がん剤は投与量を増加させていくと，ある一定の投与量（最大耐容量）を超えた時点で，何らかの毒性（dose-limiting toxicity：DLT）が出現してそれ以上の増量ができなくなる．多くの抗がん剤におけるDLTは骨髄抑制である．したがって，造血幹細胞移植は，骨髄抑制というDLTを克服し，抗腫瘍効果を高める目的で，最大耐容量を上回る大量の抗がん剤や全身放射線照射を用いた強力な治療（骨髄破壊的前処置）を行って，患者の骨髄とともに腫瘍細胞を破壊し，その後に造血幹細胞を移植して造血能を補完する治療法である．また，高齢者や臓器障害を伴う患者の場合に，前処置を軽減したミニ移植も行われる．ミニ移植は，前処置が弱いために腫瘍細胞は残存するが，ドナー由来のリンパ球による移植片対白血病効果（GVL）を期待するものである．原則として，65歳以下で，他の治療法では治癒が期待できない疾患が適応となるが，化学療法に反応しにくい腫瘍は適応になりにくい．造血幹細胞のソースにより，骨髄移植，末梢血幹細胞移植，臍帯血移植に分けられる．造血幹細胞移植は，移植関連合併症をいかにコントロールするかにその成否がかかっており，輸血療法を含めた支持療法が重要である．造血幹細胞移植における輸血療法として，高度の骨髄抑制による汎血球減少症が持続する患者において，貧血に対してはHb値7 g/dL程度を目安に赤血球輸血を行うが，感染症を併発して発熱している場合には，Hb値10 g/dL

程度を維持するように赤血球輸血を行う．血小板減少症に対して，血小板数1〜2万/μLを維持するように血小板輸血を行う．具体的には，1回10単位の血小板製剤を週に2〜3回投与する．血小板の消費が亢進する病態，すなわち発熱や感染症を併発した場合には，1回の輸血単位数を15〜20単位に増やすことや，投与間隔を短縮するなどして対応する．コントロールが困難な鼻出血，消化管出血，出血性膀胱炎などの粘膜出血，および重篤な出血を呈した場合には，血小板数5万/μL以上を維持するように血小板輸血を行う．顆粒球減少症による発熱性好中球減少症（febrile neutropenia）において，48〜60％の症例で不顕性感染を認め，好中球数100/μL以下では16〜20％の症例で菌血症を認めると報告されている．重症感染症を併発した場合には，抗菌薬，抗真菌薬，顆粒球コロニー刺激因子（G-CSF）製剤を投与するが，効果が認められない場合には顆粒球輸血を考慮する．

造血幹細胞採取（collection of hematopoietic stem cells）

造血幹細胞移植を行う場合の造血幹細胞のソースとして，骨髄，末梢血，臍帯血がある．骨髄移植において，骨髄から造血幹細胞を採取する場合は，全身麻酔下で，ドナーの腸骨から骨髄穿刺針を使用して骨髄液を吸引する．骨髄由来の造血幹細胞は，凍結保存せずに，前処置後の患者へ直接投与されることが多い．末梢血幹細胞移植（PBSCT）において，末梢血から造血幹細胞を採取する場合は，移植ドナー（同種PBSCT）あるいは患者（自家PBSCT）に対して顆粒球コロニー刺激因子（G-CSF）製剤を投与して，骨髄からCD34抗原陽性の造血幹細胞を末梢血へ動員し，成分採血装置を使用して

末梢血中の単核球分画を採取する（アフェレーシス）．末梢血由来の造血幹細胞は，非血縁ドナーの場合には，実際の移植時まで凍結保存されて，幹細胞バンクに登録される．血縁ドナーの場合には，院内でアフェレーシスにより採取されるが，凍結保存の有無にかかわらず，前処置後の患者へ適宜投与される．院内において，健常人ドナーから末梢血造血幹細胞を採取する場合は，日本造血細胞移植学会と日本輸血・細胞治療学会が共同で作成した"同種末梢血幹細胞移植のための健常人ドナーからの末梢血幹細胞動員・採取に関するガイドライン（改定第4版）"および"院内における血液細胞処理のための指針（第1版）"に準拠して実施することが推奨される．臍帯血移植において，臍帯血から造血幹細胞を採取する場合は，分娩後の胎盤・臍帯から穿刺針を使用して臍帯血を吸引する．実際に臍帯血移植を行う場合には，臍帯血バンクに登録されている臍帯血を提供してもらうことになる．

遡及調査（lookback）

　遡及調査とは，患者へ輸血が行われた後に，当該輸血用血液製剤に感染性病原体が含まれていた可能性が疑われた場合，その血液を提供した供血者の情報，その血液に由来する血液製剤の情報，その血液製剤を輸血された患者の感染についての情報を収集し，科学的に分析・評価することをいう．具体的にいえば，既に，ある患者へ投与された輸血用血液製剤の中に，今回の検査で陽転した病原体が含まれていた可能性があるので，患者がその病原体に感染したか否かを調査する必要があるということである．感染症スクリーニング検査として，核酸増幅検査（NAT）を行っても，検査感度未満の濃度の感染

性病原体が含まれた輸血用血液製剤が患者に投与されるリスクはゼロではない．遡及調査の目的として，①当該血液に由来する血液製剤が患者に輸血されて感染が拡散するのを未然に防ぐこと，②当該血液に由来する血液製剤を既に輸血された患者については，治療を含めた必要な対策を早急にとること，③その病原体の輸血感染症に関する医学的な知見を得ること，の3点に集約される．特に，①に関しては，当該血液に由来する輸血用血液製剤が複数存在する（当該供血者が複数回の献血を行っている）場合には，複数の患者に対して，病原体を含む血液製剤が投与されて感染が拡大する可能性がある．したがって，感染拡大を防止するためには，医療機関，日本赤十字社血液センター（輸血用血液製剤の製造・供給），血漿分画製剤の製造販売会社，厚生労働省（感染症情報のとりまとめ・薬事上のコントロール）の速やかな連携が必須である．医療機関の対応において，輸血を受けるすべての患者について，輸血前後の感染症検査を行うことが，感染の拡散を防ぐために重要である．遡及調査については，"血液製剤等に係る遡及調査ガイドライン"が厚生労働省から出されているので，詳細はガイドラインを参照していただきたい．

胎児肝造血 (fetal liver hematopoiesis)

　哺乳類の造血において，胎児体外の卵黄嚢で営まれる一過性の一次造血（胚型造血，原始造血）から胎児体内における二次造血（成体型造血）へ移行していく．一次造血において，卵黄嚢に血島（blood island）と呼ばれる血液細胞の集団が出現するが，この血液細胞は大型で有核の赤血球が多い．発生が進むにつれて血管環境が構築されることから，造血の場は，卵黄嚢からAGM（aorta-gonads-mesonephros）領域（背側大動脈-生殖隆起-中腎に囲まれた）へ移行する（二次造血）．その後，血流に乗って胎児肝臓へ移行して定着し造血を開始するが，この時期には白血球や血小板の前駆細胞も確認されるようになる．胎児肝臓は，代謝機能はほとんどないが，造血器官として主に血球産生を支持する組織であり，造血を行いながら代謝器官としての肝臓へ変化していく．胎児肝造血の前半は赤血球を主体とする造血であるが，後半は骨髄における造血機能とほぼ同等の能力を示すようになる．最終的に，骨が構築されて造血の場は骨髄が担うことになる．骨髄への移行中に，流血中の造血幹細胞の一部は，出生時の臍帯や胎盤に残る．

体性幹細胞 (somatic stem cell)

　体性幹細胞は，成体内の様々な組織に存在する限定的な分化能と自己複製能を有する幹細胞であり，組織幹細胞ともいう．組織や臓器における複数種類の構成細胞を作り出し，その組織の修復や維持に関わっている未分化な細胞である．造血幹細胞はすべての血球を産生し，間葉系幹細胞は骨細胞，軟骨細胞，脂肪細胞などへ分化できる能力を有する．体性幹細胞は，網膜，舌，毛，精子，腸など細胞の入れ替わりが速い組織だけではなく，

肺，心臓，肝臓など様々な組織にも存在するとされる．また，造血幹細胞において，可塑性（plasticity）あるいは分化転換（transdifferentiation）という胚葉を超えて分化を示す現象が報告されているが，疑問視する向きもある．

タイプ＆スクリーン（type and screen：T&S）

T&S法は，血液型不規則抗体スクリーニング法ともいい，手術用準備血に対する合理的な輸血準備法の1つである．輸血を行う可能性が低いと予測される待機的手術において，"交差適合試験済み手術用準備血"を用意しない方法である．一般的に，ある患者の手術のために準備した"交差適合試験済み手術用準備血"は，その手術が終了するまでは，他の患者に対して使用（転用）できない．したがって，手術用準備血をすべて交差適合試験を済ませて準備することになると，手術患者数に応じて輸血用血液製剤が必要となり，輸血部門は膨大な血液在庫を抱えることになる．その場合には，有効期間が過ぎた廃棄血が増加するリスクが高くなり，医療施設の経済的損失だけではなく，有限な血液資源を無駄にすることにもつながる．T&S法は，患者のABO血液型が確定しており，Rh血液型がRhD陽性で，不規則抗体スクリーニング検査において不規則抗体が陰性の場合に，交差適合試験を行わずに輸血用血液製剤を準備（待機）する方法である．実際に輸血が必要になった場合には，輸血用血液製剤のABO血液型（オモテ試験）を確認してABO同型血を選択するか，あるいは交差適合試験の主試験（生理食塩液法による迅速法）を行って，適合であることを確認してから輸血用血液製剤を出庫する．出庫後に，交差適合試験を行って適合であることを確認す

る場合もある．T&S法は，あくまでも"迅速に"手術用準備血を出庫するための輸血準備法であり，輸血用血液製剤の出庫後に確認検査を行うこと自体は，医療施設におけるポリシーとして，輸血療法委員会などで取り決めしておく事項と思われる．また，交差適合試験の代わりに，あらかじめ輸血管理システムに登録された血液型や不規則抗体などの患者情報と，輸血用血液製剤の情報をコンピュータ内で照合し，輸血用血液製剤を出庫するコンピュータクロスマッチもある．

大量輸血 (massive transfusion)

　大量輸血とは，日本においては，24時間以内に循環血液量以上の輸血を行う場合と定義されている．また，AABB Technical Manualでは，成人患者に対して，24時間以内に8〜10単位，あるいは1時間に4〜5単位の赤血球輸血を行った場合と定義されている．ちなみに，米国の1単位は約500 mL由来であることから，米国の4単位は日本の約10単位に相当する．したがって，日本における定義と概ね同等と考えられる．大量輸血が行われる状況としては，出血速度が速いために輸液や輸血による治療が追いつかず，血行動態が不安定となる危機的出血を呈する場合である．日本麻酔科学会および日本輸血・細胞治療学会では，"危機的出血への対応ガイドライン"をホームページ上で公開している（http://yuketsu.jstmct.or.jp/wp-content/themes/jstmct/images/medical/file/guidelines/Ref4-1.pdf）．危機的出血における輸血療法は救命を最優先して行うことから，赤血球輸血においては，交差適合試験を省略してABO血液型の同型血を使用するなど，通常の輸血療法とは異なる方法で行う．したがって，あらかじめ上記ガイドラインを参

照していただくことをお勧めする．危機的出血に対して速やかに対応するためには，麻酔科医と術者だけではなく，手術部と輸血部門，さらには日本赤十字社血液センターとの連携が重要となる．一方，大量輸血に伴う主な副作用・合併症として，代謝性アシドーシス，クエン酸中毒，高カリウム血症，低体温，希釈性凝固障害，循環過負荷などが問題となる．輸血用血液製剤には抗凝固剤としてCPD液が使用されており，成分の1つであるクエン酸ナトリウムが，大量輸血に伴って通常よりも大量に投与されることで，低カルシウム血症によるクエン酸中毒が起こる．治療として，グルコン酸カルシウムの静注により改善する．循環血液量以上の輸血を行った場合には，希釈性凝固障害が生ずるために，血小板輸血や新鮮凍結血漿（FFP）の投与が必要となる．特に，フィブリノゲン値が 100 mg/dL 未満に低下すると出血傾向が出現するために，FFPを投与することになるが，大量のFFP投与により輸血随伴循環過負荷（TACO）が惹起されるリスクがある．クリオプレシピテートは，日本赤十字社血液センターから供給されない血液製剤であり，医療施設内で調製する必要があるが，投与総量を抑えてフィブリノゲン値を効果的に上昇させる血液製剤である．冷蔵されていた赤血球製剤を大量かつ急速に輸血することにより，低体温が発生する．低体温になると，血管反応性の低下や血小板凝集能の低下が起こり，出血傾向が助長されて出血量が多くなるだけではなく，不整脈や心停止を引き起こすこともある．大量輸血では，低体温の防止も重要である．

楕円赤血球（ovalocyte, elliptocyte）

楕円赤血球は，末梢血塗抹標本において卵形にみえる

楕円形の赤血球をいう．先天性溶血性貧血の一病型である赤血球膜異常症の中で，遺伝性楕円赤血球症（hereditary elliptocytosis, HE）において認められる．HE は，赤血球膜異常症の約 10 ％を占め，常染色体優性遺伝形式をとる．赤血球膜タンパクである α spectrin と β spectrin（*SPTA1*，*SPTB* 遺伝子），protein 4.1（*EPB41* 遺伝子），glycophorin C（*GPC* 遺伝子）の遺伝子変異により赤血球膜の異常を呈し，正球性あるいは小球性の楕円赤血球が多く認められる．大型の楕円赤血球は，巨赤芽球性貧血において認められる．

多血症（polycythemia）

多血症は，赤血球増加症（erythrocytosis）と同義であり，血液検査において，赤血球数（RBC），ヘモグロビン（Hb）濃度，ヘマトクリット値（Ht）のいずれかが増加した状態と定義される．基準値として，男性では，RBC≧600 万 /μL，Hb≧18.0 g/dL，Ht≧55 ％のいずれかを示す場合，女性では，RBC≧550 万 /μL，Hb≧16.0 g/dL，Ht≧50 ％のいずれかを示す場合とされている．多血症は，循環赤血球量が実際に増加している絶対的赤血球増加症と，循環赤血球量の増加はないが脱水などにより循環血漿量が減少し，見かけ上の赤血球増加を示す相対的赤血球増加症に大別される．絶対的赤血球増加症は，原発性（primary）で腫瘍性の赤血球増加症である真性赤血球増加症（PV）と，二次性（secondary）でエリスロポエチン（EPO）の産生亢進に伴う赤血球増加症（二次性赤血球増加症）に大別される．相対的赤血球増加症は，下痢や発汗など脱水によるものと，喫煙など生活習慣によるストレス多血症がある．

多血小板血漿（platelet rich plasma, PRP）

　　多血小板血漿は，文字通り，血小板を多数含む血漿をさし，一般的に血小板機能検査の血小板凝集能検査に使用される．クエン酸ナトリウムを添加して採血した全血を室温で 15 分程度静置し，室温条件かつブレーキなしで，低速（200 g あるいは 1,000 回転）で 10 分間遠心した場合，赤血球と白血球がほとんど除かれ血小板を多く含んだ血漿（PRP）が上清に得られる．上清を除いた残りの全血（沈渣部分）を，室温で 1,500〜2,000 g あるいは 3,000 回転で 10〜15 分間遠心すると乏血小板血漿（PPP）が得られる．血小板凝集能検査は，患者の PRP に血小板刺激物質（ADP 2 μM，エピネフリン 10 μM，コラーゲン 2 μg/mL，リストセチン 1.5 mg/mL）を添加してスターラーで撹拌すると，血小板凝集に伴ってPRP の濁度が低下して光透過度が増加する変化を，専用機器を使用して測定する．最大凝集率が 30〜40％に達しない場合は，血小板凝集能低下と判断する．PRP をさらに遠心して得られた PPP は，血小板凝集能検査における被検検体のコントロールとして使用されるが，血小板数が 60 万 /μL 以上の血小板増加症の場合には，検体を希釈する際にも使用される．

多発性骨髄腫（multiple myeloma：MM）

　　MM は，骨髄において，抗体産生細胞である形質細胞が腫瘍性に増殖する B 細胞腫瘍であり，骨髄腫細胞による単クローン性高ガンマグロブリン血症（M タンパク），骨破壊病変，腎障害などが特徴的である．M タンパクの種類により，IgG 型，IgA 型，IgD 型，IgE 型，Bence Jones 型の 5 型に分類される．M タンパクが，腫瘍性のリンパ形質細胞様細胞が産生する IgM の場合に

は，原発性マクログロブリン血症としてMMから区別される．MMの主な合併症として，腎障害，骨病変，易感染性が問題となる．①腎障害：Bence Jonesタンパクの尿への排泄増加により尿細管上皮が障害され，尿の濃縮障害やアミノ酸再吸収障害が出現する．多量のBence Jonesタンパクが円柱を形成して尿細管を閉塞することで円柱形成性尿細管障害（骨髄腫腎）が惹起される．Bence Jones型MMとIgD型MMでは，Bence Jonesタンパクの尿への排泄が多いことから腎障害を伴いやすい．②骨病変：MMの骨髄微小環境内では，破骨細胞分化誘導因子であるRANKLの調節機構に異常をきたし，RANKL依存性に破骨細胞形成と骨吸収が亢進する．また，骨髄腫細胞から産生される破骨細胞活性化因子により，破骨細胞が活性化され，骨融解など進行性の骨破壊病変が惹起される．MMに伴う骨病変に対して，ビスホスホネートであるゾレドロン酸の点滴静注や抗RANKLモノクローナル抗体製剤であるデノスマブの皮下投与が行われる．骨痛に対しては，30 Gyまでの少量放射線療法が有効である．③易感染性：正常免疫グロブリンの減少とともに細胞性免疫の抑制により引き起こされるが，MMの進行により顕著となる．MMの治療として副腎皮質ステロイド剤が多用されること，とりわけデキサメタゾン大量療法では，ウイルス感染症や真菌感染症の頻度が高い．④その他：骨髄腫細胞の増殖に伴って多量のMタンパクが産生される結果，血液中の総タンパク量が増加して血液の粘稠度が亢進し過粘稠度症候群を呈する．また，広範な骨融解による高カルシウム血症を呈することも多い．MMは，長期生存は期待できるが治癒を望めない疾患であり，QOLを維持しながら生存期間の延長を図ることが基本的な治療方針

である．症候性 MM と形質細胞性白血病が化学療法の対象となる．従来，メルファランと副腎皮質ステロイド剤による MP 療法が行われてきた．65 歳以下で移植条件を満たす症例では，一次治療→末梢血幹細胞採取→大量化学療法＋自家造血幹細胞移植→地固め・維持療法という治療戦略がとられる．66 歳以上の高齢者および移植条件を満たさない症例において，新規薬剤としてプロテアソーム阻害薬であるボルテゾミブ（商品名：ベルケイド®）に MP 療法を併用する VMP 療法，あるいは免疫調節薬剤としてのサリドマイドに MP 療法を併用する MPT 療法が推奨される．

ダブルチェック（double check）

ダブルチェックとは，文字通り，二重に確認することであり，医療においては 2 人による読み合わせ確認をさし，1 人で行う行為よりも確実性が高いとされている．しかし，ダブルチェックには問題点があり，ダブルチェックを行えば何でも安全だと信ずることは危険である．2 人が対等に確認を行う場合，主体性が希薄となり，2 人で確認を行っても間違いに気づくことができないことがあるので注意が必要である．ダブルチェックを行う場合は，1 人は実行者，もう 1 人はセカンドチェッカーとして，役割を分担することが重要である．輸血療法の実施に関する指針は，輸血療法において最も基本的な遵守すべき指針であり，過誤輸血の防止対策として，輸血実施直前の照合確認の重要性が強調されている．ベッドサイドにおいて，2 人で声を出し合って読み合わせを行う照合に加え，"確認，照合を確実にするために，患者のリストバンドと製剤を携帯端末（PDA）などの電子機器を用いた機械的照合を併用することが望ましい"と

記載されている．輸血実施時の電子照合は，従来の目視（読み合わせ）による確認作業を電子機器で補うことにより，ヒューマンエラーを回避する方法である．

単球（monocyte）

単球は，直径10〜15 μmで類円形の大型白血球で，核には不規則な切れ込みがある．末梢血白血球の5〜7％を占める．造血のプロセスにおいて，骨髄系共通前駆細胞（CMP）から顆粒球・マクロファージ前駆細胞（granulocyte-macrophage progenitor：GMP）および顆粒球・マクロファージコロニー形成細胞（CFU-GM）を経て，マクロファージコロニー形成細胞（CFU-M）に分化し，さらにマクロファージコロニー刺激因子（M-CSF）の刺激を受けて，単芽球→前単球→単球に分化する．流血中の単球は，組織へ移行して，さらにマクロファージへ分化する．マクロファージは，多くの組織に分布して固有の機能をもち，肝臓ではKupffer細胞，皮膚ではLangerhans細胞，肺では肺胞マクロファージ，中枢神経ではミクログリアなど，組織ごとに異なる名称で呼ばれる．単球の主要な機能として，食細胞としての貪食・殺菌作用，抗腫瘍作用，抗原提示作用などがあり，種々の炎症性サイトカインを産生・分泌する（monokine）．M-CSFは，成熟単球のエフェクター機能を増強する．具体的には，顆粒球コロニー刺激因子（G-CSF）の産生増幅，抗体依存性殺細胞活性（ADCC）の増幅，抗体非依存性殺細胞活性の増幅（腫瘍壊死因子-αの産生のプライミング）などがある．

遅延性溶血反応（delayed hemolytic transfusion reaction：DHTR）

溶血性副作用は，患者の循環血液中に存在する赤血球に対する抗体によって起こる．DHTR の発症時期は，輸血後 24 時間以降ということで急性溶血反応と区別されるが，典型的には 3～14 日で発生する．DHTR は，患者血液中の不規則抗体が原因で引き起こされる溶血性副作用である．不規則抗体とは，ABO 血液型以外の血液型の赤血球抗原に対する抗体をさし，免疫感作によって産生される免疫抗体で IgG クラスが主体である．輸血歴がない患者において，高齢の女性では妊娠により感作されて不規則抗体が存在することがある．輸血や妊娠などにより前感作された患者に対して，対応抗原が陽性の赤血球輸血が行われると，抗原刺激により二次免疫応答が刺激されて不規則抗体が急激に増加し，輸血された赤血球と反応して溶血反応（網内系における血管外溶血）が起こる．輸血前に実施した不規則抗体スクリーニング検査や交差適合試験において，検出限界以下の抗体でも二次免疫応答により溶血反応を起こすことがあるため（輸血前の検査で検出されない），未然に防止することは難しい．日本では，抗 Jk^a，抗 Jk^b，Rh 系抗体（抗 E，抗 c，抗 C，抗 e）が原因抗体となることが多い．一方，明らかに不規則抗体を保有する患者に対して，その抗体が反応する抗原を含む赤血球輸血を行ってしまった場合（過誤輸血，輸血前の交差適合試験において，明らかに凝集反応が認められる），同様の副作用が発生する．原則として，不規則抗体を保有する患者に輸血を行う場合には，まず，抗体の同定検査を行って抗体が反応する抗原を同定する．その抗体が臨床的に副作用を起こしうる可能性がある場合には（37℃で反応する抗体），該当

する抗原を含まない輸血用血液製剤を選択して交差適合試験を行い，凝集が認められなければ適合と判断して輸血を行う．

中枢神経系白血病（central nervous system leukemia）：白血病性髄膜症を参照．

中毒性顆粒（toxic granulation, toxic granules）

　　中毒性顆粒とは，末梢血塗抹標本のMay-Giemsa染色において，通常，成熟好中球の細胞質内に認められる顆粒よりも大きく，濃い紫紅色あるいは青紫色に染まるアズール顆粒をいう．好中球の中毒性顆粒は，前骨髄球のアズール顆粒と同じものであり，前骨髄球から成熟好中球への分化過程において，核の成熟が先行し，細胞質内顆粒の成熟が追いつかない，一種の成熟障害と考えられる．中毒性顆粒は，敗血症など重症感染症において認められ，好中球の産生が亢進した状態で，成熟分化のスピードの不均衡がもたらした結果と解釈される．炎症反応が強いほど，顆粒が濃く染まるとされており，基礎疾患の回復とともに，中毒性顆粒は減少しやがて消失する．

直接抗グロブリン試験（direct antiglobulin test：DAT）

　　直接抗グロブリン試験（直接クームス試験）は，患者の赤血球が体内で免疫グロブリンや補体により感作されているか否かを検出する検査である．ヒト血清免疫グロブリンに対するウサギ抗血清（クームス血清）を使用し，赤血球同士を架橋させて凝集を起こすことにより，赤血球膜上に存在する抗体を検出する方法である．陽性反応を呈する疾患として，自己免疫性溶血性貧血（赤血

球に対する自己抗体）や新生児溶血性疾患（HDN）（胎児赤血球上の母体由来の抗体）がある．間接抗グロブリン試験は，血清中に存在する抗赤血球抗体を，検査用のO型赤血球で吸収して検出する方法である．

貯血式自己血輸血（preoperative autologous blood donation and transfusion）

（術前）貯血式自己血輸血は，最も一般的に行われる自己血輸血である．循環血液量の15％以上の出血が予測され，手術までに貯血の時間的余裕がある待機的手術において，1週間以上の間隔をおいて1回に循環血液量の10％あるいは400 mLを上限としての貯血を行い，周術期に輸血する方法である．採血時のヘモグロビン濃度は11 g/dL以上必要であり，貧血（採血性貧血）が進行する場合には，鉄剤やエリスロポエチン（EPO）製剤の投与が必要である．また，実際の手術において，想定以上の出血があった場合には同種血輸血を併用せざるを得ないこともあるので，輸血の申し込みに際しては，同種血輸血と同様に，血液型検査を含めた輸血関連検査を行う必要がある．自己血製剤として，全血製剤だけではなく，成分製剤として赤血球製剤と新鮮凍結血漿に分離して保存する方法があり，赤血球製剤に関しては液状保存と凍結保存する方法がある．通常の液状保存では保存期間（21日間）が限られるため，貯血量には限界があるが，一般的には，400 mLの全血を2回採血して800 mLの貯血量を確保することが多い．液状保存で1,200 mL以上の貯血量を確保するためには，戻し輸血（スイッチバック式など）を行う方法がある．解凍赤血球製剤として凍結保存する場合は，有効期限が採血日から1年間と長いが，デメリットとして，製剤の凍結保存

と調製(解凍)に時間と労力を必要とする．解凍自己血製剤の最も良い適応として小児の側彎症があり，手術に必要な自己血を貯血するまでに時間を要する場合である．また，自己血採血時における血管迷走神経反射や正中神経損傷などの合併症，および同種血輸血と同様に"患者取り違え"による過誤輸血のリスクが存在する．貯血した自己血が使用できずに廃棄される可能性などのデメリットも存在する．

治療関連白血病/骨髄異形成症候群(therapy-related leukemia/ myelodysplastic syndrome)

造血器腫瘍を含む悪性腫瘍に対する治療として，抗がん剤の投与や放射線治療を行った後に続発して(二次性)白血病あるいは骨髄異形成症候群(MDS)が引き起こされることがあり，治療関連白血病あるいは治療関連MDS(tMDS)という．原爆被爆生存者の後向き研究において，曝露された線量依存的にMDSの発生が増加することが示された．治療関連の急性白血病のほとんどは急性骨髄性白血病(tAML)であり，tMDSと併せてtAML/tMDSと一括して記載されることもある．また，頻度は低いが治療関連の慢性骨髄性白血病や急性リンパ性白血病も報告されている．抗がん剤の用量および期間，あるいは放射線治療の有無は，tAML/tMDSの発症リスクとして重要であり，総投与量が多いほど，投与期間が長いほど発症のリスクが高くなる．関与する抗がん剤として，アルキル化剤によるものとトポイソメラーゼII阻害剤が代表的なものである．①アルキル化剤関連：薬剤として，シクロホスファミド，メルファラン，クロラムブシル，ブスルファン，シスプラチン，カルボプラチン，ダカルバジン，プロカルバジン，カルム

スチンなどが関与し，放射線治療による場合もこのカテゴリーに含まれる．薬剤の投与からtAMLの発症までの期間は5〜7年程度と長く，2/3の症例ではMDSの段階を経て急性白血病を発症し，予後はきわめて悪い．染色体異常として，5番染色体（-5/5q-）の欠失，7番染色体（-7/7q-）の欠失，複雑型が多い．②トポイソメラーゼII阻害剤関連：薬剤として，エトポシド，ドキソルビシン，ダウノルビシン，ミトキサントロン，エピルビシンなどが関与する．tAML/tMDSの発症は，薬剤への曝露後1〜3年と比較的早く，MDSの段階を経ないで急性白血病のかたちで発症することが多い．染色体異常として，11q23や21q22を含む転座型異常を呈することが多い．tAML/tMDSは，自然発生した（de novo）AMLやMDSと比較して治療成績が悪く予後不良であり，どちらかというとアルキル化剤関連のほうが予後不良である．tAMLは，多剤併用化学療法により完全寛解に導入したとしても，早期に再発することが多く，積極的に造血幹細胞移植を検討する必要があるが，tAMLの移植成績はde novo AMLと比較すると悪い．また，抗がん剤投与や放射線治療による治療関連の骨髄増殖性腫瘍（tMPN）を引き起こすことがある．WHO分類（2008年）において，tAML/tMDS/tMPNを1つのカテゴリーにまとめ治療関連骨髄性腫瘍（therapy-related myeloid neoplasms：t-MN）と分類した．プリンアナログであるフルダラビンは，DNA修復阻害作用を有し，低悪性度の悪性リンパ腫や慢性リンパ性白血病の治療に用いられるが，t-MNの発症が報告されている．t-MNは，AMLとMDS全体の10〜20％を占めるとされている．また，放射線治療を受けたホジキンリンパ腫，非ホジキンリンパ腫，精巣がん，乳がん，子宮頸が

んなどにおいて t-MN の発症が報告されている.

低酸素誘導因子（hypoxia inducible factor：HIF）

　HIF は，細胞が低酸素環境下におかれた場合に誘導される転写因子であり，種々の遺伝子を転写活性化させることで，低酸素ストレスに対する細胞の適応や応答において，中心的な役割を果たしている．HIF は，3種類の HIF-α サブユニット（HIF-1α，HIF-2α，HIF-3α）と HIF-β サブユニットからなり，HIF-α と HIF-β はヘテロダイマーを形成する．HIF-α サブユニットの中で，HIF-1α は，細胞レベルあるいは個体レベルの低酸素応答において最も重要な調節因子である．通常の酸素分圧下において，HIF-1α はユビキチン-プロテアソーム系を介して分解され，その機能は負に制御されている．HIF-1α には oxygen dependent degradation（ODD）ドメインと呼ばれる領域が存在し，タンパク質の安定性制御を担っている．通常の酸素分圧下において，この領域に含まれるプロリン残基が prolyl hydroxylases（PHD）により水酸化され，さらに von Hippel-Lindau タンパク（pVHL）を含むユビキチンリガーゼによってユビキチン化されることにより，HIF-1α タンパクはプロテアソーム依存的に速やかに分解され，HIF-1α の細胞内存在量は著しく低下する．PHD の活性は酸素濃度依存性であることから，逆に，低酸素条件下において PHD の活性は低下するので，HIF-1α サブユニットは分解を免れて安定化し，核内へ移行して酸素分圧非依存性の HIF-1β サブユニットとヘテロダイマーを形成し，標的遺伝子上流に存在する低酸素応答性領域（hypoxia responsive element：HRE）に結合して，核内で種々の低酸素応答に必要な遺伝子の転写活性化を

行う．HIF-1αの結合部位（HRE）を5'プロモーター領域にもつエリスロポエチン（EPO）や血管内皮増殖因子（VEGF）の遺伝子は，低酸素環境下においてその転写活性が増加し，各々赤血球の産生が亢進，血管新生が引き起こされる．

適正輸血（appropriate transfusion）

　適正輸血とは何であろうか．適正輸血という用語は漠然とした表現であり，医療者によって解釈は異なるかもしれない．適正輸血とは，輸血用血液製剤を"適正"に使用して輸血療法を行うこと，すなわち輸血用血液製剤の適応に準拠した輸血療法を行うこと，および不要な輸血を行わないことと解釈される．すなわち，医薬品と同様に，輸血用血液製剤についても，添付文書に記載された用法・用量および使用上の注意に沿って，輸血療法を行う必要がある．日本赤十字社血液センターから供給される輸血用血液製剤の添付文書は，日本赤十字社のホームページ（http://www.jrc.or.jp/mr/product/list/）からダウンロードが可能である．しかし，輸血療法を行うためには，添付文書を参考にするだけでは不十分であり，輸血療法の実施に関する指針と血液製剤の使用指針を遵守した輸血療法を行う必要がある．輸血療法の実施に関する指針において，輸血実施管理体制のあり方，すなわち，安全かつ適正な輸血医療を実践するうえでの基本的条件が示されている．輸血前検査，血液管理，輸血の効果判定，副作用追跡システム，輸血実施手順書，輸血療法委員会のあり方などが具体的に記載されている．また，血液製剤の使用指針において，各血液製剤の適応，使用基準，輸血効果の評価判定方法などが記載されており，種々の病態における輸血療法の判断基準を示したも

のである．冒頭において，各血液製剤の一般的使用方針が要約され，主な病態における基本方針が巻末に示されている．現行の指針は輸血療法の実施に関する指針（改訂版）および血液製剤の使用指針（改訂版），平成17年9月（平成24年3月一部改正）が日本赤十字社から入手可能である．以上のことに加え，輸血療法は，医学的な根拠に基づいて行われるべきである．臨床所見と種々の検査値に基づいて，欠乏した血液成分（血球，血漿）を補充して症状の軽減を図ることが輸血療法の目的である．適正輸血を実践するためには，臨床所見と検査値に基づいて患者に生じている病態を客観的に分析すること，輸血用血液製剤の性状と副作用・合併症について熟知していること，輸血療法の限界を知っていること，医療経済的観念を持ち合わせていることなどが必要である．輸血の決定を行う医師は，医師の裁量権の1つとして，当該患者に対する輸血療法の適応の是非を決定する．輸血のオーダーを行う医師によっては，"適正"ではない場合もありうる．医療施設に輸血部門が設置されており，輸血前監査が行われている場合には，"適正"でない輸血のオーダーは是正される可能性がある．しかし，そのような機序が働かない状況では，医師の判断がすべてである．したがって，医師は適正輸血について理解し，無駄な輸血を行わないようにすべきである．

鉄過剰症（iron overload）

　鉄過剰症は，遺伝性ヘモクロマトーシスなどの遺伝性と二次性に大別される．二次性鉄過剰症の原因として，長期の赤血球輸血が代表的なものである（輸血後鉄過剰症）．再生不良性貧血や骨髄異形成症候群（MDS）などの骨髄不全症候群において，輸血依存性に陥った場合に

は，長期間にわたって赤血球輸血を繰り返さざるを得ないことが多い．ヒトにおいて，過剰な鉄の排出機構は存在しないため，赤血球輸血により体内に入った過剰の鉄は，生体内に沈着して鉄過剰症を引き起こす．赤血球製剤に含まれる鉄の含有量は，1単位（200 mL 由来）当たり約 100 mg である．輸血された赤血球は，寿命が尽きると網内系マクロファージに捕捉され処理される．鉄は，トランスフェリンと結合して血液中に戻り，赤芽球に取り込まれミトコンドリアでヘム合成に利用される．処理される赤血球の量が増えると，多くの鉄が急激に血中へ放出され，トランスフェリンと結合できない鉄は，フェリチンと結合して肝臓，心臓，膵臓，甲状腺，性腺，脾臓などに取り込まれ蓄積する．体内に蓄積した鉄は，これらの臓器においてフリーラジカルを産生し，肝硬変，心不全，糖尿病などの臓器障害を引き起こす．血清フェリチン値は貯蔵鉄量の指標として用いられるが，輸血歴および肝鉄濃度と相関が認められる．総赤血球輸血量が 40 単位以上，あるいは血清フェリチン値が連続する 2 回の測定で 1,000 ng/mL 以上の場合に輸血後鉄過剰症と診断され，鉄キレート療法を開始する目安とされている．鉄キレート剤は，肝臓や心臓など体内に蓄積した過剰な鉄と結合してキレートを形成し，胆汁を介して糞便中に排泄させる．現在，経口鉄キレート剤であるデフェラシロクス（DFX，商品名：エクジェイド®）が使用可能である．輸血後鉄過剰症において，心不全の合併が患者の予後を左右するとされている．サラセミアや鎌状赤血球症などの先天性溶血性貧血患者では，DFX の投与により血清フェリチン値を 2,500 ng/mL 未満に保つことで，心合併症の発生頻度が低下し生存期間が延長するとされている．

鉄欠乏性貧血（iron deficiency anemia）

　　鉄欠乏性貧血は，日常診療において最も頻繁に遭遇する貧血である．赤血球の血色素（ヘモグロビン，Hb）を構成する必須成分である鉄が体内で欠乏するために貧血を呈する疾患である．臨床検査では，赤血球数は正常域あるいは軽度減少し，Hb値のみが低下することも多い．MCV値は低下し（小球性低色素性貧血），血清鉄値の低下，不飽和鉄結合能の増加，貯蔵鉄マーカーであるフェリチン値が低下する．原因として，鉄の摂取不足が多いが，種々の基礎疾患が存在する場合があり注意が必要である．女性では月経過多，子宮筋腫や子宮内膜症による性器出血が多く，男性では消化性潰瘍，胃がん，大腸ポリープ，大腸がんなどによる慢性の消化管出血を疑う必要がある．原疾患に対する治療を行うとともに，鉄剤の経口投与を行う．鉄剤を中止するタイミングは，血清鉄値ではなく血清フェリチン値の正常化を目安とする．嘔気などの消化器症状が強く鉄剤の内服が困難な症例では，フェジンの経静脈投与を行うこともある．原則として，赤血球輸血は行わないが，高度の貧血で症状が強く，鉄剤投与に反応するまでに時間を要する場合には，赤血球輸血の対象となる．赤血球輸血のみで貧血の治療を行うのではなく，まず，2単位（400 mL由来）製剤を1バッグ輸血して症状が軽減すれば，その後は鉄剤投与を継続する．代替療法が存在する疾患において，輸血はできるだけ行わないというのが基本方針である．

デノスマブ（denosumab）：分子標的薬を参照．

デングウイルス（dengue virus）

　　デングウイルスは，ジカウイルスと同じフラビウイル

ス科フラビウイルス属に分類され，ヤブカ（Aedes）属のネッタイシマカやヒトスジシマカの刺咬により媒介される．1～4型の4つの血清型が存在する．ヒトにおいて，デングウイルスに感染した蚊の刺咬後，通常3～7日程度の潜伏期を経て，発熱，発疹，関節痛を3主徴とするデング熱を発症するが，75％程度は不顕性感染である．病型として，比較的軽症のデング熱と重症型のデング出血熱およびデングショック症候群がある．4つの血清型のいずれかに感染した場合，その血清型に対しては終生免疫を獲得するが，他の血清型に対しても交差免疫が成立し数カ月以内で消失する．その後，他の血清型のデングウイルスに再感染した場合は，重症型になる確率が高いとされている（抗体依存性感染増強現象）．現時点で，実用化されている予防ワクチンは存在しない．デングウイルス感染症は，媒介する蚊が存在する熱帯・亜熱帯地域で流行しており，とくに東南アジア，南アジア，中南米，カリブ海諸国で多く認められる．いわゆる熱帯病の1つであるが，日本において，海外旅行で感染し国内で発症した事例があり，2014年には国内感染例が発生した．2003年にデング熱が検疫感染症に加えられ，検疫所では流行地域からの入国者を対象として，健康相談および必要に応じて検査が行われている．デングウイルス感染症は感染症法上の4類感染症に指定されており，全数把握のために，診断後直ちに届け出ることが医師に義務づけられている．デングウイルスは，ジカウイルスと同様に，血液由来の伝播（blood-borne transmission）によって感染することから，輸血によっても感染する可能性がある．したがって，献血における安全性を担保する必要がある．日本赤十字社血液センターでは，献血時に"急な発熱，皮膚の発疹，頭痛などの有

無"について確認を行っている.

電子照合（electronic pretransfusion check）

　患者の取り違えあるいは血液バッグの取り違えによる過誤輸血を防止するためには，ベッドサイドにおける輸血実施時の照合確認が最も重要である．輸血の実施時は，医師と看護師など2人での読み合わせ確認（ダブルチェック）を行うことが基本である．ダブルチェックを行う場合は，1人が主体となって確認を行い，もう1人は"セカンドチェッカー"として機能することが重要である．2人が対等に確認を行う場合，主体性が希薄となり，2人で確認を行っても間違いに気付くことができないことがあるので注意が必要である．従来，輸血を実施する際は，2人による読み合わせ確認が推奨されてきたが，輸血療法の実施に関する指針（平成24年3月一部改正）によれば，"確認，照合を確実にするために，患者のリストバンドと製剤を携帯端末（PDA）などの電子機器を用いた機械的照合を併用することが望ましい"と明記されている．バーコードを利用した患者認証シス

A 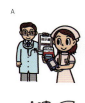 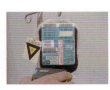 B

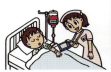 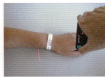

図 16　電子照合の概要

テムは，バーコードを印字したリストバンドを患者に装着してもらい，ベッドサイドにおける輸血実施時に，患者リストバンドと血液製剤のバーコードをバーコードリーダー付き携帯端末で読み取り，コンピュータ照合するものである．全国大学病院輸血部会議による調査結果では，約 90 ％の大学附属病院において，ベッドサイドにおける輸血実施時の確認において，電子照合が行われていると報告されている．筆者が勤務する順天堂医院において稼働中の輸血照合システムを示す（図 16）．ヒューマンエラーは発生するものであるという前提にたち，一旦発生した個々のミスを未然に防止して患者に実害を及ぼさないことが重要である．輸血照合システムは，従来の目視による確認作業を補うことでヒューマンエラーを回避するツールなのである．また，過誤輸血が発生しやすいポイントとして，ベッドサイドにおける輸血実施時だけではなく，輸血関連検査用検体の採血時における患者誤認，すなわち WBIT（wrong blood in tube）がある．現行の電子照合システムにおいて，患者検体の採血時にも対応している製品はほとんどないと思われる．輸血実施時には電子照合を行っているが，検体採血時は採血担当者に依存している現状がある．一般的な臨床検査と比較することは問題ではあるが，特に輸血関連検査用検体を採血する場合には，ダブルチェックを励行することが，過誤輸血を防止するうえで重要である．

伝染性単核症（infectious mononucleosis: IM）

IM は，EB ウイルス（Epstein-Barr virus：EBV）の初感染によっておこる疾患で，10〜20 歳代に好発する．EBV は，ほとんどが幼児期に初感染を受けて不顕性感

染のことが多いが，思春期以降に初感染を起こすとIMを発症しやすい．主な感染経路は，EBVを含む唾液を介した感染（kissing diseaseともいわれる）であるが，輸血による感染も報告されている．EBVはヘルペスウイルスに属し，IM，バーキットリンパ腫，上咽頭がん，血球貪食症候群などを引き起こす．臨床症状として，発熱，咽頭痛，全身リンパ節腫脹（特に頸部）が出現し，肝脾腫を認めることもある．検査所見では，末梢血中に増加する異型リンパ球が特徴的であり，肝機能障害（AST，ALT値上昇）も呈する．EBVは，まず咽頭上皮細胞に感染し，そこで増殖したウイルスが主な標的細胞であるB細胞に，EBVのエンベロープタンパクであるgp350/220とB細胞上のCD21抗原との結合を介して感染する．感染B細胞が増殖するが，B細胞上のEBV抗原を認識した細胞傷害性T細胞（CTL）やナチュラルキラー（NK）細胞が増殖して感染B細胞を攻撃し，強い炎症反応を引き起こす．末梢血中に出現する異型リンパ球は，感染B細胞の増殖に対して起こったCTLが活性化したものとされている．IMでは，病期により出現する抗体が異なることから，診断に有用である．IMの急性期では抗VCA-IgM抗体の抗体価が上昇し，回復期に抗VCA-IgG抗体が上昇，回復期以降治癒後に抗EBNA抗体が上昇する．抗VCA-IgG抗体と抗EBNA抗体は感染後生涯にわたり陽性であり，感染歴を示唆する指標である．治療として，安静と対症療法が主体であるが，ペニシリン系抗菌薬は禁忌である．また，初感染後B細胞に潜伏していたEBVが，免疫能の低下に伴い再活性化することがある．EBVの再活性化によりT細胞あるいはNK細胞が感染し，IM様の症状を繰り返し，激しい免疫応答により患者の細胞が傷害さ

れる慢性活動性 EBV 感染症が起きることがある．輸血による EBV 感染では，輸血後肝炎の病態をとることがあり，非 A 非 B 非 C 肝炎の場合には EBV 感染を念頭におく必要がある．サイトメガロウイルス感染症において，IM 様の臨床所見を呈することがあるが，EBV と比較して一般に軽度である．

同種血輸血（allogeneic blood transfusion）

同種血輸血は，献血者から採血した血液を原料として製造された輸血用血液製剤を輸血する一般的な輸血療法である．日本赤十字社血液センターから供給される輸血用血液製剤は，主に血液成分製剤であり，赤血球製剤，血小板製剤，新鮮凍結血漿がある．各製剤の詳細は他項を参照していただきたい．日本赤十字社血液センターから供給されない血液製剤として，顆粒球輸血における顆粒球製剤があり，医療施設においてアフェレーシス（成分採血）により採取する必要がある．同種血輸血には輸血感染症だけではなく，輸血後移植片対宿主病（PT-GVHD）や輸血関連急性肺障害（TRALI）などの免疫学的副作用・合併症を伴うリスクが存在する．したがって，患者にとって輸血療法が有効である，輸血療法以外に代替療法がない，輸血のリスクよりも輸血を行う利点が上回ることなどを考慮して，医師は輸血の決定を行う必要がある．輸血を行う前に，患者（あるいは患者家族）に対してインフォームド・コンセントを行う必要があり，その際に，輸血の選択肢として，同種血輸血と自己血輸血があることを説明する．同種血輸血のリスクを回避するために，自己血輸血が選択されるが，自己血輸血にもメリットとデメリットが存在する．

同種抗原（alloantigen）

　　同種抗原とは，同じ種類の動物間で，遺伝的に異なる形質が発現して生じた抗原をいう．Isoantigen と同義語である．赤血球の血液型抗原，白血球の HLA 抗原（human leukocyte antigen），血小板の HPA 抗原（human platelet antigen）などがある．同種抗原に対する抗体を同種抗体といい，赤血球に対する抗体であれば規則抗体（抗 A 抗体，抗 B 抗体）や不規則抗体，白血球に対する抗体であれば抗 HLA 抗体などがある．

同種免疫反応（alloimmunization）

　　同種免疫反応とは，生体内に非自己の同種抗原が入った場合に，免疫応答により同種抗原に対する特異的な抗体を産生し，免疫記憶をもつことをいう．輸血用血液製剤には，献血者由来の白血球が残存することから，不規則抗体の産生，および血小板輸血不応状態の原因となる．輸血歴のない女性において，妊娠により不規則抗体が産生されることがある．また，母児間の血液型不適合妊娠では，母体にない胎児の赤血球抗原に対する抗体が，感作によって母体で産生され，母体由来の IgG クラスの抗体は，経胎盤的に移行して胎児の赤血球を破壊し，新生児溶血性疾患を引き起こす．

特発性血小板減少性紫斑病（immune thrombocytopenic purpura：ITP）

　　ITP は，血小板に対する自己抗体が産生されて血小板の破壊が亢進し，血小板減少症と出血傾向をきたす疾患である．発症から 6 カ月以内に自然治癒する急性型と慢性に経過する慢性型に大別され，急性型は小児に，慢性型は成人女性に多い．ITP の診断には，血小板数減

少，骨髄穿刺において巨核球数増加ないし正常に加え，血小板関連IgG（PAIgG）が上昇していることが特徴的であり，薬剤起因性血小板減少症などの基礎疾患を除外する必要がある．ITPの治療として，副腎皮質ステロイド剤，摘脾術，免疫グロブリン大量療法，*Helicobacter pylori*除菌療法（プロトンポンプ阻害薬＋アモキシリン＋クラリスロマイシン）などが有効である．副腎皮質ステロイド剤や摘脾術の無効例に対して，トロンボポエチン受容体作動薬である経口薬のエルトロンボパグ，あるいは注射薬のロミプロスチムが使用されており，両者の有効率は約80％と高く，60％の症例において副腎皮質ステロイド剤の減量が可能である．また，現時点では保険適用外であるが，治療抵抗性のITPに対して，抗ヒトCD20モノクローナル抗体製剤であるリツキシマブの有用性が示されている．原則として，血小板輸血の適応はないが，出血症状が強い症例において，緊急避難的に血小板数2〜5万/μLを目安として血小板輸血を行う．観血的治療（摘脾術，産科的処置など）を行う場合には，免疫グロブリン大量療法と血小板輸血を併用することがある．ITPを併発した妊婦において，抗血小板抗体が胎盤を介して胎児へ移行し，新生児血小板減少症を引き起こすことがある．

ドナーリンパ球輸注療法（donor lymphocyte infusion：DLI）

DLIはDLT（donor lymphocyte transfusion）と呼ばれることもある．DLIは，同種造血幹細胞移植を行った患者において，原病が再発あるいは進行した場合に，造血幹細胞を提供した同じドナーからアフェレーシス（成分採血）により採取したリンパ球（正確には，リンパ球を含む末梢血白血球）を患者に輸注（輸血）するこ

とで，患者の残存腫瘍細胞を排除することを目指す細胞治療である．理論的に，患者はドナー型造血に置き換わっているので，輸注されたドナーのTリンパ球（自己）は，移植片対白血病効果（GVL）あるいは移植片対腫瘍効果（GVT）により，非自己である患者の腫瘍細胞を排除する．慢性骨髄性白血病（CML）の慢性期における移植後の再発において，DLIが奏効しやすく長期間寛解を維持できる可能性が高くなる．一方，CMLの急性期における再発，急性白血病，骨髄異形成症候群（MDS）ではDLIの奏効率は低いとされている．DLIは，副作用が強い再移植に代わる治療法として開発され，移植後の再発だけではなく，移植後に混合キメラ（患者とドナー双方の造血細胞が混在）の状態が続く場合に，完全キメラ（ドナー由来造血細胞が100％）の達成を目指して行われる．また，EBウイルス関連リンパ増殖性疾患，およびサイトメガロウイルスやRSウイルスなどのウイルス感染症において，ウイルス感染細胞の排除を目的としてDLIが行われる．ちなみに，臍帯血移植では適応とならない．合併症として，急性および慢性の移植片対宿主病（GVHD）が高頻度に合併する．また，骨髄抑制に伴う好中球減少症，貧血，血小板減少症が出現することがある．輸注したドナー由来リンパ球が患者の造血幹細胞を傷害して骨髄抑制を引き起こすと考えられている．通常，無治療で回復するが，顆粒球コロニー刺激因子（G-CSF）製剤の投与，赤血球製剤や血小板製剤の輸血が必要になることもある．

ドライタップ（dry tap）

ドライタップとは，骨髄検査の骨髄穿刺（bone marrow aspiration）において，骨髄穿刺針を用いて骨髄を

穿刺した際に，骨髄液（骨髄血）が吸引不能である状態をさす．ドライタップの原因として，①骨髄増殖性腫瘍（MPN）の一病型である原発性骨髄線維症などの骨髄線維症を呈している場合，②急性白血病などで骨髄中の細胞成分が詰まっている場合（packed marrow），③骨髄穿刺針の刺入が不十分（浅い）など骨髄穿刺の手技に問題がある場合などが考えられる．ドライタップの場合には，骨組織を含む造血組織を採取する骨髄生検（bone marrow biopsy）を行う必要がある．

トランスフォーミング増殖因子-β（transforming growth factor-β，TGF-β）

TGF-βは，線維芽細胞の形質転換を促進する因子として命名されたが，現在では，多くの細胞に対する増殖抑制作用や免疫抑制作用など多彩な機能を持つサイトカインである．TGFにはTGF-αとTGF-βがあり，TGF-βには5つのアイソフォームが存在し，最初に発見されたTGF-β1が主要なTGFである．TGF-βスーパーファミリーには，TGF-β1・TGF-β2・TGF-β3に加え，骨形成タンパク質であるBMP（bone morphogenetic protein），activin，GDF（growth and differentiation factor）などが含まれる．TGF-β1は，血小板，骨髄，腎臓，肺，脾臓，胎盤など様々な細胞で産生される．TGF-β1のホモ二量体が，セリンスレオニンキナーゼ活性をもつII型TGF-β受容体（TGF-βR）に結合すると受容体が活性化され，I型TGF-βRをリン酸化して活性化する．活性化したI型TGF-βRは，転写因子であるSmad2/3をリン酸化し，さらにSmad4と会合し，Smad2/3・Smad4は，遺伝子調節領域に作用して様々な遺伝子を発現させる．免疫系に対する作用とし

て，TGF-β1は，T細胞およびB細胞の増殖を抑制する．**細胞傷害性T細胞（CTL）やナチュラルキラー（NK）細胞**のパーフォリン（perforin）の放出を抑制し，細胞障害作用を抑制する．TGF-β1は，**樹状細胞**の成熟を抑制し，抗原提示能を低下させる．TGF-β1は，**単球の腫瘍壊死因子-α（TNF-α）**やインターフェロン-γ（IFN-γ）の産生を抑制する．TGF-β1は，多くの組織において，細胞外マトリックスタンパクを産生し，分解酵素を抑制して沈着を促進する事により，創傷治癒を促進する．また，コラーゲンなどの結合組織の合成や増殖を促進し，線維化をきたす疾患（肺線維症，腎硬化症，骨髄線維症など）の病因となっている．

トレンデレンブルグ体位（Trendelenburg position）

トレンデレンブルグ体位とは，仰臥位・頭部低位・腰部高位の体位のことで（図17），骨盤高位ともいう．ドイツの外科医に由来する名称である．本来，産科領域の用語であり，分娩中に臍帯下垂が発見された際に，臍帯脱出を防ぐ目的で妊婦にとらせる体位である．救急領域では，静脈還流が増加し血圧が上昇するとの考えから

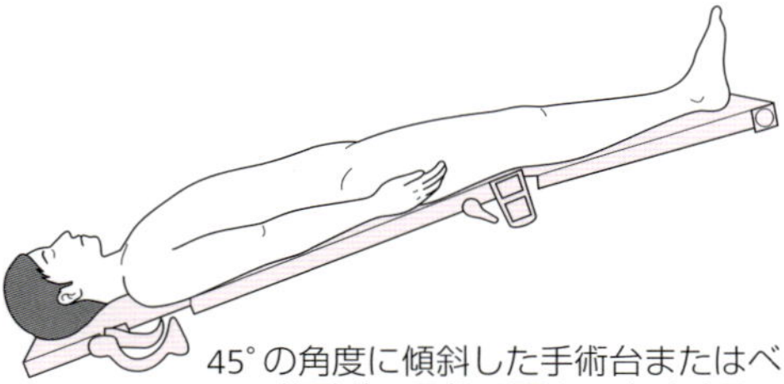

45°の角度に傾斜した手術台またはベッドの上での仰臥位，骨盤は頭より高くする．ショック時または骨盤の手術および手術後に用いる体位．

図17 トレンデンブルグ体位

ショック体位とされていた．しかし，心拍出量は必ずしも増加せず，腹部臓器が肺を圧迫して肺胞換気量を低下させる可能性も指摘され，現在では下肢のみを挙上した水平仰臥位が望ましいとされている．自己血輸血の中の貯血式自己血輸血において，患者から自己血採血を行う場合に，血管迷走神経反応（VVR）が認められることがある．心理的な不安，緊張，ストレスなどを基盤とし，痛みや脱血に伴う神経生理学的反応が引き金となり，副交感神経の活動増強による心拍数低下と末梢血管拡張により，徐脈や血圧低下などVVRの症状が出現する．軽症の場合には，気分不快，顔面蒼白，欠伸（あくび），冷感，悪心，嘔吐，目眩などの症状が出現するが，重篤な場合には，意識喪失，痙攣，失禁，時に心停止をきたす場合がある．発汗や顔面蒼白など初期症状が出現した時点で，採血を中止してトレンデレンブルグ体位をとらせることが重要である．

トロンボキサン（thromboxane：TX）

　TXは，アラキドン酸カスケードにおいて生成されるアラキドン酸代謝物の1つで，一群の生理活性物質である．ホスホリパーゼ A_2 の作用で細胞膜から遊離したアラキドン酸を出発点として，シクロオキシゲナーゼ（COX）の作用によりプロスタグランジン（PG）およびTXが生成される．PGとTXを合わせてプロスタノイドというが，ロイコトリエンと共にエイコサノイドに含まれる．遊離したアラキドン酸にCOXが作用するとまず PGG_2 が生成され，その後ペルオキシダーゼが働き PGH_2 が生成される．PGH_2 にTX合成酵素が作用するとトロンボキサン類が生成される．TXには，血小板凝集や血管・気管支の収縮を引き起こす TXA_2 と，TXA_2

に1分子の H_2O が付加された TXB_2 が存在する．血小板のアラキドン酸カスケードにおいて生成された TXA_2 は，血小板の TXA_2 受容体に結合して他の血小板の活性化を増強する．気管支喘息の治療薬であるオザグレルは，TX合成酵素の活性を阻害することで TXA_2 の産生を抑制する．

トロンボポエチン（thrombopoietin：TPO）

　TPOは，造血のプロセスにおいて，造血幹細胞から骨髄巨核球への分化・増殖および血小板産生を担う主要なサイトカイン（造血因子）である．止血機構の一次止血に重要な血小板は，前駆細胞である骨髄巨核球が断片化することで生成される．骨髄巨核球—血小板系の生成には，TPO以外に種々のインターロイキンや他の造血因子も関与する．TPOは主に肝臓で産生される．TPO受容体Mplは，1回膜貫通型受容体であり，I型サイトカイン受容体ファミリーに分類される．Mpl自体は，エリスロポエチン（EPO）受容体と同様に，シグナル伝達系に関わる酵素活性をもっていないことから，細胞内シグナル伝達経路へTPOのシグナルを伝えるためには，非受容体型チロシンキナーゼであるヤーヌスキナーゼ（JAK）と会合する必要がある．TPOの刺激はMplの二量体化を誘導し，JAKファミリーのJAK2を活性化してリン酸化して，さらに下流のアダプタータンパク質であるシグナル伝達兼転写活性化因子（STAT）を活性化して核内へシグナルが伝達される（JAK-STAT経路）．Mplのノックアウトマウスでは血小板減少症が認められる．また，骨髄増殖性腫瘍の1つである本態性血小板血症（ET）において，約半数の症例において *JAK2*V617F変異が認められる．*JAK2*V617F変異とは，

*JAK2*遺伝子exon14の1849番目のグアニンがチミンに1塩基置換することにより，JAK2タンパクの617番目のフェニルアラニンがバリンに置換（*JAK2*V617F）する結果，野生型ではTPOの刺激により初めて生じるシグナル伝達が，TPO非存在下においてもシグナル伝達が進行するようになり，血小板の産生が亢進して血小板増加症が引き起こされる．EPOや顆粒球コロニー刺激因子（G-CSF）と同様に，医薬品として遺伝子組換え型TPO製剤が開発されたが，臨床試験において，血小板増加作用は確認されたものの，中和抗体の産生と内因性TPOへの交差反応による重篤な血小板減少が出現して臨床試験は中止された．近年，内因性TPOと交差反応のないトロンボポエチン受容体作動薬が開発され，特発性血小板減少性紫斑病（ITP）あるいは"慢性肝疾患患者における血小板減少症において，待機的な観血的手技を行う場合"に保険適用が認められた．

トロンボポエチン受容体作動薬（thrombopoietin receptor agonist）

トロンボポエチン（TPO）は，巨核球・血小板系に作用する主要な造血因子である．血小板増加作用が期待された遺伝子組換え型TPO製剤は，中和抗体の産生などの理由により開発が中止された．TPO受容体作動薬は，TPO受容体であるMplに結合し，細胞内シグナル伝達系においてJAK-STAT経路を活性化し，骨髄巨核球の分化・増殖を促進して血小板産生を亢進させる小分子の治療薬である．血小板減少症をきたす疾患すべてが保険適用になっているわけではなく，遺伝子組換え製剤であるロミプロスチム（商品名：ロミプレート®注）と経口薬のエルトロンボパグ（商品名：レボレード®錠）

は，日本において特発性血小板減少性紫斑病（ITP）に保険適用がある．また，経口薬であるルストロンボパグ（商品名：ムルプレタ®錠）は，慢性肝疾患患者における血小板減少症において，待機的な観血的手技を行う場合に保険適用がある．投与中止後に血小板減少を認めることがあるなど，全血算を含めた検査値をモニタリングして副作用の発現に注意する必要がある．血小板数が増加しすぎると血栓症や血栓塞栓症などのリスクが高くなる．また，稀ではあるが，骨髄におけるレチクリン繊維の増生に伴う骨髄線維症が進展することがある．

トロンボモジュリン（thrombomodulin）

抗凝固機序において，血管内皮細胞の抗血栓作用は主要な役割を果たしている．血管内皮細胞上に存在するトロンボモジュリンは，トロンビンと結合することで，血液凝固カスケードにおけるフィブリノゲンからフィブリンへの転換，および血小板の活性化作用を阻害することで抗凝固作用を発揮する．また，トロンビン-トロンボモジュリン複合体は，抗凝固因子であるプロテインC（protein C）を活性化して活性化プロテインC（activated protein C：APC）に転換する．APCは，血漿タンパク質であるプロテインS（protein S）の存在下で，活性化血液凝固第V因子（Va）および第VIII因子（VIIIa）を分解して不活化することで，トロンビンの生成を阻害する．従って，血管内皮細胞上のプロテインC依存性抗凝固反応は，極めて重要な抗凝固機序であり，プロテインCとプロテインSの欠損症は静脈血栓症のリスクである．トロンボモジュリンは，トロンビンによるPCの活性化を促進する補助因子（トロンビンのモジュレーター）から命名された．トロンボモジュリンは，抗凝固

作用だけではなく，線溶系の阻害作用，がんの増殖阻害作用，レクチン様ドメインを介した抗炎症作用など，多面的な機能をもつ．抗凝固薬として，遺伝子組換え型トロンボモジュリン製剤であるトロンボモジュリン アルファ（商品名：リコモジュリン®）は，播種性血管内凝固（DIC）の治療薬として使用されている．DICの発生機序は基礎疾患により異なるが，トロンビンの過剰産生が起こることは共通している．トロンボモジュリン アルファは，天然のトロンボモジュリンと同様に，トロンビンによるプロテインCの活性化を促進し，その結果生じたAPCは血液凝固カスケードにおいてVaとVIIIaを不活化することでトロンビンの生成を抑制し，血液凝固系の活性化を阻害する．トロンボモジュリン アルファは，主に腎臓から排泄されるため，腎機能障害がある患者では，症状に応じて適宜減量する必要がある．

ナチュラルキラー（NK）細胞（natural killer cell）

　　NK細胞は，リンパ球の中で細胞質にアズール好性の粗大顆粒を有する大型のリンパ球（large granular lymphocyte）であり，異物であるウイルス感染細胞や腫瘍細胞などに対する細胞傷害活性をもち，自然免疫を担う白血球の1つである．NK細胞は，T細胞およびB細胞と共通の前駆細胞から分化するが，両者に特異的な表面形質，すなわちT細胞のT細胞受容体（TCR）・CD3・CD4・CD8およびB細胞の表面免疫グロブリン・CD19・CD20は発現していない．NK細胞の表面形質は，CD16とCD56が陽性であり，通常$CD2^+$，$CD3^-$，TCR^-，$IL-2R\beta^+$，$LFA-1^+$である．NK細胞の細胞傷害活性は，細胞傷害性T細胞（CTL）とは異なり，抗原提示細胞による異物の抗原ペプチドの提示を必要とせず，非特異的に標的細胞を攻撃する．主要組織適合抗原（MHC）クラスI分子は，自己の細胞に発現していることから，NK細胞は，MHCクラスI分子を発現している自己細胞は攻撃しない．NK細胞は，NK細胞受容体（CD161，NKR-P1）により標的細胞の特定の糖鎖を認識し，MHCクラスI分子受容体（KIR受容体，NKG2受容体）により標的細胞のMHCクラスI分子の有無を認識して，MHCクラスI分子を失った標的細胞を傷害する．NK細胞は，顆粒に存在するパーフォリン（perforin）やグランザイム（granzyme）などを標的細胞の近傍で放出し標的細胞を攻撃する．パーフォリンは，CTLやNK細胞の顆粒内に存在する細胞溶解性タンパク質であり，標的細胞の細胞膜上で重合して貫通孔（pore）を形成し，グランザイムなどの顆粒内物質を送り込む．細胞膜に貫通孔が形成されると，放出されたpro-apoptotic proteaseであるグランザイムが，受動拡

散により細胞内へ侵入し，標的細胞の細胞死を誘導して破壊する．CTLによる標的細胞の排除には一定の時間が必要であり，迅速に細胞傷害活性を発揮するNK細胞との役割分担は，生体防御機構において重要である．

難治性貧血 (refractory anemia)

難治性貧血とは，代替療法がない，あるいは治療が困難な原疾患によって生じる貧血を総称していう．難治性貧血をきたす代表的な疾患として，重症βサラセミアがあり，骨髄異形成症候群や再生不良性貧血において，原疾患に対する治療が奏効しない場合も該当する．また，慢性の感染症，炎症，悪性腫瘍などの基礎疾患を有する患者において貧血を認めることがある．マクロファージ由来のインターロイキン (IL)-1β，IL-6，腫瘍壊死因子-α (TNF-α) などの炎症性サイトカインが，肝臓におけるヘプシジンの産生を亢進させ，消化管における鉄吸収とマクロファージからの鉄放出を抑制して血清鉄の減少をきたし，小球性から正球性の貧血を呈する．基礎疾患を改善することが治療の基本であるが，治療が困難な場合にはエリスロポエチン製剤が有効なことがある．補充療法として，長期にわたって赤血球輸血を行う必要があることから，鉄過剰症について注意を払う必要がある．

二次止血 (secondary hemostasis)

二次止血とは，止血機構において凝固因子が関与する後半部分をいう．血液凝固因子の働きにより，血小板からなる一次血栓の周囲をフィブリンで覆うことにより，強固な止血栓として完成させる反応である．血液凝固カスケードは，凝固因子が連続的かつ増幅的に活性化され

ることにより，最終的にフィブリン形成に至る反応系である．反応の引き金となる凝固因子の違いから，内因系（凝固系検査ではAPTT）と外因系（凝固系検査ではPT）の2つの経路に分けられるが，最終的には共通系としてフィブリノゲンからフィブリン形成に至るカスケードに合流する．血液凝固カスケードの最終産物であるフィブリンは，フィブリンモノマーが重合してフィブリンポリマーが形成され，さらに血液凝固第XIII因子の働きで架橋構造を形成して安定化フィブリンが形成される（フィブリン血栓）．その後，プラスミンを中心とした線溶系が働いて血栓を除去する線溶機構が働く（二次線溶）．線溶系が過剰に亢進すると，血管壁が修復される前に血栓を溶解するために出血傾向を呈するので，これを防ぐために，複数の線溶阻害因子が働いて線溶系を制御している．したがって，複雑な仕組みにより凝固線溶系の均衡は保たれているが，これらのバランスが崩れた場合には，凝固異常症としての疾患が引き起こされる．

二次性赤血球増加症（secondary erythrocytosis）

赤血球増多をきたす赤血球増加症（多血症）は，骨髄増殖性腫瘍（MPN）の1つである真性赤血球増加症（PV）と，主にエリスロポエチン（EPO）の産生亢進に伴う二次性赤血球増加症に大別される．PV患者の95％以上に認められる*JAK2*V617F変異は，EPO非存在下においてもEPO受容体のシグナル伝達が進行するようになり，赤血球の産生が亢進して赤血球増加症が引き起こされる．一方，二次性赤血球増加症には，①反応性EPO産生亢進：組織への酸素供給が低下する場合，すなわち大気中の酸素分圧低下（高所山岳地帯）および

慢性閉塞性肺疾患などによる肺胞換気障害，②病的EPO産生亢進：EPO産生腫瘍（腎細胞がんなど），③その他：脱水による血液濃縮がある．反応性にEPO産生が亢進する機序として，低酸素誘導因子（HIF）の1つであるHIF-1αは，低酸素条件下においてユビキチン-プロテアソーム系による分解を免れて安定化し，核内へ移行してHIF-1βとヘテロダイマーを形成し，標的遺伝子上流に存在する低酸素応答性領域（HRE）に結合して，*EPO*遺伝子や血管内皮増殖因子の*VEGF*遺伝子の転写活性化を行う．PVを診断するうえで，*JAK2*V617F変異の同定は必須であるが，二次性赤血球増加症を除外する必要がある．

二次性白血病（secondary leukemia）：治療関連白血病/骨髄異形成症候群を参照．

西ナイルウイルス（west Nile virus：WNV）

WNVは，デングウイルスやジカウイルスと同じフラビウイルス科フラビウイルス属に分類され，主にイエカ（culex）の刺咬により媒介されるが，ヤブカ属も媒介可能とされている．アジアにおいて，コガタアカイエカおよびアカイエカが主要な媒介蚊である．中間宿主はトリであるが，コウモリもその可能性がある．ウイルス名は，1937年に初めてアフリカのウガンダの西ナイル地方で発見されたことに由来する．ヒトにおいて，多くは不顕性感染であるが，3〜15日の潜伏期間で発熱や発疹などが一過性に出現する．重篤な場合には脳炎を発症することもある．WNV感染症は感染症法上の4類感染症に指定されており，全数把握のために，診断後直ちに届け出ることが医師に義務づけられている．WNVは，デ

ングウイルスやジカウイルスと同様に，血液由来の伝播（blood-borne transmission）によって感染するが，輸血によって感染した事例がCDCから報告されている．米国では，献血ドナーの感染症予備検査において，抗WNV抗体検査を実施されているが，日本では行われていない．したがって，献血における安全性を担保する必要がある．

灰色血小板症候群（gray platelet syndrome：GPS）

　　GPSは，先天性の血小板機能異常症の中でStorage pool病（SPD）の一病型であり，血小板のα顆粒が遺伝的に欠損するα-SPDをいう．SPDは，遺伝的に血小板の顆粒・放出機構に異常を認めるために出血傾向をきたす疾患である．常染色体劣性遺伝形式をとる．また，GPSは先天性巨大血小板症の一病型でもあり，末梢血塗抹標本において，α顆粒が欠失したために極めて染色性が低下した，灰色あるいは無色の膨化した血小板（ghost-like and gray appearance）を認めることが病名の由来である．電子顕微鏡による解析では，α顆粒がない特徴的な血小板形態が観察される．α顆粒は，血小板の細胞質に最も多く存在する顆粒で，血小板の粘着や創傷治癒に関連するタンパク質，具体的にはフィブリノゲン，ヴォン・ヴィレブランド因子，血小板第4因子，血小板由来増殖因子（PDGF），トロンボスポンジン，βトロンボグロブリンなどが貯蔵されている．血小板の活性化に伴って，これら顆粒内の物質は細胞外へ放出される（エキソサイトーシス）．GPSでは，血小板が生成する顆粒内タンパク質は欠失するが，エンドサイトーシスにより細胞内へ取り込むアルブミンなどは影響を受けない．GPSにおける異常の本質は，骨髄巨核球が生成する分泌タンパク質をα顆粒内に貯蔵できないことによると考えられている．GPSにおいて，血小板のα顆粒以外の濃染顆粒（δ顆粒）やリソソームは影響を受けないが，骨髄巨核球のα顆粒は減少している．正常では，骨髄巨核球のα顆粒に貯蔵されているPDGFなどが，GPSでは骨髄中に漏出するために，骨髄線維症を合併することが多い．原因遺伝子としてNBEAL2（neurobeachin-like 2）が同定された．

胚性幹細胞：ES 細胞を参照.

パイログロブリン (pyroglobulin)

パイログロブリンは，温度依存性タンパクの1つで，56〜60℃で30分間加温するとゲル化して白色に析出し，さらに100℃に熱しても，再び冷却しても溶解しない異常免疫グロブリンである．ちなみに，Bence Jones タンパクは，56℃前後でゲル化ではなく白濁沈殿し，さらに100℃に熱するか冷却すると再溶解する可逆的変化を示すことから，パイログロブリンとは異なる．パイログロブリンは，リンパ系造血器腫瘍である多発性骨髄腫，原発性マクログロブリン血症，慢性リンパ性白血病，悪性リンパ腫などで認められることがある．

白赤芽球症 (leukoerythroblastosis)

白赤芽球症は，末梢血中に骨髄芽球など幼若白血球と赤芽球の両者が出現する血液像を呈する場合をいう．類白血病反応では，末梢血中に赤芽球は出現しないことから，用語上は区別される．marrow-blood barrier の破壊により起こるとされており，代表的な病態として，急性白血病，髄外造血を呈する原発性骨髄線維症，骨髄癌腫症（悪性腫瘍の骨髄転移），骨髄抑制からの回復期などが知られている．

破砕赤血球 (fragmented red cell, schistocyte, schizocyte)

破砕赤血球は，赤血球が機械的損傷を受けて変形（断片化）したものをいう．形態は不定形で，三日月形 (crescents)，ヘルメット型 (helmets)，三角形 (triangles)，小型球状 (microspherocytes) など多彩である．赤血球破砕症候群 (red cell fragmentation syndrome)

の基礎疾患として，細血管障害性溶血性貧血（MHA）を引き起こす血栓性血小板減少性紫斑病（TTP）や溶血性尿毒症症候群（HUS），播種性血管内凝固（DIC），骨髄癌腫症，人工弁置換術，行軍ヘモグロビン尿症などがあり，骨髄異形成症候群（MDS）や巨赤芽球性貧血などでも破砕赤血球が認められることがある．

白血球除去フィルター（leukoreduction filter）：保存前白血球除去を参照．

白血球接着不全症（leukocyte adhesion deficiency：LAD）

LAD は原発性免疫不全症候群の中で食細胞機能異常症に分類される遺伝性疾患であり，常染色体劣性遺伝形式をとる．循環血液中の好中球が炎症部位に浸潤するためには，まず，好中球が血管内皮細胞へ接着（ローリングと粘着）することが重要であり，その後，血管内皮細胞の基底膜を通過して血管外へ遊出し，走化因子の濃度勾配を感知して炎症巣へ遊走し（走化性），細菌などを食作用により貪食して細胞内へ取り込み，ファゴリソーム（phagolysosome）内で殺菌消化する．この一連の過程において，最初のステップである血管内皮細胞への接着が行われないと，本来の好中球機能が発揮されずに易感染性を呈することになる．好中球の血管内皮細胞への接着において，双方に発現する接着分子が中心的な役割を担っており，セレクチン，インテグリン，免疫グロブリン（Ig）スーパーファミリーに属する3種類の接着分子が重要である．LAD は，好中球の接着分子である β_2 インテグリンあるいはセレクチンリガンドの発現異常に基づき，好中球による血管内皮細胞上のローリングおよび接着が障害される疾患である．したがって，好

中球が血管外へ遊出し,感染部位に浸潤することができず,細菌感染症に罹患しやすくなる.LAD は欠損する分子により3つに分類される.LADI は,β_2 インテグリンの共通のサブユニットである CD18 をコードする *INTGB2*（integrin beta 2 gene）遺伝子の変異により,3種類の β_2 インテグリンである CD11a/CD18,CD11b/CD18,CD11c/CD18 の発現が欠損することによる好中球の接着障害である.CD11b/CD18 は補体レセプターの CR3 であり,補体欠損症の中で CR3 欠損症に位置づけられる.LADII は,*FUCT1*〔guanosine diphosphate (GDP)-fucose transporter gene〕遺伝子の変異により,セレクチンリガンドのフコシル化炭水化物（sLe^x,CD15a）が欠損することによるローリングの障害である.LADIII は,β インテグリンのアダプタータンパク質である Kindlin-3 をコードする *KINDLIN3*（*FERMT3*）遺伝子の変異に基づき,すべての β インテグリン（1と2は白血球に発現,3は血小板に発現）の活性化障害により,好中球と血小板の両者に機能異常をきたす.患者の多くはトルコ人である.LADI において,臍帯脱落遅延,反復性の重症細菌感染症,白血球増加症,創傷治癒の遅延,歯肉炎などを発症する.CD18 の発現率によって,重症型（2％以下）と軽症〜中等症（2〜30％）に分けられる.治療として,重症型では造血幹細胞移植が行われるが,軽症〜中等症では抗菌薬の投与が主体である.LADII における易感染性は,LADI と比較して重症度は低く,反復性ではあるが軽症である.また,精神発達遅滞を合併することがあること,および赤血球のA 抗原,B 抗原,H 抗原を欠失する稀なボンベイ血液型（hh）を呈することが特徴である.LADIII において,LADI と同様の易感染性を呈するだけではなく,先天性

血小板機能異常症の中で，血小板膜表面のGPIIb/IIIa複合体（αIIbβ3インテグリン）の量的・質的異常をきたす血小板無力症と同様の出血傾向を呈する．治療として，造血幹細胞移植が行われる．

白血球増加症 (leukocytosis)

健常人の末梢血白血球数は，医療機関によって若干の違いを認めるが，一般的には4,000～8,000/μLであり，白血球数が1万/μL以上に増加した場合を白血球増加症という．白血球の数的増加をきたす疾患として，感染症が最も一般的であるが，造血器疾患では急性白血病・慢性白血病・骨髄増殖性腫瘍（MPN）など，大出血，喫煙者（ヘビースモーカー）など様々な病態で認められる．白血球増加症の鑑別診断として，末梢血塗抹標本による白血球分画を検査することが重要である．健常人において，末梢血中に出現する白血球は，顆粒球（好中球，好酸球，好塩基球），リンパ球，単球の5種類であり，各血球の占める比率は病態によって変化する．また，病的状態において，これら5種類以外の細胞も出現する．末梢血中に出現しうる骨髄系細胞は，骨髄芽球（myeloblast）→前骨髄球（promyelocyte）→骨髄球（myelocyte）→後骨髄球（metamyelocyte）→桿状核好中球（band-form neutrophil）→分葉核好中球（segmented neutrophil）の順に分化・成熟し，形態学的にも区別される．左方移動とは，分葉核好中球よりも未熟な桿状核好中球が，通常よりも多く末梢血中に出現する場合，あるいは更に未熟な後骨髄球や骨髄球が末梢血中に出現する場合をいう．文字通り，上記の細胞分化の順番において，左方寄りの細胞が出現することを意味する．白血球増加症と左方移動の両者を呈する代表的な病

態として，感染症の急性期があり，顆粒球コロニー刺激因子（G-CSF）や副腎皮質ステロイド剤の投与においても認められる．ちなみに，悪性腫瘍において，腫瘍細胞自体がG-CSFを産生するG-CSF産生腫瘍でも白血球増加症を呈する．また，末梢血中に前骨髄球や骨髄芽球が出現し，白血球増多症を認める場合には，類白血病反応（leukemoid reaction）として，用語上は区別される．類白血病反応は，白血病以外の病態において，白血球増加症および末梢血中の幼若白血球の出現など，白血病に類似した血液像が認められる場合をいい，重症感染症，骨髄癌腫症（悪性腫瘍の骨髄転移），大出血などで認められる．また，末梢血中に骨髄芽球など幼若白血球と赤芽球の両者が出現する血液像を呈する場合は白赤芽球症（leukoerythroblastosis）といい，用語上は類白血病反応と区別される．白血病では，白血病裂孔を認める場合には急性白血病を，認めない場合には慢性骨髄性白血病（CML）を考慮する必要がある．

白血病化（leukemic transformation）

　白血病化とは，悪性腫瘍において，腫瘍細胞が末梢血中に出現することをいう．造血器腫瘍において，悪性リンパ腫（ML）は腫瘤形成型のリンパ系腫瘍であるが，MLの経過中に骨髄浸潤を経て，リンパ腫細胞が末梢血中に出現して白血病化することがある．MLの一病型である脾辺縁帯リンパ腫（splenic marginal zone lymphoma）において，リンパ腫細胞は，主に脾臓で増殖し骨髄浸潤を認めることが多く，末梢血中に出現するとvillous lymphocyteの形態をとり，SLVL（splenic lymphoma with villous lymphocyte）と呼ばれる．SLVLは，慢性リンパ性白血病（CLL）やヘアリーセル白血病

との鑑別が重要である．また，多発性骨髄腫は，抗体産生細胞である形質細胞が腫瘍性に増殖するB細胞腫瘍である．異型形質細胞の増殖の主体は骨髄であるが，稀に末梢血中に出現して続発性（二次性）の形質細胞性白血病へ移行することがある．非造血器腫瘍である固形がんにおいて，腫瘍細胞が骨髄内に多発性かつ広範囲に転移し，骨髄組織が腫瘍細胞に置換された状態（骨髄癆）を骨髄癌腫症（bone marrow carcinosis）という．固形がんにおいて，がん細胞が末梢血中に出現することは非常に稀である．

白血病性髄膜症（leukemic meningiosis）

白血病性髄膜症とは，白血病の髄膜浸潤をさす用語であり，現在は中枢神経系白血病（CNSL）が一般的である．中枢神経系（CNS）には血液脳関門が存在し，通常の抗腫瘍剤は髄液への移行が不良である（聖域，sanctuary：眼球および性腺を含む）．したがって，抗腫瘍剤であるメトトレキサート（MTX）あるいはシタラビン（Ara-C）を直接髄腔内へ投与する必要がある（髄注療法）．急性リンパ性白血病（ALL）では，診断時のCNS浸潤の合併率は10％未満とされているが，CNS再発予防療法を行わなければ，50％程度の症例にCNS再発が生じる．一般的なCNS再発予防療法として，18〜24 Gyの頭蓋照射とMTXの髄注を行うが，晩期後遺症を考慮して頭蓋照射を省略する場合には，大量Ara-C療法（あるいは大量MTX療法）とMTX髄注を行う．MTX髄注単独あるいは大量化学療法だけでは，CNS再発予防としては不十分である．CNSLを治療する場合には，髄液所見が正常化するまでMTXあるいはAra-Cの髄注療法を継続する．CNS再発をきたすと骨

髄再発の可能性は高くなるので，全身の化学療法を同時に行うことが重要である．放射線療法として全脳照射，および MTX 髄注あるいは大量 MTX 療法が行われた場合，白質脳症（leukoencephalopathy）が起きることがある．白質脳症とは，前頭頂部白質の多発性壊死と脱髄により，昏迷・歩行障害・言語障害・筋緊張・痙攣など精神神経症状が出現し，進行すると死に至るものである．

白血病裂孔（hiatus leukemics）

白血病裂孔は，主に急性白血病の末梢血血液像および骨髄像において，白血病芽球を中心とした未熟な幼若細胞が主体をなし，成熟細胞（分葉核好中球など）との間に，中間の分化段階の細胞がほとんど認められない状態をいう．対照的に，慢性骨髄性白血病（CML）では白血病裂孔を認めず，ほとんどすべての分化段階の骨髄系細胞が認められる．

発熱性好中球減少症（febrile neutropenia：FN）

好中球は，自然免疫を担う食細胞の中で，細菌感染において主要な役割を果たす血球であり，その絶対数が減少する好中球減少症は，細菌感染症に罹患するリスクを増大させる．好中球数が 1,000/μL 以下になると発熱の頻度が増加し，500/μL 以下ではさら増加し，100/μL 以下に減少すると発熱および感染症は必発とされている．日本において，FN は好中球数が 500/μL 未満，あるいは 1,000/μL 未満であるが 500/μL 未満になる可能性がある状況下で，1 回の腋窩温が 37.5℃以上（口腔内温≧38℃）の発熱が生じ，他の発熱の原因を除外できる場合と定義される．FN の原因として，ほとんどが不明熱

であり，肺炎など臨床的に感染症と診断される場合は10〜20％程度で，FN における血液培養陽性率は 10％以下である．近年，FN 患者の血液培養分離菌として，コアグラーゼ陰性ブドウ球菌，黄色ブドウ球菌，レンサ球菌などグラム陽性菌の頻度が高い．この理由として，造血器悪性腫瘍の治療に際して，中心静脈カテーテルを挿入して患者管理を行うことが多いことから，皮膚常在のグラム陽性菌がカテーテル挿入部を介して，皮下トンネル感染や血流感染を起こすこと，および発熱前から予防的な経口抗菌薬投与が行われることなどが，グラム陽性菌の検出率増加の要因となっていると思われる．緑膿菌による菌血症は死亡率が高く，適切な抗菌薬治療が24 時間以内に開始されなかった場合，死亡率は 40％に達するとされる．また，多剤耐性緑膿菌とりわけカルバペネム耐性緑膿菌の分離頻度が比較的高く，適切な抗菌薬の使用が推奨される．好中球減少症の持続期間が長期にわたる場合には，カンジダ属やアスペルギルス属など真菌感染症も考慮する必要がある．FN は，時に重篤な転帰をとることがあり，適切な検査を行って，速やかに抗菌薬投与を開始する必要がある．また，好中球数を増加させる目的で顆粒球コロニー刺激因子（G-CSF）製剤を投与することも重要である．ポリエチレングリコールを結合させた（PEG 化）持続型 G-CSF 製剤であるペグフィルグラスチム（商品名：ジーラスタ®）は，既存の G-CSF 製剤において認められていなかった"がん化学療法による発熱性好中球減少症の発症予防"に対して保険適応がある．

発熱性非溶血性輸血副作用（febrile non-hemolytic transfusion reaction：FNHTR）

　FNHTRは，輸血中〜輸血終了後数時間以内に，38℃以上または輸血前より1℃以上の体温上昇，あるいは悪寒・戦慄のいずれかあるいは両者を認める場合をいう．悪寒・戦慄のみで，発熱を認めない場合もある．発熱を認める輸血副作用を表5に示すが，他の発熱の原因を認めない場合にFNHTRと診断する．輸血用血液製剤中の残存白血球と患者血液中の抗白血球抗体との抗原抗体反応，および血液製剤の保存中に血液バッグ内で産生されたサイトカインなどが原因として考えられている．赤血球輸血においては抗白血球抗体の役割が重要であり，患者の抗白血球抗体が血液製剤中の白血球抗原と結合し，その抗原抗体複合物が患者マクロファージを活性化して発熱性サイトカイン〔インターロイキン1（IL-1β），腫瘍壊死因子-α（TNF-α）など〕を放出すると考えられている．血小板輸血においては，血液製剤の保存中に残存白血球から産生される発熱性サイトカインの役割が重要であると考えられる．治療として，症状に応じて，アセトアミノフェンを投与することがある．抗ヒスタミン剤の適応はないと考えられる．白血球除去フィルターを使用して，輸血用血液製剤中の白血球数を減少させることによりFNHTRを防止することが可能である．日本において，平成16年10月より，すべ

表5　発熱を認める輸血副作用

1. ABO血液型不適合輸血
2. 輸血用血液製剤による細菌感染症
3. 輸血関連急性肺障害（TRALI）
4. 発熱性非溶血性輸血副作用（FNHTR）

ての輸血用血液製剤に対して保存前白血球除去を実施しており，現在，FNHTRを認めることは少なくなった．したがって，輸血開始後早期に発熱が出現した場合には，急性溶血反応など他の重篤な輸血副作用を疑って対処する必要がある．

バフィコート（buffy coat）

バフィコートは，抗凝固剤を用いて採血した血液を遠心分離した際に，赤血球層（下層）と血漿（上層）の間の白く薄い細胞層をさし，主に白血球の中で単核球と血小板からなる．遠心条件により，血小板がほとんど含まないことがある．

ハプトグロビン（haptoglobin）：ハプトグロビン欠損症を参照．

ハプトグロビン欠損症（haptoglobin deficiency）

ハプトグロビン（haptoglobin）は，血中に遊離したヘモグロビンと特異的に結合する血漿タンパクであり，ハプトグロビン・ヘモグロビン複合体を形成して肝臓へ運搬し処理する働きをもつ．したがって，血管内溶血により遊離ヘモグロビンが血液中に放出された場合には，血液中のハプトグロビンは消費され，血清ハプトグロビン値は低下する．ハプトグロビン欠損症は，無ハプトグロビン血症（ahaptoglobinemia）ということもある．ハプトグロビン遺伝子の欠失アリル（Hp^{del}）のホモ接合体に由来する先天性ハプトグロビン欠損症（Hp^{del}/Hp^{del}）は，日本人の約4,000人に1人の割合で存在するとされている．先天性ハプトグロビン欠損症は，通常は無症状であるが，選択的IgA欠損症と同様に，新鮮凍結血漿

(FFP)や血小板製剤といった血漿成分を多く含む輸血用血液製剤および静注用の免疫グロブリン製剤（IVIG）など，ハプトグロビンを含む血液製剤が投与された場合には，抗ハプトグロビン抗体が産生され，次に，通常の輸血用血液製剤や免疫グロブリン製剤を投与すると重篤なアナフィラキシー反応を呈するので注意が必要である．抗ハプトグロビン抗体が産生された先天性ハプトグロビン欠損症の患者において，赤血球輸血が必要な場合には，血漿成分を取り除いた洗浄赤血球製剤あるいは解凍赤血球製剤を，血小板輸血を行う場合には洗浄血小板製剤を使用する．FFPを輸血する場合には，事前に日本赤十字社血液センターに相談することで，ハプトグロビン欠損登録者のFFPの在庫を供給してもらうことが可能である．

ハプトグロビン製剤（haptoglobin preparation）

ハプトグロビン（haptoglobin）は，主に肝臓で作られ，血中に遊離したヘモグロビンと特異的に結合する血漿タンパクであり，ハプトグロビン・ヘモグロビン複合体を形成して肝臓へ運搬して処理する働きをもつ．ハプトグロビンの名称は，グロビンに親和性を有するハプテン（単独では抗原とならないが，タンパク質と結合することにより抗原となる低分子物質）に由来する．通常，ハプトグロビンが血中に十分量存在する場合や溶血が軽度の場合には，遊離ヘモグロビンはハプトグロビンによりスムーズに処理され，血液中に遊離ヘモグロビンは検出されない．しかし，血管内溶血により血液中に大量の遊離ヘモグロビンが放出された場合には，血液中のハプトグロビンは消費されて消失してしまう．その結果，過剰の遊離ヘモグロビンは，糸球体を通過して尿中に排泄

され（ヘモグロビン尿症），尿細管上皮細胞に取り込まれてヘムとグロビンに分解される．ヘムは尿細管上皮細胞に対して毒性を示し，尿細管を障害して腎障害を引き起こす．ハプトグロビン製剤は，血液中の過剰な遊離ヘモグロビンと複合体を形成して肝臓へ運搬することで，溶血による腎障害を防止する目的で投与される．また，遊離ヘモグロビンが尿中へ排泄されることによる鉄の喪失を防ぐ意味もある．ハプトグロビン製剤の現行製品として，ハプトグロビン静注2000単位「ベネシス」（日本血液製剤機構）があり，熱傷・火傷，輸血，体外循環下開心術などの溶血反応に伴うヘモグロビン血症，ヘモグロビン尿症の治療に適応がある．

汎血球凝集反応（polyagglutination：PA）

PAは，赤血球膜抗原の異常により，血液型とは無関係に，ほとんどすべての成人血清と非特異的な凝集反応を起こす現象である．潜在抗原（cryptantigen）であるT抗原（T, Th, Tk, Tx, Tnなど）は，通常，N-アセチルノイラミン酸（シアル酸）などに覆われており，赤血球表面には露出していない．一方，ほとんどの人が潜在抗原に対する自然抗体（IgM抗体）を保有しているが，抗原が赤血球表面に露出していないことから，抗体が問題を引き起こすことはない．PAはABO血液型検査におけるオモテ試験とウラ試験の不一致および交差適合試験の副試験において，非特異的な凝集反応として発見されることが多い．PAを示す赤血球は，新鮮な成人AB型血清と凝集するが，臍帯血清では凝集せず，自己血清とも反応しない．また，直接抗グロブリン試験は陰性である．PAは，成因から後天性と遺伝性に大別される．後天性PAとして，細菌感染症やウイルス感染症

において，微生物由来の酵素の作用で潜在抗原が赤血球表面に露出することにより，血漿中の抗体と反応して赤血球凝集をきたすものである．微生物由来の酵素として，シアリダーゼによりT抗原が，β-ガラクトシダーゼによりTk抗原が赤血球表面に露出してPAが惹起される．後天性PAの中で"T activation"は，潜在抗原の1つであるT抗原が，赤血球表面に露出して抗T抗体と反応しやすくなるものであり（活性化），小児や乳幼児では最も普通にみられるタイプである．ほとんどは良性で，血液型検査や交差適合試験の際に，非特異的凝集反応として認められる試験管内の反応であるが，患者に血漿製剤を輸血すると溶血反応をきたすことがある．したがって，T activationと診断された患者に対して輸血を行う場合には，患者のABO血液型と同型の洗浄赤血球製剤あるいは洗浄血小板製剤を使用し，新鮮凍結血漿の輸血は避けるべきである．起炎菌として，肺炎球菌，クロストリジウム，コレラ菌，インフルエンザウイルスが多いとされているが，感染症に対する治療が奏効すると汎血球凝集反応は消失する．T activationは，種々のレクチンのパネルを用いた特徴的な反応により，他の汎血球凝集反応と区別される（Th，Tk，Tx，Tn）．一方，遺伝性PAはCad，NOR，HEMPASなどに分類される．先天性赤血球形成異常性貧血（CDA）は，先天的に赤血球系細胞に形成異常があり，慢性の不応性貧血，無効造血，続発性ヘモクロマトーシスを伴う疾患群であるが，CDAII型はHEMPAS（Hereditary Erythroblastic Multinuclearity with a Positive Acidified Serum lysis test）として，赤血球抗原の糖鎖付加（glycosylation）が不完全なために潜在抗原が露出してPAを呈するものである．

汎血球減少症 (pancytopenia)

　　汎血球減少症は，血液検査項目の全血算において，白血球，赤血球，血小板の3系統の血球数がすべて減少した状態をいう．汎血球減少症をきたす疾患として，急性白血病などの造血器腫瘍，再生不良性貧血，骨髄異形成症候群（MDS），発作性夜間血色素尿症（PNH）などの骨髄不全症候群，巨赤芽球性貧血などの血液疾患だけではなく，全身性エリテマトーデス（SLE）などの膠原病，巨脾によるバンチ症候群や肝硬変などがある．診断するためには，末梢血液像だけではなく，骨髄検査（骨髄穿刺，骨髄生検）が必須である．典型的な骨髄所見として，①急性白血病：過形成で白血病芽球を多数認めるが正常造血は抑制されている，②再生不良性貧血：低形成で脂肪髄を呈し3血球系の造血が抑制されている，③骨髄異形成症候群：正～過形成で3系統の血球系に多彩な血球形態異常を認める，④巨赤芽球性貧血：特徴的な巨赤芽球を認め，末梢血塗抹標本において過分葉好中球を認める．

播種性血管内凝固 (disseminated intravascular coagulation：DIC)

　　DICは，種々の基礎疾患に起因して凝固系が活性化し，全身の細小血管内に微小血栓が多発して臓器障害を呈するだけではなく，凝固因子と血小板が大量に消費されるために減少し，線溶系も活性化することで出血傾向をきたす重篤な病態である．基礎疾患として，急性白血病，特に，急性前骨髄球性白血病（APL），敗血症，固形がん，産科的疾患（常位胎盤早期剥離など）に合併しやすいが，外傷や熱傷などの組織壊死でもDICをきたしうる．DICの検査所見として，血小板減少症に加え，

凝固系検査においてAPTT延長，PT延長，フィブリノゲン低下，アンチトロンビン低下，FDP高値，Dダイマー高値などを認める．DICは，凝固系と線溶系が同時に亢進する病態であり，凝固優位型DICと線溶優位型DICに大別される．敗血症に代表される凝固優位型DICでは，エンドトキシンやサイトカインが放出されて血管内皮細胞が障害され，組織因子と同時に放出される線溶阻害因子の影響で凝固系が優位となる結果，血栓性臓器障害による症状が前面に出る．一方，APLに代表される線溶優位型DICでは，組織因子に加え，組織型プラスミノゲンアクチベーター（t-PA）やアネキシンIIが白血病細胞から放出されるために，線溶系が優位に活性化されて出血傾向が前面に出る．両者の鑑別において"Dダイマー/FDP比"が用いられ，凝固優位型DICではDダイマー/FDP比は上昇し，線溶優位型DICではDダイマー/FDP比は低下する．DICの治療は，基礎疾患に対する治療を優先するが，抗凝固療法，抗線溶治療，凝固因子の補充を病態に応じて併用するのが原則である．凝固優位型DICでは，抗凝固療法を主軸において，ヘパリンや低分子ヘパリンなどを使用する．また，アンチトロンビン活性が70％未満に低下している場合には，アンチトロンビン製剤の投与も行う．一方，線溶優位型DICでは，合成プロテアーゼ阻害薬（ガベキサート，ナファモスタット）などを使用する．遺伝子組換え型トロンボモジュリン製剤（商品名：リコモジュリン®）は，トロンビンと結合することで，血液凝固カスケードにおけるフィブリノゲンからフィブリンへの転換，および血小板の活性化作用を阻害する．輸血療法に関して，血小板減少症や凝固因子の欠乏により著明な出血症状を認める場合には，抗凝固療法を併用しな

がら，血小板製剤および新鮮凍結血漿を投与する．

ビタミン K 欠乏症（vitamin K deficiency）

　ビタミン K（VK）依存性凝固因子である血液凝固第 II 因子（プロトロンビン），第 VII 因子，第 IX 因子，第 X 因子は，VK が存在しないと正常な凝固因子活性を発揮できない．"K" の語源は，オランダ語で凝固を表す Koagulation（英語では coagulation）に由来している．VK 依存性凝固因子は，前駆体タンパク（protein induced by vitamin K absence or antagonists：PIVKA）がつくられた後，その N 末端近傍のグルタミン酸（Glu）残基のγ位に，カルボキシル基が付与されてγ-carboxyglutamic acid（Gla）となり完成する．VK は，Glu 残基を Gla 残基に変換するγ-グルタミルカルボキシラーゼの補酵素として働く．VK 欠乏の要因として，① VK 摂取量の著しい減少（低栄養），②抗生剤投与による腸内細菌叢の減少，VK 非産生菌への移行，③肝・胆道疾患における胆汁流出障害，重症下痢の遷延，吸収不全症候群による VK 吸収能の低下，④ VK 酸化還元サイクルの障害などにより VK 欠乏をきたすが，複合的な病態も多い．VK 欠乏性出血症は，主に新生児，幼若乳児，肝・胆道疾患患者，重症下痢が遷延している患者，抗生剤を長期間投与されている患者などに認められる．VK 欠乏が新生児に認められる理由として，VK は経胎盤移行性が悪く出生時の備蓄が少ないこと，腸内細菌叢が形成されていないこと，母乳中の VK 含有量は少なく個人差が大きいこと，などが要因として考えられる．また，VK は胆汁酸と膵液の存在下に小腸上部から吸収されるので，先天性胆道閉鎖症などに合併することがある．代表的な経口抗凝固薬であるワルファリンは，VK

還元酵素およびVKエポキシド還元酵素の活性を低下させることにより，VKの酸化還元サイクルを止めてVK欠乏状態を作り出すことで抗凝固作用を発揮する．また，ワルファリンを投与する際のモニタリングにプロトロンビン時間（PT）を用いる理由として，半減期の短い血液凝固第VII因子を反映するPTが敏感に変動するためである．治療として，VK製剤による補充が主体である．合併症のない新生児と乳児に対しては，出生直後，生後1週間（産科退院時），生後1カ月の3回，VKシロップを予防投与する．

ヒトTリンパ向性ウイルスI型（human T-lymphotropic virus type-I：HTLV-I）

HTLV-Iは，成人T細胞白血病/リンパ腫（adult T cell leukemia/lymphoma：ATLL），HTLV-I関連脊髄症（HTLV-I associated myelopathy：HAM），HTLV-Iぶどう膜炎（HTLV-I uveitis：HU）の原因ウイルスである．HTLV-Iは一本鎖RNAウイルスであり，レトロウイルス科デルタレトロウイルス属に分類される．HTLV-IはヒトT細胞に感染し，核内へ移行して逆転写酵素によりRNAからcDNAを生成し，宿主DNAに組み込まれプロウイルスを形成する．造血器腫瘍の診療において，ATLLの患者がHTLV-I抗体陽性と判明した場合に，その時点でATLLと診断することはできない．その腫瘍がATLL（HTLV-I関連）と診断するためには，腫瘍組織の一部を検体としてDNAを抽出し，サザンブロット法によりクローン性（HTLV-Iプロウイルスのインテグレーション）を検出する必要がある．HTLV-Iの感染者は，大多数が無症候性キャリアであり，感染者のうち少数が発症する．HTLV-Iは，

フリーのウイルス粒子の感染効率が非常に悪いことから，感染の成立には感染細胞と非感染細胞の細胞間接触が必要と考えられている．したがって，個体間の感染には，感染リンパ球の移行が必要である．感染ルートの第1は，母乳中のリンパ球を介する母子感染である．母親がHTLV-Iキャリアの場合，その子供は15〜30％が感染する．これを遮断するために，キャリアの母乳を中止して人工乳に切り替えても，2〜3％の子どもに感染が成立するとされている．第2のルートは，精液中のリンパ球を介する夫婦間感染（主に夫から妻へ）である．しかし，ATLL発症の潜伏期は非常に長いことから，成人後の感染が成立しても発症することは稀である．第3の感染ルートは輸血である．上述したように，HTLV-I感染が成立するためには感染リンパ球の移行が必要であることから，輸血用血液製剤の中で，細胞成分を含まない新鮮凍結血漿は，HTLV-I感染においては安全といえる．一方，赤血球製剤と血小板製剤については，製造工程において白血球（主にリンパ球）が1バッグ当たり10^6個程度残存することから，これらの製剤はHTLV-Iを伝播させうる．1986年より献血ドナーの予備検査において，HTLV-I抗体検査が実施されており，2008年より化学発光酵素免疫測定法（chemiluminescent enzyme immunoassay：CLEIA法）で検査が行われている．スクリーニング法で陽性の場合には，確認法としてウェスタンブロット法が行われる．

ヒトパルボウイルス B19（human parvovirus B19）

ヒトパルボウイルスB19は種特異性が強く，ヒトを固有宿主とする一本鎖DNAウイルスであり，パルボウイルス科エリスロウイルス属に分類される．ウイルスが

感染すると赤芽球系前駆細胞内で増殖する．伝染性紅斑（リンゴ病），先天性赤芽球癆（Diamond-Blackfan貧血），胎児水腫の原因ウイルスである．ヒトパルボウイルスB19の感染症は，宿主により無症状〜軽症〜重症と病型が異なる．一般に，飛沫による経気道感染後，16〜18日の潜伏期を経て，小児では60〜70％が伝染性紅斑の病型を呈する．成人では必ずしも典型的な伝染性紅斑の病型を呈さず，不顕性感染も多い．先天性・後天性免疫不全症候群および抗がん剤・免疫抑制剤の投与により免疫不全状態にある患者がヒトパルボウイルスB19に感染した場合には，ウイルスの排除が速やかに行われないために，慢性骨髄不全の病態をきたすことがある．また，妊婦が感染した場合には，胎盤を介して感染した胎児は貧血に陥り，心筋細胞への感染も伴って心不全状態となり，胎児水腫，流産ないし死産の原因となる．遺伝性球状赤血球症において，ヒトパルボウイルスB19の感染によって赤芽球系前駆細胞が破壊されると，急性赤芽球癆や骨髄無形成発作（aplastic crisis）をきたす．ヒトパルボウイルスB19は，輸血用血液製剤や血漿分画製剤を介しても感染する．血漿分画製剤で感染する理由として，ヒトパルボウイルスB19は加熱・酸・クロロホルム・界面活性剤に抵抗を示し，血漿分画製剤の製造工程におけるSD処理によっても不活化されないことによる．現在，献血ドナーの予備検査において，CLEIA法による抗原検査が行われている．

ヒトヘルペスウイルス8（human herpesvirus 8：HHV-8）

HHV-8は，8番目に発見されたヘルペスウイルスであり，カポジ肉腫関連ヘルペスウイルス（Kaposi's sarcoma-associated herpesvirus，KSHV）とも呼ばれる．

ヒトに悪性腫瘍を引き起こすがんウイルスであり，カポジ肉腫以外に，primary effusion lymphoma（PEL）やキャッスルマン病（MCD）などのリンパ系腫瘍の発症にも関与する．HHV-8 は巨大なエンベロープを有する二本鎖 DNA ウイルスであり，ウイルスゲノムにはウイルスの複製に重要な遺伝子の他に，多数のヒト遺伝子ホモログが含まれている．健常人における血清 HHV-8 抗体陽性者の割合は，アフリカ諸国で 40〜50％，地中海沿岸で 10％程度，他の地域では 5％以下であり，日本人では 1％である．カポジ肉腫などの HHV-8 関連腫瘍において，HHV-8 の潜伏感染が病態を形成しているが，潜伏感染タンパクである LANA は病原性に重要である．HHV-8 のヒト遺伝子ホモログの翻訳産物は，宿主本来の分子の機能を阻害することにより，生体の免疫機構からの回避および発癌機構に関与するとされている．ウイルス分子が宿主分子の本来の機能を乗っ取ることを海賊行為にたとえて，分子海賊行為（molecular piracy）という．

ヒト免疫不全ウイルス（human immunodeficiency virus：HIV）

　HIV は，後天性免疫不全症候群（AIDS）の原因ウイルスであり，血清学的・遺伝学的性状の異なる HIV-1 と HIV-2 のサブタイプがある．HIV は，レトロウイルス科レンチウイルス属に分類される一本鎖 RNA ウイルスで，ウイルスゲノムや種々のウイルスタンパク質を含むコア構造とそれを取り囲む球状のエンベロープから構成される．ウイルス粒子の外側を構成するエンベロープには，糖タンパク質 gp120 と gp41 の三量体からなるスパイクが外側に突き出しており，標的細胞であるヘル

パーTリンパ球や単球・マクロファージのCD4抗原およびケモカイン受容体であるCCR5あるいはCXCR4に結合して感染する．引き続いてHIVのウイルス膜と宿主の細胞膜を融合させ，逆転写酵素やインテグラーゼなどのウイルスタンパク質を含むコアを細胞質に注入する．コアの崩壊（脱殻）に伴い，ウイルスの逆転写酵素の働きによりウイルス一本鎖RNAゲノムは二本鎖DNAに変換されて核内に移行し，ウイルスのインテグラーゼの作用により宿主の染色体に組み込まれる（ウイルスDNAの組込み）．その後，ウイルスDNAは宿主のRNAポリメラーゼとHIV調節遺伝子産物Tatの協調によってウイルスmRNAに転写されて核外へ輸送され，細胞質では種々のウイルスタンパク質前駆体が合成されて細胞膜に輸送される．細胞膜直下の感染性を有しない未成熟ウイルス粒子は，宿主細胞表面から出芽・放出される．放出後に，ウイルスのプロテアーゼによりタンパク質前駆体は切断され，再構成されたコア構造を形成して感染性を獲得した成熟ウイルス粒子となる．したがって，HIVの複製過程において，感染細胞は破壊されて死滅することから（細胞溶解性複製），HIVの主な標的細胞であるヘルパーT細胞が減少することが，AIDSにおいて細胞性免疫機構の破綻をきたす主因である．AIDSの代表的な合併症であるカポジ肉腫は，CD4陽性T細胞数が$200/\mu L$以下になると発症率が高くなるとされている．HIVは，体液や血漿成分を介して感染することから，感染経路は性行為，母子間，血液である．感染率は侵入するウイルスの絶対量と比例するとされている．母子感染については，主に胎内感染，産道感染，母乳感染のルートが考えられる．血液を媒介した感染では，麻薬常習者や刺青など汚染器具を介しての感染

が考えられる．輸血用血液製剤を介した感染を防止するために，まず，献血時の問診において，HIVに関して，献血希望者が感染者か，感染のリスクがあったかどうか，ウインドウ・ピリオドにあるかを把握する質問を行う．献血ドナーの予備検査において，血清学的スクリーニング法として HIV-1/2 抗体検査を行い，陽性の場合には，確認法としてウェスタンブロット法や遺伝子検査法を行う．さらに，スクリーニング法陰性検体について，HBV・HCV・HIV-1/2 に対する核酸増幅検査（NAT）を実施している．

非ホジキンリンパ腫（non-Hodgkin lymphoma）

悪性リンパ腫の中でホジキンリンパ腫を除いたものをいうが，腫瘤をつくりやすいタイプだけではなく，初発時から白血病の病型をとるものも少なくない．以下，代表的な疾患を列挙する．B細胞腫瘍として，びまん性大細胞型B細胞リンパ腫（diffuse large B-cell lymphoma：DLBCL），濾胞性リンパ腫（follicular lymphoma：FL），粘膜関連リンパ腫〔mucosa-associated lymphoid tissue（MALT）lymphoma〕，バーキットリンパ腫/白血病（Burkitt lymphoma/leukemia），マントル細胞リンパ腫（mantle cell lymphoma），T/NK細胞腫瘍として，末梢性T細胞リンパ腫（peripheral T-cell lymphoma），菌状息肉腫/Sezary症候群（mycosis fungoides/Sezary syndrome）などに分けられる．この中で，最も代表的な DLBCL の組織像は，リンパ節の濾胞構造が消失し，核小体明瞭の大型核を有する細胞が増殖しているのが特徴である．悪性リンパ腫の約 1/3 を占め，原発性だけではなく，FL から転化した続発性も含まれる．FL は，濾胞中心細胞由来の腫瘍であり，組織像で

は濾胞構造を有するのが特徴である．t(14；18)(q32；q21)に基づくBCL2タンパクの異常発現が認められる．MALTリンパ腫は，胃に発生することが多く，組織像では胃腺管周囲における腫瘍細胞の増殖が特徴的である．ピロリ菌の除菌療法により，半数以上が治癒するとされている．バーキットリンパ腫/白血病は，t(8;14)(q24；q32)に基づく*C-MYC*遺伝子の異常活性化が認められ，初発時より白血病の病型をとることも稀ではない．また，非ホジキンリンパ腫の病勢に基づいて，aggressive lymphomaとindolent lymphomaに分けることができる．aggressive lymphomaは，臨床経過が早く早急に治療を開始する必要があるが，一旦治療が奏功すれば治癒が期待できるものもある．一方，indolent lymphomaは，慢性に経過して，治療に対して一時的に反応するが，寛解と再発を繰り返して治癒は望めないものが多い．非ホジキンリンパ腫の治療として，進行期DLBCLでは，抗CD20モノクローナル抗体製剤であるリツキシマブにシクロホスファミド，ドキソルビシン，ビンクリスチン，プレドニゾロンを併用したR-CHOP療法を6〜8コース行うのが標準治療である．限局期DLBCLの場合には，R-CHOP療法を3コース行った後に領域放射線治療を行う治療方法，あるいはR-CHOP療法を6〜8コース行う．他の病型において，組織学的分類により悪性度が異なり治療戦略に違いが認められる．

標的赤血球（target cell, codocyte）

標的赤血球は，末梢血塗抹標本において，赤血球の辺縁部と中央部分が濃く染まり，その間に環状の淡染部が存在する赤血球をいう．弓矢の的のように見えることか

ら標的赤血球とよばれるが，実際にはメキシカンハット様の形状である．すなわち，体積に比して細胞膜が過剰な赤血球である．標的赤血球は，表面積/体積比が増加する病態で出現する．ヘモグロビンの合成障害によって体積が減少し，相対的に表面積が過剰となる疾患として，重症の鉄欠乏性貧血，および先天性溶血性貧血の異常ヘモグロビン症の一病型であるサラセミアが挙げられる．また，肝硬変や閉塞性黄疸などでは，細胞膜の過剰な進展が原因で生ずると考えられる．

日和見感染（opportunistic infection）

日和見感染とは，健常人に対して感染性の低い病原微生物による感染をいうが，感染に対する抵抗力が低下した脆弱な状態である易感染性を呈した患者に起きるものである．通常，宿主と病原体との間でバランスが保たれているが，宿主側の抵抗力が低下することによりそのバランスが崩れ，宿主の発病につながるものである．後天性免疫不全症候群（AIDS）は，ヒト免疫不全ウイルス（HIV）の感染により，CD4抗原陽性のヘルパーTリンパ球が著減して高度の免疫不全状態に陥り，日和見感染症や悪性腫瘍を発生する病態である．また，造血幹細胞移植や臓器移植などで免疫抑制剤を投与されている場合にも日和見感染症を引き起こす．日和見感染症の原因となる病原微生物として，細菌では非結核性抗酸菌・緑膿菌・レジオネラ・セラチア，真菌はカンジダ・クリプトコッカス・ニューモシスチス，ウイルスはヘルペスウイルス・サイトメガロウイルス，原虫はトキソプラズマなどがある．

貧血 (anemia)

　貧血とは，末梢血中のヘモグロビン（Hb）濃度および赤血球数が減少した症候名であり，成因により種々の疾患がある．赤血球の産生が減少するか，消失が亢進するか，あるいはその両者により貧血が生ずる．赤血球の産生低下として，Hbの合成障害，DNA合成障害，造血幹細胞および赤芽球系前駆細胞の異常，エリスロポエチン（EPO）の産生低下などがあり，消失が亢進する病態として，赤血球の破壊に基づく溶血性貧血および出血がある．赤血球の主要な機能である酸素運搬能が低下することから，組織の酸素欠乏に基づく症状，および酸素欠乏を代償することに基づく症状が出現する．慢性の経過で貧血が進行する場合には，生体の代償機能により，急性の貧血（出血など）と比較して症状が強くない傾向がある．貧血の治療は，貧血の種類および病因により異なるが，原疾患に対する治療が基本である．代表的な疾患については，他項を参照していただきたい．貧血の治療における赤血球輸血の位置づけであるが，第一義的な目的は，末梢循環系へ十分な酸素を供給することで，貧血の急速な補正を必要とする病態に対して行う．輸血療法は種々の副作用・合併症をきたすリスクを伴うことから，可能な限り輸血を行わないことを心掛けるべきである．代替療法が存在する貧血において，原則として，赤血球輸血は行わない．

ファゴット細胞 (faggot cell)

　Auer小体は，骨髄系の白血病細胞の細胞質内に認められる針状構造の封入体で，アズール顆粒が融合したものとされている．ファゴット細胞は，多数のAuer小体が束ねられたように集まって見える細胞をさし，

t(15；17)(q22；q12) を有する急性前骨髄球性白血病（APL, FAB-M3）において認められる．

フィブリノゲン濃縮製剤（fibrinogen preparation）

フィブリノゲン（I因子）は，血液凝固カスケードにおいて，血液凝固の最終産物であるフィブリンの形成に必須の凝固因子である．血中フィブリノゲン濃度が100 mg/dL 以下に減少すると出血傾向を呈することから，フィブリノゲン濃度を維持することは出血をコントロールする上で重要である．現時点において，フィブリノゲン濃縮製剤は，先天性低フィブリノゲン血症に対してのみ保険適用がある．現行では，フィブリノゲンHT®（日本血液製剤機構）がある．大量出血をきたした患者の輸血療法において，希釈性凝固障害による凝固因子の喪失（特にフィブリノゲン）が著明となった場合など，後天性低フィブリノゲン血症に対してもフィブリノゲン濃縮製剤の有効性が報告されている．現状では，フィブリノゲン濃縮製剤の保険適用は限定的であるので，通常は新鮮凍結血漿（FFP）を投与することになる．しかし，FFPには正常レベルのフィブリノゲンしか含まれていないことから，重篤な凝固障害や大量出血に伴う急性の低フィブリノゲン血症を改善するためには，大量のFFPを投与する必要がある．これは輸血随伴循環過負荷（TACO）を惹起するリスクがあることから，クリオプレシピテートの投与が推奨される．クリオプレシピテート（寒冷沈降物）は，凍結保存されているFFPを4℃で低温融解し，遠心分離して沈殿物を回収した製剤をいう．この分画の主成分は，フィブリノゲン，血液凝固第VIII因子，ヴォン・ヴィレブランド因子，フィブロネクチンなどであり，製剤中の成分は一定

ではない．しかし，日本赤十字社血液センターから供給される輸血用血液製剤ではないため，病院内の輸血部門などにおいて院内調製する必要がある．1970〜80年代において，ハイリスクの原料血漿を使用し，ウイルスの不活化処理が不十分であったフィブリノゲン製剤により，多くの患者がC型肝炎に罹患し，その後訴訟に発展した．これは，薬害エイズ事件と原因を同じくしていた．平成20年1月に特定C型肝炎ウイルス感染者救済特別措置法が成立した．

フィブリン糊（fibrin glue）

　組織接着剤は，手術において，創部の縫合面あるいは切断面からの血液や体液の漏れを防ぐために，縫合時の穴や組織の間隙を埋めて閉鎖する目的で使用される．血液凝固カスケードの最終段階の変化に基づき，フィブリノゲン製剤にトロンビンなどを添加してフィブリンに変化させ，フィブリンが重合して糊状になったゲル状の物質をフィブリン糊という．キット化された生体組織接着剤として，現在，ボルヒール®（bolheal）とベリプラスト®（beriplast）Pが認可されている．いずれも，組織接着用の血漿分画製剤であり，主な有効成分は，ヒト血漿由来のフィブリノゲンとヒト血液凝固第XIII因子である．また，自己血輸血の貯血式自己血輸血において，患者の自己血漿からクリオプレシピテートを調製し，日本薬局方トロンビン，アプロチニンなどを混和してフィブリン糊として使用することもある．

フィラデルフィア染色体（Philadelphia chromosome：Ph）

　フィラデルフィア（Ph）染色体は，慢性骨髄性白血病（CML）の原因となる異常であり，9番染色体と22

番染色体の各長腕の相互転座 t(9;22)(q34;q11.2) により生じる派生染色体のうち, 小さいほうの der(22) t(9;22) をさす. 1960 年に Nowell と Hungerford は, CML 患者から Ph 染色体を発見したが, その名称は両者の研究機関が存在するフィラデルフィア市に由来する. Ph 染色体において, 9 番染色体上の ABL 遺伝子と 22 番染色体上の BCR 遺伝子が融合して *BCR-ABL* キメラ遺伝子を生じるが, 遺伝子産物である異常な BCR-ABL タンパクが有する恒常的なチロシンキナーゼ活性が, 造血幹細胞の増殖シグナルを促進することで腫瘍性増殖を引き起こす. ちなみに, Ph 染色体は, 当初 Ph^1 と "1" が上付きで付記されていた. その理由として, Ph 染色体の発見は, 当時, 白血病の原因となる新たな異常の発見として非常にインパクトがあり, これに続く第二, 第三の発見を期待して "1" という番号を付記したらしい. 現在, "1" がない Ph の使用が一般的である.

不応性貧血 (refractory anemia): 難治性貧血を参照.

不規則抗体 (irregular red cell antibody)

不規則抗体とは, ABO 血液型以外の血液型の赤血球抗原に対する抗体をいう. 輸血や妊娠により感作されて産生される免疫抗体であり, 免疫グロブリンとしては IgG クラスが主体で, 胎盤通過性がある. Rh 血液型不適合妊娠において, RhD 陰性母体と RhD 陽性胎児の組み合わせの場合には, 母体で産生された抗 D 抗体が経胎盤的に胎児へ移行して胎児の赤血球を破壊し新生児溶血性疾患を引き起こす. したがって, 小児を含め, RhD 陰性の女性において, 抗 D 抗体の産生を防止することは重要である. 不規則抗体を保有する患者に輸血を

行う場合は，まず不規則抗体が反応する抗原を同定し，該当する抗原を含まない輸血用血液製剤を用いて交差適合試験を行って，適合血を選択する．不規則抗体を保有する患者に対して，当該の抗原を含む赤血球輸血を行ってしまった場合には（本来は不適合），血管外溶血による遅延性溶血反応を引き起こす．規則抗体による血管内溶血（ABO血液型不適合輸血）ほど重篤とはならないが，不規則抗体の種類によっては重篤化することもある．したがって，輸血関連検査において，血液型検査と交差適合試験だけではなく，不規則抗体スクリーニング検査も重要である．

不規則抗体スクリーニング検査（laboratory screening tests for irregular red cell antibody）

ABO血液型における抗A抗体と抗B抗体を規則抗体といい，ABO血液型以外の赤血球抗原に対する抗体を不規則抗体という．不規則抗体には，輸血や妊娠などの免疫感作により産生される免疫抗体（主にIgGクラス，胎盤通過性あり）と，稀ではあるが免疫感作によらない自然抗体（主にIgMクラス，胎盤通過性なし）がある．輸血歴がない患者において，高齢の女性では妊娠により感作されて不規則抗体が存在することがある．免疫抗体は，しばしば遅延性溶血反応や新生児溶血性疾患を引き起こすため，臨床的に重要である．臨床的に意義のある不規則抗体と輸血用血液製剤の選択を表6に示す．赤血球輸血を行う場合，患者の血液型（ABO血液型，Rh血液型）を検査するだけではなく，不規則抗体スクリーニング検査を行って，患者血清中に不規則抗体が存在するか否かを確認する必要がある．不規則抗体スクリーニング検査とは，37℃反応性の（臨床的に意義

表6 不規則抗体スクリーニング検査

臨床的に意義のある不規則抗体と輸血用血液製剤の選択		
抗体の特異性	臨床的意義	血液製剤の選択
Rh	あり	抗原陰性血
Duffy	あり	抗原陰性血
Kidd	あり	抗原陰性血
Diego	あり	抗原陰性血
Ss	あり	抗原陰性血
Kell	あり	抗原陰性血
M	37℃反応性の場合	抗原陰性血
Le[a]	稀	抗グロブリン試験による交差適合試験の適合血

のある)間接抗グロブリン試験で陽性となる不規則抗体を検出する方法である．しかし，低頻度抗原に対する抗体は，通常不規則抗体スクリーニング検査では検出されないことから，不規則抗体スクリーニング検査が陰性であっても，不適合による感作をすべて避けられるものではない．最終的には，交差適合試験による確認が必要である．輸血を予定している患者が不規則抗体を保有する場合は，抗体の同定検査を行って抗体が反応する抗原を同定し，その抗体が臨床的に副作用を起こしうる可能性がある場合には（37℃で反応する抗体），該当する抗原を含まない輸血用血液製剤を選択して交差適合試験を行う．したがって，RhD陰性や複合型の不規則抗体など，適合血の入手が困難な症例の場合には，適合血の入手に時間を要する場合がある．不規則抗体が陰性である手術患者において，緊急に輸血を行う場合には，タイプ&スクリーン（T&S）という簡便な方法で，迅速に血液製剤を出庫することが可能である．不規則抗体スクリーニング検査は保険収載されており，以下の算定条件があ

る．"不規則抗体検査の費用として検査回数にかかわらず1月につき197点を所定点数に加算する．ただし，頻回に輸血を行う場合にあっては，1週間に1回を限度として，197点を所定点数に加算する．頻回輸血を行う場合の具体的な基準として，週1回以上，当該月3週以上にわたり実施の場合が該当する．"平成28年度の診療報酬改定において，200点から197点に減点された．

不適合輸血（incompatible blood transfusion）：過誤輸血を参照．

プラスミン（plasmin）

血液凝固・線溶系において，線溶系は，血管破綻時あるいは組織傷害時に形成された止血血栓を組織修復後に溶解・除去する機構である．プラスミンは，血液凝固カスケードが作動して生成された不溶性のフィブリンを可溶性のフィブリン分解産物（fibrin degradation products：FDP）に分解する反応を司るセリンプロテアーゼである．血管内線溶において，血管内皮細胞から分泌される組織型プラスミノゲンアクチベーター（tissue plasminogen activator：t-PA）が，プラスミンの前駆体であるプラスミノゲンを活性化してプラスミンに転換し，生じたプラスミンは不溶性のフィブリンを可溶性のFDPに分解する．プラスミノゲンアクチベーター・プラスミン系は，t-PAの特異的インヒビターであるplasminogen activator inhibitor-1（PAI-1）およびα2プラスミンインヒビター（α2 plasmin inhibitor：α2PI）など特異的な阻害因子（線溶阻止因子）により制御されており，止血血栓の早期溶解を防いでいる．血中のプラスミノゲンは，ウロキナーゼ型プラスミノゲンアクチベー

ター (u-PA) によっても活性化されて,プラスミンに転換される.

プリオン病(prion disease)

プリオン病は,正常なプリオンタンパクが感染性を有する異常プリオンタンパクに変化し,主に中枢神経系に蓄積して脳神経系の機能を障害する一群の疾患をいう.正常プリオンとアミノ酸配列が同じで立体構造や化学的性質が異なる異常プリオンが体内に侵入すると,中枢神経系における正常構造のプリオンタンパクの構造を変え,長い潜伏期を経て発病させると考えられる.致死的な進行性神経変性疾患であり,人畜共通感染症として問題となる.クロイツフェルトヤコブ病(Creutzfeldt-Jakob disease:CJD)は,急速に進行する認知症を特徴とする稀な神経疾患であり,ウシにおける牛海綿状脳症(Bovine Spongiform encephalopathy:BSE),いわゆる狂牛病に相当するヒトの疾患である.孤発性 CJD や遺伝性 CJD では,脳脊髄や網膜などが高感染性組織であり,脳硬膜移植手術,角膜移植手術,ヒト下垂体抽出物を用いたホルモン治療などの医療行為を受けた患者において,CJD を発症した事例が報告されている.プリオン病には種の壁が存在し,異なる種への感染効率は低いが,BSE に罹患した牛肉を摂取したことが原因で発症する変異型 CJD(vCJD)では,血液やリンパ組織についても感染性を有する.したがって,vCJD は,輸血用血液製剤を介してヒトからヒトへの感染が成立する.

プロスタグランジン(prostaglandin:PG)

PG は,アラキドン酸カスケードにおいて,ホスホリパーゼ A_2 の作用で細胞膜から遊離したアラキドン酸を

出発点として,シクロオキシゲナーゼ(COX)の作用により生成される一群の生理活性物質で,プロスタン酸骨格をもつ.PGの名称の由来として,発見当初,前立腺(prostate gland)由来の物質と考えられたためにprostaglandinと名付けられた.PGは,A〜Jまで10種類が同定されている.遊離したアラキドン酸にCOXが作用するとまずPGG_2が生成され,その後ペルオキシダーゼが働きPGH_2が生成される.PGH_2にPGI_2合成酵素が作用するとPGI_2が生成され,それ以外のPG類はPGD合成酵素,PGE合成酵素,PGF合成酵素により生成される.また,PGH_2にトロンボキサン合成酵素が作用するとトロンボキサン(TX)が合成される.PGとTXを合わせてプロスタノイドという.ほとんどすべての細胞は,細胞膜にアラキドン酸を含んでおりPG合成能を有し,臓器や組織において局所ホルモンあるいは細胞機能調節因子として作用している.1つの細胞がすべての種類のPGを産生するのではなく,細胞の機能に応じて1〜2種類のPGやTXを産生する.PGの中で多彩な生理活性を呈するのはE群であり,PGE_2は,血管透過性亢進,血管拡張作用,発熱,発痛など炎症反応に関与する.PGG_2とPGH_2は血小板凝集作用を示し,PGI_2(プロスタサイクリン)はトロンボキサンと拮抗して血小板凝集抑制作用がある.

プロテアソーム(proteasome)

プロテアソームは,酵母から哺乳類に至るすべての真核生物において高度に保存された構造をもち,タンパク質の分解を行う巨大な酵素複合体である.細胞内で不要となったタンパク質や不良なタンパク質は,分解の目印としてユビキチンを付加されたのち(ユビキチン化),

プロテアソームにより短いペプチド断片にまで消化される．ユビキチン-プロテアソーム系は，ユビキチン化されたタンパク質の分解系であり，標的となるタンパク質の多様性と高い選択性が両立されており，細胞周期の制御，免疫応答，シグナル伝達系など細胞内の様々な働きに関与している．26Sプロテアソームは，プロテアーゼ活性を有する筒状の20Sコア粒子（core particle，20Sプロテアソームとも呼ぶ）の両端に，19S制御粒子（regulatory particle）が2つ結合したダンベル型を呈している．20Sコア粒子は，α1〜7の7分子からなるαリングとβ1〜7の7分子からなるβリングが，αββαの順に積み重なった筒状構造をしており，空洞部分はタンパク質分解の場となっている．19S制御粒子は20Sコア粒子の両端に結合し，蓋（ふた）のような役割を果たしている．通常，20Sコア粒子が単体で存在している場合はαリングが閉じており，基質が内部に入ることはできない．19S制御粒子は，20Sコア粒子のαリングの開口制御や標的タンパク質の立体構造の解除（アンフォールディング）に関与している．ユビキチン-プロテアソーム系において，ユビキチン化された標的タンパク質のユビキチン鎖が19S制御粒子に結合する．標的タンパク質からユビキチン鎖を切り離して立体構造を解き，20Sコア粒子内に送り込む．その後，βリング内部のプロテアーゼ活性により標的タンパク質は分解される．プロテアソームの働きを阻害すると，異常なタンパク質の蓄積が起こり，細胞内ストレスが惹起されて細胞死が誘導される．がん細胞では細胞増殖が亢進しており，細胞死の抑制に働くタンパク質が多量に産生されていることから，プロテアソームの働きを阻害すると，正常な細胞と比較して容易に細胞死が誘導される．した

がって，プロテアソーム阻害剤は，がん細胞に特異的に作用する抗がん剤として期待されている．分子標的薬として，20S コア粒子の活性部位を阻害するプロテアソーム阻害剤ボルテゾミブ（商品名：ベルケイド®）は，多発性骨髄腫の治療薬として使用されている．

分化誘導療法：ATRA を参照．

分子標的薬（molecular targeted drugs）

　　分子標的薬は，慢性骨髄性白血病（CML）の治療薬として，チロシンキナーゼ阻害薬（tyrosine kinase inhibitor：TKI）であるイマチニブ（imatinib，商品名：グリベック®）の開発が端緒となった．現在，CML の治療は TKI による薬物療法が第一選択となっているが，症例によっては根治が期待できる同種造血幹細胞移植の選択肢もある．イマチニブ耐性（BCR-ABL 遺伝子の点突然変異など）あるいは不耐容のために十分な治療効果が得られない患者では，第二世代の TKI として開発されたダサチニブ（dasatinib，商品名：スプリセル®）とニロチニブ（nilotinib，商品名：タシグナ®）が使用されている．リツキシマブ（rituximab，商品名：リツキサン®）は，抗ヒト CD20 モノクローナル抗体製剤であり，主に CD20 抗原を発現している B 細胞性の非ホジキンリンパ腫に対して使用されている．しかし，B 型肝炎ウイルス（HBV）のキャリアあるいは既往感染者（HBs 抗原陰性，かつ HBc 抗体あるいは HBs 抗体陽性）において，HBV の再活性化による肝炎が出現する可能性があるので注意が必要である．急性骨髄性白血病（AML）の難治症例や再発例に対して，抗 CD33 抗体療法という分子標的療法が行われることがある．ゲムツズ

マブ オゾガマイシン（gemtuzumab ozogamicin，商品名：マイロターグ®）は，抗CD33抗体であるゲムツズマブに抗腫瘍性抗生物質であるcalicheamicinを結合させた薬剤であり，CD33抗原を発現している白血病細胞に取り込まれ，細胞死を誘導することで抗腫瘍効果を発揮する．ルキソリチニブ（ruxolitinib，商品名：ジャカビ®）は，非受容体型チロシンキナーゼであるヤーヌスキナーゼ（JAK）の阻害薬であり，JAKファミリーのJAK1とJAK2を選択的に阻害し，骨髄増殖性腫瘍である原発性骨髄線維症および真性赤血球増加症（PV）に保険適用がある．他のJAK阻害薬であるトファシチニブ（tofacitinib，商品名：ゼルヤンツ®）は，既存治療で効果が不十分な関節リウマチに保険適用がある．エクリズマブ（eculizumab，商品名：ソリリス®）は，ヒト化抗C5モノクローナル抗体製剤であり，主に発作性夜間血色素尿症における溶血の抑制を効能効果とする医薬品である．ベバシズマブ（bevacizumab，商品名：アバスチン®）は，血管内皮増殖因子（VEGF）の作用を阻害する抗VEGFヒト化モノクローナル抗体製剤であり，切除不能で進行・再発の大腸がんおよび非小細胞肺がんに対して，他の抗がん剤と併用して使用される．トシリズマブ（tocilizumab，商品名：アクテムラ®）は，ヒト化抗IL-6受容体モノクローナル抗体製剤であり，膜結合型および分泌型のIL-6受容体と結合して，IL-6の生物学的作用を阻害する．既存治療で効果が不十分である関節リウマチやCastleman病などに適応がある．アレムツズマブ（alemtuzumab，商品名マブキャンパス®）は，ヒト化抗CD52モノクローナル抗体医薬品であり，再発または難治性の慢性リンパ性白血病（CLL）に保険適用がある．アレムツズマブは，腫瘍性B細胞性リン

パ球に発現しているCD52抗原に結合し，抗体依存性細胞障害活性（ADCC）および補体依存性細胞障害活性（CDC）を介して細胞溶解を引き起こし，抗腫瘍効果を示す．アレムツズマブは，近年，多発性硬化症の治療薬として注目されているが，抗胸腺細胞グロブリン（ATG）と同様に，造血幹細胞移植において，体内のT細胞除去による移植片対宿主病（GVHD）の予防薬として期待されている．オファツムマブ（Ofatumumab, 商品名：アーゼラ®）は，ヒト型抗CD20モノクローナル抗体製剤であり，リツキシマブとは反応エピトープが異なり，再発または難治性のCD20陽性CLLに保険適用がある．CD20抗原を発現する細胞に対して，ADCCおよびCDCを介して細胞毒性を発揮する．デノスマブ（denosumab, 商品名：ランマーク®）は，ヒト型抗RANKLモノクローナル抗体製剤であり，多発性骨髄腫（MM）に伴う骨病変および固形がんの骨転移に対して使用される．また，プロテアソーム阻害剤ボルテゾミブ（bortezomib, 商品名：ベルケイド®）はMMの治療薬として使用されており，プロテアソームの20Sコア粒子の活性部位を阻害する．プロテアソームは，細胞内で不要となりユビキチン化されたタンパク質の分解系であるが，プロテアソーム阻害剤は，がん細胞に特異的に作用する抗がん剤として期待されている．

ヘアリーセル白血病（Hairy cell leukemia：HCL）

HCLは，B細胞性の慢性リンパ性白血病（CLL）の類縁疾患であり，末梢血塗抹標本において，多数の不規則な細胞突起を有するリンパ球様の白血病細胞が特徴的である．和名では，有毛細胞白血病ということもあり，日本人では稀な疾患である．日本において，末梢血塗抹

標本は，ドライヤーなど冷風による風乾標本（強制乾燥）を作製するが，欧米では自然乾燥標本が一般的である．HCL における細胞質突起（hairy appearance）の観察には，血球の広がりは悪いものの，自然乾燥標本が有用とされている．HCL において，風乾標本では細胞質の広い大型のリンパ球（いわゆる目玉焼き像）として認められるが，自然乾燥標本では細胞表面に不規則な突起を認める．位相差顕微鏡では，HCL の白血病細胞に特徴的な細胞全周にわたる不規則で長い絨毛状突起（hair）が認められる．細胞化学では，酒石酸抵抗性酸ホスファターゼ（TRAP）活性が陽性であるが，HCL variant である日本型症例では陰性のことが多い．白血病細胞の細胞表面マーカーは，細胞表面免疫グロブリン（sIg）・CD20・CD22 は強陽性，CD11c・CD25・CD103 は陽性，CD10 は陰性，CLL で発現している CD5・CD23 は陰性である．アネキシン A_1 の発現は HCL に特徴的であり，診断的価値が高い．白血病細胞は骨髄および脾臓における増殖が主体であり，リンパ節腫脹はほとんど認めない．骨髄線維症を伴うことがあり，骨髄穿刺ではドライタップを呈し，末梢血では汎血球減少症を呈することが多い．細胞形態上，HCL と鑑別すべき疾患として，悪性リンパ腫の一病型である脾辺縁帯リンパ腫（splenic marginal zone lymphoma）がある．リンパ腫細胞は，主に脾臓で増殖し骨髄浸潤を認めることが多いが，末梢血中に出現すると（白血病化）villous lymphocyte の形態をとり，SLVL（splenic lymphoma with villous lymphocyte）と呼ばれる．治療として，プリンアナログであるクラドリビン（2CDA）あるいはペントスタチン（2'-DCF）の単剤投与が行われるが，両者に交差耐性はないとされており，再発例では初回治療とは

別のプリンアナログへ変更する．早期再発例や無効例において，リツキシマブあるいはリツキシマブとプリンアナログの併用も考慮する．HCL のほとんどの症例において，悪性黒色腫（メラノーマ）で認められる *BRAF* 遺伝子の V600E 変異が認められる．BRAF キナーゼ阻害剤であるベムラフェニブ（vemurafenib，商品名：ゼルボラフ®）は，*BRAF* 遺伝子変異を有する根治切除不能な悪性黒色腫に対して保険適用があるが，将来的に HCL の治療に導入されることが期待される．

ヘパリン（heparin）

　ヘパリンは，平均分子量 12,000 の酸性ムコ多糖類の不均一な混成物であり，アンチトロンビン（AT）を介して抗凝固作用を示す．AT は，トロンビンや活性化第 X 因子（Xa）などのセリンプロテアーゼと 1：1 の複合体を形成して，その作用を緩徐に阻害する．ヘパリンが AT に結合すると，速やかにヘパリン・AT・プロテアーゼ複合体が形成され，その作用は即座に阻害される．ヘパリン製剤の適応として，①血栓塞栓症の治療と予防，具体的には静脈血栓症，心筋梗塞，肺塞栓症，脳塞栓症，四肢動脈血栓塞栓症，手術中・手術後の血栓塞栓症など，②播種性血管内凝固（DIC）の治療，③血液透析や人工心肺などの体外循環装置使用時における血液凝固の防止，④血管カテーテル挿入時における血液凝固の防止，などが挙げられる．ヘパリン製剤の投与法として，静脈内持続点滴注射法，静脈内間歇注射法，皮下注射法，筋肉内注射法があり，病態に応じて選択する．投与期間は，一般的に 7〜10 日とするが，投与期間の後半に経口抗凝固薬を併用し，以降は経口抗凝固薬単独に移行する方法も行われる．ヘパリン抵抗性は，ヘパリンの抗

凝固作用が十分に認められず，活性化部分トロンボプラスチン時間（APTT）を1.5倍に延長するために35,000単位/日以上のヘパリンを必要とする病態をいうが，原因として，薬剤によるヘパリン作用の中和が考えられるが，AT値が低下している場合にはアンチトロンビン製剤の補充が必要となる．出血性副作用は約20％に認められるが，脳出血，消化管出血，肺出血，硬膜外血腫，腹腔内出血，術後出血，刺入部出血など様々である．基本的に，ヘパリンを減量あるいは中断して適切な処置を行うが，急速にヘパリンの作用を抑制する必要がある場合にはプロタミンの静脈内投与を行う．プロタミンは，低分子量の強塩基性タンパクであり，ヘパリン・AT複合体からヘパリンを解離して，プロタミン・ヘパリン複合体を形成して抗ヘパリン作用を発揮する．ヘパリン療法の約0.5％にヘパリン起因性血小板減少症（HIT）が認められる．低分子ヘパリン（LMWH）は，未分画ヘパリンを酵素あるいは化学的処理により低分子化した製剤で（平均分子量4,500），凝固Xa因子の抑制が主作用でありトロンビンの抑制効果は少ないため，出血傾向が弱いとされている．低分子ヘパリンの適応として，ダルテパリンナトリウム（商品名：フラグミン®）は，血液体外循環時の灌流血液の凝固阻止，およびDICの治療について保険適応が得られているが，エノキサパリンナトリウム（商品名：クレキサン®）は，下肢整形外科手術施行患者における静脈血栓塞栓症の発症抑制にのみ適応がある．ダナパロイドナトリウム（商品名：オルガラン®）は，低分子量（平均分子量6,000）のヘパラン硫酸を主成分とし，デルマタン硫酸，コンドロイチン硫酸を含むブタ小腸粘膜由来のヘパリン類製剤（heparinoid）である．ヘパラン硫酸およびデルマタン硫酸は，それぞ

れ AT およびヘパリンコファクター II に結合して抗凝固作用を発揮する．ダナパロイドナトリウムによる抗凝固作用は，抗 Xa 活性が主体と考えられ，血漿中半減期は約 25 時間と長いことから 1 日 1～2 回の投与で効果が得られる．DIC のみが保険適応として承認されている．

ヘパリン起因性血小板減少症（heparin-induced thrombocytopenia：HIT）

　HIT は，抗凝固薬であるヘパリンの重大な副作用であり，発見が遅れると生命予後は不良となる．HIT は，非免疫学的機序による I 型と，ヘパリン依存性の自己抗体による II 型に分類される．I 型の HIT は，ヘパリンの物理化学的性状により血小板凝集を増強する作用で起こる非免疫性血小板減少症であるが，軽度～中等度の血小板減少症で血小板数が 10 万 /μL 以下に減少することは少なく可逆性である．ヘパリンの投与後 2 日以内に出現し，血栓症の合併リスクは少なく，ヘパリンの投与中止で消失する．II 型の HIT は，免疫性血小板減少症と動静脈の血栓症の合併である．日常臨床において HIT は II 型を意味し，I 型はヘパリン関連血小板減少症（HAT）として区別される．II 型の HIT は，血小板第 4 因子（PF4）とヘパリンとの複合体に対する抗体（抗 PF4/H 抗体）が産生され，この抗体の一部に強い血小板活性化能をもつもの（HIT 抗体）がある．この免疫複合体が血小板・単核球・血管内皮細胞の活性化を引き起こし，最終的にトロンビンの過剰産生が生じ，血小板減少および血栓塞栓症を誘発するとされている．血小板が刺激されて α 顆粒に貯蔵されていた PF4 が血中に放出されると，血管内皮細胞上のヘパラン硫酸やコンドロイチン硫酸と結合しているアンチトロンビンと置換し，

血管内皮細胞の抗血栓作用を阻害する．また，PF4あるいはヘパリン単独では抗原性をもたないが，陽性荷電をもつPF4と陰性荷電をもつヘパリンが結合してPF4/ヘパリン複合体を形成すると，PF4の立体構造が変化してPF4表面に新たな抗原決定基となるアミノ酸配列が露呈し，これが免疫原としてHIT抗体が産生される．HIT抗体は，抗原であるPF4/ヘパリン複合体と免疫複合体を形成し，そのFc部分が血小板膜上のFc受容体と結合することで，血小板の活性化と血小板凝集を引き起こしてHIT特有の血小板減少症を呈する．治療として，まずヘパリンの投与を中止すること，HIT抗体によって過剰に誘導されたトロンビン活性とトロンビンの産生を速やかに抑制することが重要である．選択的抗トロンビン剤として，アルガトロバン（商品名：ノバスタン®，ノンスロン®）が投与される．他の抗トロンビン剤について，現時点ではHITに対して適応は認められていない．また，血小板数が回復するまでは，ワルファリンを投与しないことも重要である．

ヘマンジオブラスト（hemangioblast, 血球血管芽細胞）

　ヘマンジオブラストは，血球系細胞と血管系細胞に共通の幹細胞であり，血球系前駆細胞である造血幹細胞と血管系前駆細胞である血管内皮前駆細胞（EPC）へと分化する．哺乳類の発生初期において，外胚葉と内胚葉の間に中胚葉が発生し，中胚葉からは脊索，体節，側板などが形成される．側板は内胚葉に接した臓側葉と皮膚外胚葉に接する壁側葉とに分かれ，両者の間に体腔が形成される．ヘマンジオブラストは，側板中胚葉の臓側葉由来の細胞に塩基性線維芽細胞増殖因子（bFGF, FGF2）が作用することにより発生する．分化したヘマ

ンジオブラストは,胎児体外の卵黄嚢(yolk sac)に血管内皮増殖因子(VEGF)の作用により集簇して,"血島(blood island)"と呼ばれる細胞集団が形成される.ヘマンジオブラストはさらに分化して造血幹細胞とEPCとなり,血島の中心部に造血幹細胞が,周辺部にEPCが位置するようになる.EPCはさらに分化して血管内皮細胞となり,血管発生(vasculogenesis, 脈管形成)により卵黄嚢の血島に一次毛細血管網が形成され,さらに血管新生により体節中胚葉に侵入して血管網を形成する(血管形成).胎児肝造血において,一次造血(胚型造血,原始造血)は一過性であり,発生が進むにつれて血管網が形成され,造血の場は,卵黄嚢からAGM領域(aorta-gonads-mesonephros)へ移行して二次造血(成体型造血)が行われるようになる.その後,血流に乗って胎児肝臓へ移行し定着して造血を開始するが,骨の形成に伴って骨髄における造血に置き換わる.

ヘモグロビン (hemoglobin, Hb)

赤血球の主な役割である酸素運搬は,ヘモグロビンが担っている.赤血球は,肺胞で酸素(O_2)を受け取り,各組織へ運搬してO_2を放出する.各組織で産生された二酸化炭素(CO_2)の大部分は,赤血球内に取り込まれ重炭酸イオン(HCO_3^-)へ変換されて血漿中に溶解して運搬されるが,HCO_3^-は肺胞付近で再び赤血球内でCO_2に変換され呼気中に排出される.ヘモグロビンは,1つのヘム(heme)と1つのグロビン(globin)鎖からなるサブユニットが,4つ結合した四量体である.ヘムは,主に赤芽球のミトコンドリアにおいて合成され,プロトポルフィリン環の中心に鉄(Fe^{2+})が結合したも

のである．この鉄に1分子の酸素が結合することから，1分子のヘモグロビンは最大で4分子の酸素を結合することができる．ちなみに，成熟赤血球はミトコンドリアがないため，ヘモグロビンを合成することはできない．グロビンは，折り畳まれて複雑な構造のペプチド鎖で，2個のαグロビン鎖と2個の非αグロビン鎖（β鎖，γ鎖，δ鎖）の4つが集まって構成されるタンパク質である．グロビン鎖の組み合わせにより，HbA（$α2β2$，成人Hbの約97％），HbA2（$α2δ2$，成人Hbの約2％），HbF（$α2γ2$，成人Hbの約1％，胎児Hbのほとんど）に分類される．酸素分圧に対するヘモグロビンの酸素飽和度を示したS字曲線を酸素解離曲線という．酸素解離曲線において，HbFは，HbAよりも左に位置しており，酸素親和性が強く，低い酸素分圧でも多くの酸素と結合できることから，母体内の胎児の生存に有利に働いている．異常ヘモグロビン症は，ヘモグロビンの合成障害を特徴とする先天性溶血性貧血の一病型であり，鎌状赤血球症，不安定ヘモグロビン症，サラセミアなどがある．鎌状赤血球症は，グロビン鎖の合成過程において，β鎖グロビンの6番目のGlu（グルタミン酸）がVal（バリン）に置換したHbSによる疾患である．HbSは，酸素分圧が低下すると赤血球内でゲル化して赤血球は鎌状に変形し（鎌状赤血球），脾臓にトラップされて破壊される（血管外溶血）．サラセミアは，グロビン鎖の合成過程において，特定のグロビン鎖の合成が選択的に障害（抑制）され，α鎖と非α鎖の合成量に不均衡が生じる結果，異常ヘモグロビンが産生され，異常ヘモグロビンをもつ赤血球は脾臓で破壊されて溶血性貧血をきたす．α鎖の合成障害はαサラセミアとよび，HbH（$β2β2$）やHbBart's（$γ2γ2$）が生じる．β鎖

の合成障害は β サラセミアと呼び，β 鎖がない HbF（α2γ2，胎児型）や HbA2（α2δ2）が生じる．

ヘモビジランス（hemovigilance，血液監視）

輸血療法は有効な治療法であるが，輸血感染症および免疫学的副作用・合併症が生じるリスクのある治療法である．現在，献血者に対する予備検査の感染症スクリーニング検査において，血清学的スクリーニング検査に加え核酸増幅検査（NAT）として個別 NAT（1 人分の検体毎に検査を行う）が実施されており，輸血感染症のリスクはかなり低減化されている．また，輸血後移植片対宿主病（PT-GVHD）の予防措置として，放射線照射血の使用が推奨されているが，放射線照射血の導入以降 PT-GVHD の新規発生例は報告されていない．しかし，輸血用血液製剤が，日本赤十字社血液センターから供給された以降の医療施設における輸血の安全性は，十分であるとはいいがたい．特に，ヒューマンエラーによる過誤輸血の代表的なものである ABO 血液型不適合輸血は，患者を致死的な状況に陥れるだけではなく，当該医療施設の社会的な信用を失墜しかねない状況ともなる．したがって，輸血副作用・合併症の実態を把握し，その対策を実践することは非常に重要である．英国の Serious Hazards of Transfusion（SHOT）など，欧州では輸血副作用・合併症の実態を把握するために，ヘモビジランス（血液監視）という体制が確立している．ヘモビジランスの目的は，献血の段階から輸血された患者の追跡調査までの全過程を監視して，その原因を分析・評価することにより，適切な対応策を示して被害の拡大を防ぐことにある．わが国では，日本赤十字社が重症の輸血副作用について情報収集を行っているが，輸血副作用・

合併症の全体像を反映しているわけではない．現在，日本輸血・細胞治療学会を中心として，ヘモビジランスの体制整備が進みつつある．

変異型クロイツフェルトヤコブ病（variant Creutzfeldt-Jakob disease：vCJD）

vCJD は，ウシの牛海綿状脳症（Bovine Spongiform encephalopathy：BSE）に汚染された牛肉を経口摂取したヒトにおいて，BSE がヒトに感染したプリオン病である．1900 年代に英国で見出された vCJD は，発症年齢が若いこと，発症から死亡までの期間がクロイツフェルトヤコブ病（CJD）と比較して長いこと，CJD に特異的な脳波所見（周期性同期性放電）が認められないこと，リンパ系組織に異常プリオンタンパクが沈着すること，などの特徴を有していた．また，vCJD 患者脳組織のウェスタンブロット解析では，BSE に感染したウシの脳組織から検出されるプリオンタンパクのパターンと一致していた．vCJD の発症者数は英国やフランスで多かったが，2000 年をピークとして減少しており，日本人も英国滞在者の 1 例が報告されている．献血者が vCJD に罹患している場合（感染初期には症状がない），BSE 由来の異常プリオンが輸血により感染する可能性があり，英国では，輸血用血液製剤を介して感染した vCJD が報告されている．この感染性プリオンは，B リンパ球や樹状細胞を介して伝搬するとされており，対策として，輸血用血液製剤の保存前白血球除去が実施されている．現時点で，プリオン感染のスクリーニング法として実用化された検査法は確立されていない．輸血による vCJD の防止対策として，献血者に対する英国滞在歴に関する問診と献血制限が主体である．vCJD における

異常プリオンタンパクが蓄積する細胞として濾胞性樹状細胞（follicular dendritic cells：FDC）が同定されており，白血球除去フィルターの効果が報告されている．日本において，2007年より輸血用血液製剤の製造工程において，保存前白血球除去が実施されている．

乏血小板血漿（platelet poor plasma, PPP）

　PPPは，文字通り，血小板をほとんど含まない血漿をさし，赤血球，白血球，血小板などの血球を含まない血漿である．新鮮凍結血漿（FFP）は，血球成分をほとんど含まない輸血用血液製剤であり，採血後8時間以内に分離した新鮮な血漿を−20℃以下で凍結したものである．クエン酸ナトリウムを添加して採血した全血を，室温条件かつブレーキなしで，低速（200 gあるいは1,000回転）で10分間遠心した場合，上清に多血小板血漿（PRP）が得られる．上清を除いた残りの全血（沈渣部分）を，さらに室温で1,500〜2,000 gあるいは3,000回転で10〜15分間遠心するとPPPが得られる．PPPは，一般的に血小板機能検査の血小板凝集能検査において，被検検体のコントロールとして使用されるが，血小板数が60万/μL以上の血小板増加症の場合には，検体を希釈する際にも使用される．

放射線照射血（irradiated blood components）

　放射線照射血とは，文字通り，放射線照射済みの輸血用血液製剤をいう．輸血後移植片対宿主病（PT-GVHD）を防止する目的で，新鮮凍結血漿を除く輸血用血液製剤に対して，15 Gy以上50 Gy以下の放射線を照射したものである．PT-GVHDは，輸血用血液製剤中に残存する献血者由来のリンパ球が，患者に輸血された後に異物

として排除されず，患者体内で増殖して患者組織を攻撃する病態である．PT-GVHD の病因として，免疫不全以外では，"一方向性の適合"が考えられる．具体的には，献血者が HLA 抗原のホモ接合体であり，患者がこの HLA 抗原のヘテロ接合体である組み合わせにおいて，患者から献血者由来リンパ球（移植片）をみた場合は"自己"と判断されるが（自分と同じ抗原），移植片から宿主をみた場合には"非自己"と判断される（自分と異なる抗原）．日本において，この組み合わせは比較的高頻度に認められ，基礎疾患として免疫不全がない患者に対して輸血する場合でも PT-GVHD を発症する可能性がある．2000 年より，輸血を行うすべての患者に対して，放射線照射済みの輸血用血液製剤を使用することが推奨されている．注意すべき点として，放射線照射後の赤血球製剤は，放射線を照射しない製剤と比較して，保存に伴って上清中のカリウム濃度が増加する（図15，214 頁）．胎児，低出生体重児，新生児，腎障害患者，高カリウム血症の患者，急速大量輸血を必要とする患者などにおいては，高カリウム血症をきたすか増悪させることがあるので，照射日を確認して速やかに使用するなどの対処を行うことが必要である．繁用される赤血球液 -LR「日赤」2 単位製剤の薬価について，未照射製剤では 16,805 円であるが照射製剤は 17,726 円であり，すべての輸血用血液製剤において放射線照射血のほうが高めに設定されている．

ホーミング（homing）

骨髄や胸腺などの一次リンパ組織で産生されたリンパ球は，血管系を介してリンパ節などの二次リンパ組織へ移行し，対応抗原に出会わない場合には，輸出リンパ管

からリンパ液中に移行し,胸管を介して再び血液中に戻り,血管系を介して二次リンパ組織に向かうという現象を繰り返す.すなわち,リンパ球は,血管内→リンパ組織→リンパ管内→胸管内→血管内→各種組織→リンパ管内→リンパ組織のように全身を再循環している.この過程をホーミング(現象)と呼ぶ.リンパ球がリンパ節内に移行する場合,背の高い内皮細胞をもつ高内皮細静脈(high endothelial venule, HEV)との一連の相互作用が重要である.具体的に,リンパ球は,L-セレクチンとリガンドとの特異的相互作用を介したHEV上でのローリング(rolling)→ケモカインによるインテグリンの活性化(triggering)→インテグリンによる強固な接着(adhesion)→血管外遊出(transmigration)という一連の過程を経てリンパ節内に移行する.リンパ節内への移行は,ホーミングレセプターであるリンパ球上のL-セレクチン(CD 62L)と,リンパ組織のHEVが発現しているGlyCAM-1が結合することで可能となる.リンパ節,パイエル板,脾臓などの二次リンパ組織は,外来性の抗原が濃縮されることから,抗原感作を受けていないリンパ球が,恒常的に血管系とリンパ系を介して二次リンパ組織間を循環することにより,リンパ球が抗原と出会う確率が高まる.

ホジキンリンパ腫(Hodgkin lymphoma)

悪性リンパ腫において,ホジキンリンパ腫は,Hodgkin細胞(大型,単核,核小体明瞭)/Reed-Sternberg細胞(大型,2核,鏡像,核小体明瞭,owl's eye,多核のこともある)という病理組織学的特徴により,非ホジキンリンパ腫と区別される.従来,細胞起源が不明であったことからホジキン病とされていたが,近年,

Hodgkin細胞/Reed-Sternberg細胞はB細胞由来であることが明らかとなり，ホジキンリンパ腫と呼称されるようになった．ホジキンリンパ腫の好発年齢は20代と60代の二峰性で，頸部の無痛性リンパ節腫脹で発症することが多い．全身症状として，発熱（38℃以上），盗汗，体重減少（6カ月で10％以上）などのB症状を認めることがある．病型分類として，WHO分類では，4つの古典的ホジキンリンパ腫（リンパ球豊富型，結節硬化型，混合細胞型，リンパ球減少型）と結節性リンパ球優位型に分類される．悪性リンパ腫において，病変の広がりを把握する病期分類は，治療法の選択および予後の予測に大きく影響するため，病型分類と同様に極めて重要である．Ann Arbor分類は，ホジキンリンパ腫（当時はホジキン病）の病期分類として，1971年に米国のAnn Arbor市で開催された国際会議において提案され，その後非ホジキンリンパ腫に対しても用いられるようになった．非ホジキンリンパ腫との大きな違いとして，ホジキンリンパ腫では隣接したリンパ節に連続性に進展すること，および白血化は稀である．ホジキンリンパ腫の治療として，初発の限局期（臨床病期I，II）の患者では，ABVD療法（ドキソルビシン，ブレオマイシン，ビンブラスチン，ダカルバジン）の終了後に，病変部位に限局した病変部領域照射（involved-field radiotherapy）を行う．一方，進行期（臨床病期III，IV）のホジキンリンパ腫では，ABVD療法4コースまでに完全寛解に至った症例では2コース追加して6コースで終了，6コースまでで完全寛解に至った症例では2コース追加して8コースまで行うことが推奨されている．若年者のホジキンリンパ腫では，化学療法や放射線療法の晩期障害（二次がんなど）に注意を払う必要がある．

保存前白血球除去（universal leukoreduction）

輸血用血液製剤の製造工程において，血液バッグに白血球が残存することは避けられない．具体的には，赤血球製剤および血小板製剤には，血液バッグ中にそれぞれの血球のみならず，白血球も含まれており，Ｔリンパ球が主体である．ヒト末梢血白血球の中で最も多い好中球は，流血中における寿命が8〜10時間とされており，死滅して細胞成分（生理活性物質など）が血液バッグ中に放出される．残存白血球に起因する輸血の有害事象を防止するために，白血球除去フィルターを使用して，輸血用血液製剤から白血球除去（実際には減少させる）を行うことは意義がある．輸血用血液製剤の保存障害は，血液製剤中に残存する白血球（特に好中球）が，保存中に種々の生理活性物質を放出すること，および死滅した白血球が凝集塊を形成することなどにより，血液製剤そのものに障害を及ぼすものである．輸血用血液製剤から白血球を除去することは，白血球に起因する有害事象を防止するうえで重要であるが，ベッドサイドにおいて白血球除去フィルターを使用する方法では保存障害を防止することはできない．保存前白血球除去とは，日本赤十字社血液センターが，輸血用血液製剤を調製して保存する前に，白血球除去フィルターを使用して白血球除去を行う方法であり，保存障害を回避することが可能である．これにより，白血球に起因する輸血時の発熱反応，同種抗体産生の低減，サイトメガロウイルス（CMV）感染症の予防などが期待される．日本において，平成16年10月より，すべての輸血用血液製剤に対して保存前白血球除去が実施されており，血液製剤1バッグに含まれる白血球数は 1×10^6 個以下に低減されている．したがって，ベッドサイドにおいて白血球除去フィルターを使用

する必要はない．また，白血球除去フィルターを使用しても輸血後移植片対宿主病（PT-GVHD）を防止することはできない．

補体系（complement system）

補体は，自然免疫に属する血中のタンパク質群の総称であり，生体が病原体などの異物を排除する際に作用する免疫系である．補体の主な機能は，抗原のオプソニン化により抗体と結合した細菌や細胞の融解を起こすこと，および好中球やマクロファージなど食細胞の活性化と走化性を促進することである．補体系の生体防御機構における重要性は，最終的な膜侵襲複合体（MAC）による細胞膜破壊だけではなく，むしろ C3 および C5 フラグメントによる他の免疫系の誘導・増幅作用が大きいと考えられる．補体は易熱性であり，56℃で30分処理することにより失活する（非働化）．補体系は，30種類以上の血漿タンパク質と膜タンパク質によって構成される．①補体成分である C1〜C9，②第二経路（代替経路）に関与する B 因子，D 因子，properdin，③レクチン経路に関与するマンノース結合タンパク質（mannose-binding protein：MBP）および MASP（MBP associated serine protease），④補体制御膜タンパクである DAF（decay accelerating factor, CD55），MCP（membrane cofactor protein, CD46），⑤液性の補体制御因子で体液中の補体の過剰活性化を防いでいる C1 抑制因子（C1 inhibitor：C1INH），H 因子，C4b-binding protein（C4bp），⑥補体レセプターである CR1〜4 などの分子が補体系を構成している．補体系は，通常，不活性の酵素前駆体として血中を循環している．補体系の活性化とは，異物の膜上において，各補体成分（多くはプ

ロテアーゼ）が連鎖的にタンパク質を限定分解して分子集合を形成しつつ，種々の生物活性を発揮するプロセスである．補体の活性化経路として，古典的経路，第二経路（代替経路），レクチン経路の3つがある．補体活性化のトリガーはそれぞれ異なるが，補体C5成分に"C5転換酵素"が作用してC5bが生じ，C5bにC6以降の補体が次々と結合して最終的にC5b6789（C5b-9）が生成されるプロセスは共通である．補体活性化のトリガーとなるのは，古典的経路では抗原抗体複合体を認識するC1q（補体C1成分はC1q，C1r，C1sからなる），レクチン経路では細菌などの糖鎖を認識するMBLである．C1qあるいはMBLが異物面に付着すると，それぞれがC1sあるいはMASPを活性化して以降の補体カスケードに連なる．C1sあるいはMASPは，C4とC2を限定分解してC4bC2a複合体（C3転換酵素）を形成する．C3転換酵素は補体C3成分を限定分解してC3aとC3bにする．C3bは，第二経路のC3転換酵素（C3bBb）を形成し，C3の活性化を増幅する．また，C3bはC4bまたはC3bと共有結合して，C4bC2aC3b複合体あるいはC3bBbC3b複合体というC5転換酵素を形成する．C5転換酵素は補体C5成分をC5aとC5bに分解し，C5bは後続の補体成分C6〜C9と非酵素的に複合体を形成して，最終産物のC5b6789（C5b-9）という膜侵襲複合体（細胞膜障害性複合体，membrane attack complex，MAC）が生成される．MACは，標的細胞に膜貫通チャンネルを形成し，浸透圧を利用した細胞溶解作用（細胞殺傷性）を示す．MACは自己細胞を破壊しないが，その理由として，MACの形成阻害因子である細胞膜上のCD59，および液層のvitronectinやclusterinが存在し，MAC形成の最終ステップであるC9の重合を阻害し

て，MACによる自己細胞の攻撃を阻止している．また，補体制御タンパクであるDAFやMCPは，補体C3成分の活性化を阻害し，補体系が暴走しないように調節している．補体の攻撃が自己細胞を回避する理由として，C3およびC9の活性化ステップにおいて天然の阻害機構が存在し，同種補体のみを選択的に阻害するためである．発作性夜間血色素尿症（PNH）は，*PIG-A*遺伝子の変異によりGPIアンカーが生成されず，補体制御タンパクであるDAF（CD55）が赤血球膜上に発現していないために，補体活性化により赤血球が傷害されやすくなる疾患である．ヒト化抗C5モノクローナル抗体製剤であるエクリズマブは，補体C5成分の開裂（C5a＋C5b）を阻害して最終産物であるC5b-9の生成を抑制することで，PNHにおける溶血を抑制する医薬品である．

補体欠損症（complement deficiency）

補体系は，多くの血漿タンパク質と膜タンパク質によって構成される．補体成分であるC1～C9以外に，第二経路（代替経路）に関与するD因子やproperdin，レクチン経路に関与するマンノース結合タンパク質（MBP）やMASP（MBP associated serine protease），補体制御膜タンパクであるDAF（decay accelerating factor，CD55）やMCP（membrane cofactor protein，CD46），液性の補体制御因子であるC1抑制因子（C1INH），H因子，C4Bp（C4b-binding protein），補体レセプターであるCR1～4などの分子が補体系を構成している．すべての補体成分（C1～C9）について欠損症が見出されたが，一般的に致死的ではない．補体欠損症として最も多い症状は，全身性エリテマトーデス

(SLE）様の自己免疫疾患である．このことは，補体系がDNAおよび死細胞のクリアランスに関与していることを示唆している．原発性免疫不全症候群としての補体欠損症は，病態として，補体活性化の欠陥と補体制御系の欠陥に大別される．①補体活性化の欠陥：補体活性化カスケードの前半を構成する分子（C1q，C1r，C1s，C4，C2，C3）の欠損症は，いずれも常染色体劣性遺伝形式をとり，SLE様の自己免疫疾患を発症する．特に，C1q欠損症の90％以上の患者において，SLE様の症状が認められる．C2欠損症およびC3欠損症では，莢膜を持った細菌に対して易感染性を呈する．一方，補体活性化カスケードの後半を構成する分子（C5，C6，C7，C8α，C8β，C9）および第二経路に関与するD因子やproperdinの欠損症では，ナイセリア属の細菌による感染症が好発し，特に髄膜炎菌による化膿性髄膜炎を認める．補体レセプターであるCR3（CD11b/CD18）はインテグリンであり，CR3欠損症は白血球接着不全症（LAD）のLAD1と同じものである．LAD1は，β_2インテグリンの共通サブユニットであるCD18をコードする*INTGB2*遺伝子の変異により，β_2インテグリンの発現が欠損することによる好中球の接着障害である．②補体制御系の欠陥：補体C3成分に対する補体制御因子であるH因子，I因子，MCP（CD46）の欠損において，膜性増殖性糸球体腎炎，非典型的な溶血性尿毒症症候群（HUS）が発症する．補体カスケードの最終産物はC5b6789（C5b-9）という膜侵襲複合体（MAC）であるが，MAC inhibitorであるCD59の欠損症では，補体を介した溶血に対して赤血球の感受性が亢進することにより，溶血性貧血を引き起こす．発作性夜間血色素尿症（PNH）は，*PIG-A*遺伝子の変異によりGPIアンカー

が生成されず，DAF（CD55）が赤血球膜上に発現しないために，補体活性化により赤血球が傷害されやすくなる疾患である．

発作性寒冷ヘモグロビン尿症（paroxysmal cold hemoglobinuria: PCH）

　　自己免疫性溶血性貧血（AIHA）は，赤血球膜上の抗原と反応する自己抗体が産生され，抗原抗体反応により赤血球が傷害されて赤血球寿命が短縮し貧血をきたす疾患である．自己抗体が赤血球に結合する至適温度により，温式と冷式に分類される．PCHは冷式抗体によるものであり，日本ではAIHAの2％程度と寒冷凝集素症よりも稀な疾患である．原因不明の特発性と麻疹・水痘・ムンプスなどのウイルス感染や梅毒による続発性がある．身体の一部が寒冷に曝露されると，ドナート・ランドシュタイナー（Donath-Landsteiner：DL）抗体が赤血球の補体C1qに結合し，その後体温が上昇すると補体系カスケードが活性化されて血管内溶血とヘモグロビン尿が生ずる．DL抗体は，P血液型抗原に対するIgG抗体（IgMの報告あり）で補体依存性であり，二相性に赤血球膜に作用する．低温では補体存在下に赤血球と結合し，37℃になると赤血球から遊離するが，その際に補体系が活性化されて溶血が生じる．多くは急性の経過で改善するが，急性腎不全を合併することもある．副腎皮質ステロイド剤の有効性は明らかではないが，予防法として保温に注意して寒冷曝露を避けることが重要である．

発作性夜間血色素尿症 (paroxysmal nocturnal hemoglobinuria：PNH)

　　PNHは，発作性夜間ヘモグロビン尿症とも呼ばれ，*PIG-A*遺伝子の後天的変異によりGPIアンカーが生成されない疾患である．補体系において，その活性化経路にかかわらず，C3成分の活性化は共通のプロセスである．正常な赤血球において，decay accelerating factor (DAF, CD55) はGPIアンカーを介して赤血球膜に結合しており，C3転換酵素を阻害することで，補体による過剰な侵襲を防止している．PNHではGPIアンカーが欠失することで赤血球膜上にDAFが発現せず，抑制を失った補体C3成分の活性化が進行して赤血球が破壊される．病名から想像されるように，夜間（睡眠時）の低換気に基づく呼吸性アシドーシスが補体系の活性化を惹起し，補体抵抗性が低下した赤血球が破壊され血管内溶血を呈する早朝の褐色尿（ヘモグロビン尿）が特徴的である．PNHには，溶血が主体の古典的PNHと，再生不良性貧血（AA）が先行し造血障害が主体のAA-PNH症候群（骨髄不全型PNH）がある．検査所見として，貧血に加え造血障害による汎血球減少症を呈することもある．Ham試験および砂糖水試験は，補体が酸性条件で活性化しやすい（Ham試験），あるいは低イオン環境下で赤血球膜に結合しやすい（砂糖水試験）性質を利用した検査方法であり，PNH赤血球では補体感受性が亢進していることから溶血を呈する．*PIG-A*遺伝子変異は造血幹細胞レベルで起きるために，GPIアンカー関連タンパク質の異常は赤血球にとどまらず，すべての血球において引き起こされる．GPIアンカー関連タンパクである赤血球膜アセチルコリンエステラーゼ活性は低下し，好中球のアルカリホスファターゼ活性

(NAPスコア）も低下する．また，単球のCD14抗原およびÅ小板のGPIIb/IIIaの発現も低下する．確定診断には，フローサイトメトリーを使用して赤血球のCD55（DAF）あるいはCD59の発現が低下していることを証明する必要がある．治療として，補体系の活性化を阻害する目的で，抗C5モノクローナル抗体製剤であるエクリズマブ（商品名：ソリリス®）が投与される．また，慢性の溶血性貧血に対して洗浄赤血球製剤の輸血，および重篤な溶血発作における腎障害予防としてハプトグロビン製剤の投与を行う．

本態性血小板血症（essential thrombocythemia：ET）

ETは，骨髄増殖性腫瘍（MPN）の1つであり，骨髄系造血前駆細胞に遺伝子変異が生じた結果，主に巨核球・血小板が増加する疾患で，約半数の症例において*JAK2*V617F変異を認める．トロンボポエチン（TPO）受容体であるMplは，エリスロポエチン受容体と同様に，シグナル伝達系に関わる酵素活性をもっておらず，非受容体型チロシンキナーゼであるヤーヌスキナーゼ（JAK）ファミリーのJAK2と会合することでリン酸化されて活性化し，JAK2は下流のシグナル伝達兼転写活性化因子（STAT）をリン酸化して核内へシグナルを伝達する（JAK-STAT経路）．*JAK2*V617F変異とは，*JAK2*遺伝子exon14の1849番目のグアニンがチミンに1塩基置換することにより，JAK2タンパクの617番目のフェニルアラニンがバリンに置換（*JAK2*V617F）する結果，野生型ではTPOの刺激により初めて生じるシグナル伝達が，TPO非存在下においてもシグナル伝達が進行するようになり，血小板増加症が引き起こされるものと考えられる．*JAK2*V617F変異が認められない症

例において，*Mpl* 変異が 1～3 ％に，小胞体の分子シャペロンの 1 つである calreticulin をコードする *CALR* 遺伝子変異が 20～30 ％の症例に認められる．通常，血小板数が 40 万 /μL 以上の場合に血小板増加症というが，MPN の場合には 100 万 /μL を超えることも稀ではない．白血球数の増加を伴うことはあるが，基本的に赤血球数は正常範囲内である．血小板数が増加することから，血栓症を併発しやすいと考えがちであるが，血小板機能低下に基づく出血症状を呈することがある．血栓症状を呈する症例において，低用量アスピリンによる抗血小板療法が行われる．稀に，ET から骨髄線維症へ移行することがある（post-ET myelofibrosis）．

ボンベイ血液型（Bombay phenotype，hh）

ABO 血液型における H 抗原は，基本的にすべての赤血球に発現しているが，H 抗原が発現していないボンベイ血液型（Bombay）および H 抗原の発現が減弱している para-Bombay 血液型は，日本人では極めて稀である．インドのボンベイ（現在のムンバイ，1995 年に公式名称として変更された）で発見されたことから，この名がついた．Hh 血液型を担う *H*（*FUT1*）遺伝子の変異（Hh 血液型における hh ホモ接合体）に基づき，ボンベイ血液型では H 抗原が生成されないために，A 抗原および B 抗原も生成されない．この点については，ABO 血液型の記述を参照していただきたい．一方，血清中には抗 A 抗体と抗 B 抗体に加え，抗 H 抗体も規則抗体として保有している．したがって，ボンベイ血液型の患者に対して輸血を行う場合は，O 型赤血球（H 抗原をもつ）は輸血できず，ボンベイ血液型（H 抗原をもたない）の血液のみ輸血可能である．極めて稀なボン

ベイ血液型のドナーから患者への輸血となるため，適合する血液製剤を準備するのは容易ではない．原発性免疫不全症候群の中の白血球接着不全症（LAD）において，*FUCT1*（guanosine diphosphate [GDP] -fucose transporter gene）遺伝子の変異により発症するLADIIは，セレクチンリガンドのフコシル化炭水化物（sLe^x, CD15a）が欠損することにより好中球のローリングを障害し，易感染性を引き起こす．LADIIでは稀なボンベイ血液型を合併する．

マイナーミスマッチ（minor mismuch）

マイナーミスマッチ（マイナー ABO 不適合）とは，輸血あるいは造血幹細胞移植において，交差適合試験の副試験が陽性となる（凝集する）ABO 血液型の組み合わせをいう．造血幹細胞移植では HLA の適合は必須であるが，ABO 血液型の適合は必須ではない．したがって，血漿が不適合であるドナーからの造血幹細胞移植（例えば，O 型のドナーから O 型でない患者へ）を行う場合には，幹細胞製剤中に含まれる抗 A 抗体や抗 B 抗体が患者の赤血球と反応して溶血性副作用を起こす．これを回避するために，輸注する前に幹細胞製剤から血漿を除去する必要がある．

膜侵襲複合体（membrane attack complex：MAC）

MAC は，補体系の活性化による最終産物である C5b6789（C5b-9）をさし，細胞膜障害性複合体ともいう．MAC は，標的細胞に膜貫通チャンネルを形成し，浸透圧を利用した細胞溶解作用（細胞殺傷性）を示す．補体系の活性化経路として，古典的経路，第二経路（代替経路），レクチン経路があり，トリガーはそれぞれ異なるが，補体 C5 成分に C5 転換酵素が作用して C5b が生じ，C5b に C6 以降の補体が次々と結合して最終的に C5b6789（C5b-9）が生成されるプロセスは共通である．補体系による生体防御機構の重要性は，最終産物である MAC による細胞膜破壊だけではなく，むしろ C3 および C5 フラグメントによる他の免疫系の誘導・増幅作用が大きいと考えられる．

マクロファージコロニー刺激因子（macrophage colony-stimulating factor：M-CSF）

造血のプロセスにおいて，骨髄系共通前駆細胞（common myeloid progenitor：CMP）から分化した顆粒球・マクロファージ前駆細胞（granulocyte-macrophage progenitor：GMP）は，顆粒球・マクロファージコロニー刺激因子（GM-CSF）の刺激を受けて，顆粒球・マクロファージコロニー形成細胞（CFU-GM）となり，さらに顆粒球コロニー形成細胞（CFU-G）とマクロファージコロニー形成細胞（CFU-M）に分かれる．CFU-Mは，M-CSFの刺激を受けて単芽球となり，前単球を経て成熟した単球となる．流血中の単球は，血管外へ遊出してマクロファージに分化する．M-CSFは，CFU-Mに作用して単球の産生を刺激するサイトカイン（造血因子）であり，成熟単球のエフェクター機能を増強する．顆粒球コロニー刺激因子（G-CSF）の産生を増強することで間接的に好中球の産生を亢進させ，抗体依存性殺細胞活性（ADCC）の増幅（単球のFc受容体発現の促進）や腫瘍壊死因子-α（TNF-α）産生のプライミングなどの作用がある．また，M-CSFは，破骨細胞や胎盤の絨毛細胞の分化を誘導するなど，多彩な生物活性をもつ．ヒト尿から精製・純化したミリモスチム（mirimostim，商品名：ロイコプロール®）は，骨髄移植（BMT）後，あるいは卵巣癌および急性骨髄性白血病（AML）におけるがん化学療法後の好中球減少症に対して，好中球の増加促進を効能とするM-CSFの医薬品である．しかし，G-CSFが直接的に好中球の産生を刺激することから，現在，ミリモスチムが使用される機会は少ないようである．M-CSFの単球・マクロファージ系細胞に対する作用は，インターフェロン-γ（IFN-γ）やTNF-αとともに，血球貪食症候群のサイトカインストーム（高サイトカイン血症）の病態にも関与する．

末梢血幹細胞移植 (peripheral blood stem cell transplantation：PBSCT)

PBSCTは，造血幹細胞移植の中で，末梢血から採取した造血幹細胞を用いる場合をいう．造血幹細胞は，骨髄だけではなく末梢血中にもごく少数存在し，がん化学療法後の造血回復期や顆粒球コロニー刺激因子 (G-CSF) の投与により，骨髄から末梢血中へ一時的に動員される．成分採血装置を用いたアフェレーシスにより，末梢血に動員されたCD34抗原陽性細胞を含む単核球分画を採取して移植に用いるのがPBSCTである．患者自身から採取した造血幹細胞を用いる自家PBSCT (autologous PBSCT) と，他人から採取した造血幹細胞を用いる同種PBSCT (allogeneic PBSCT) に分けられる．同種移植において，一卵性双生児間の場合は同系移植，ドナーが同胞などの場合は血縁者間移植，骨髄バンクなどを経由する場合は非血縁者間移植という．健常人ドナー（同種PBSCT）から末梢血の造血幹細胞を採取する場合には，日本造血細胞移植学会と日本輸血・細胞治療学会が共同で作成した"同種末梢血幹細胞移植のための健常人ドナーからの末梢血幹細胞動員・採取に関するガイドライン（改定第4版）"および"院内における血液細胞処理のための指針（第1版）"に準拠して実施することが推奨される．採取目標数は，CD34抗原陽性細胞数として$2×10^6$/kg（患者体重）である．PBSCTの合併症として，主にG-CSFの投与に基づくものであり，骨痛，筋痛，嘔気などの症状が出現するだけではな

く，末梢血白血球数が5万/μL以上に増加すると，凝固系の亢進によると思われる心筋梗塞，狭心症，一過性脳虚血発作，深部静脈血栓症などの発症が報告されている．健常人ドナーに対するG-CSF投与による急性骨髄性白血病の発症に関して，明らかなエビデンスは示されていない．アフェレーシスによる採取に伴う合併症として，血管迷走神経反応（VVR），血圧低下，クエン酸中毒，および採取後の血小板減少について注意を払う必要がある．同種骨髄移植（BMT）と同種PBSCTの比較において，移植後の造血能の回復は，BMTよりもPBSCTのほうが有意に早い．しかし，同種PBSCTにおいて，ドナー由来のリンパ球が大量に輸注されることから，慢性移植片対宿主病（GVHD）の頻度は増加するが，移植片対白血病（GVL）効果により再発率は低いことが示されている．

慢性骨髄性白血病（chronic myeloid leukemia：CML）

CMLは，9番染色体と22番染色体の相互転座，t(9;22)(q34;q11.2)，により生じるフィラデルフィア染色体（Ph）と付随する*BCR-ABL*キメラ遺伝子をもつ造血幹細胞がクローン性に増殖する疾患である．*BCR-ABL*キメラ遺伝子産物であるBCR-ABLタンパクが有する恒常的なチロシンキナーゼ活性が，造血幹細胞の増殖シグナルを促進することで腫瘍性増殖を引き起こす．9番染色体上の*ABL*遺伝子と22番染色体上の*BCR*遺伝子が融合して異常な*BCR-ABL*キメラ遺伝子を生じるが，その切断部位の違いにより，210-kDa（一般的なCML），p190-kDa（Ph陽性ALL），p230-kDa（稀）の3種類のBCR-ABLタンパクがつくられる．各成熟段階の顆粒球系細胞が増加する白血球増加症が特徴的であ

るが，血小板数や，時に赤血球数が増加することがある．確定診断のために，PCR 法など遺伝子検査，あるいは染色体分析の FISH 法により，末梢血あるいは骨髄細胞において *BCR-ABL* キメラ遺伝子を検出することが重要である．無治療の場合には，3〜5 年程度の慢性期を経て，急性転化（幼弱な芽球が増加する急性白血病類似の病態）へ移行する．慢性期，移行期，急性転化期と段階的に悪性度が進行するが，移行期を経ないこともあり，稀に急性転化として発症することがある．CML の経過中に，発熱や脾腫の増大，血液検査において芽球の増加，貧血の進行，血小板減少症の出現を認めた場合には急性転化を疑う．急性転化の病態は，基本的に急性白血病と同様である．慢性期は骨髄系細胞が増殖するが，急性転化時に増加する芽球は必ずしも骨髄系とは限らない．骨髄系が約 50％，リンパ系が約 25％，残りはその他の細胞系列や細胞系列を同定できない未分化な細胞の場合もある．CML の治療は，分子標的薬であるチロシンキナーゼ阻害薬（TKI）による薬物療法が第一選択となる．最初に開発されたイマチニブ（imatinib）の臨床試験における 8 年生存率は 93％に達しているが，イマチニブ治療を受けた約 20％の患者において，イマチニブ耐性（*BCR-ABL* 遺伝子の点突然変異，他の遺伝子異常など）あるいは不耐容のために十分な治療効果が得られていない．第二世代の TKI として開発されたダサチヌブ（dasatinib）とニロチニブ（nilotinib）は，イマチニブに抵抗性ないし不耐容の症例に適応可能であり，初発の慢性期患者に使用した場合，イマチニブよりも速やかでより深い分子遺伝学的寛解導入効果が示され，初回治療への適応が可能となった．

慢性肉芽腫症（chronic granulomatous disease：CGD）

　　CGDは原発性免疫不全症候群の中で食細胞機能異常症に分類される疾患で，食細胞，特に好中球において，活性酸素産生に関わる酵素であるNADPHオキシダーゼの遺伝的欠損に基づき，細胞内殺菌機構が障害される疾患である．また，免疫応答の制御異常に基づく過剰な炎症反応が遷延するために肉芽腫形成をきたす．食細胞において，酸素分子をスーパーオキシド（O_2^-）にして細胞外および食胞内に放出し，より強い活性酸素（H_2O_2, OH^-, OCl^-）となり殺菌作用を発揮する．O_2^-産生酵素であるNADPHオキシダーゼは，2つの膜タンパク質（$gp91^{phox}$, $p22^{phox}$）と4つの細胞質タンパク質（$p47^{phox}$, $p67^{phox}$, $p40^{phox}$, Rac p21）から形成される酵素複合体であり，CGDではこれらの主要因子のいずれかが遺伝的に欠損するために，NADPHオキシダーゼ活性が欠損ないし低下する．日本において，発生頻度は22万人に1人であり，病型別では$gp91^{phox}$欠損型が約80％と最も頻度が高く，$p22^{phox}$欠損型が約10％，$p47^{phox}$欠損型と$p67^{phox}$欠損型はそれぞれ約5％である．典型的な臨床症状として，乳幼児期より皮膚化膿症，頸部リンパ節炎，肛門周囲膿瘍，中耳炎，肝膿瘍，肺炎などを反復し，抗菌薬の投与にもかかわらず難治性であり，諸臓器に肉芽腫を形成するのが特徴である．ブドウ球菌，大腸菌，肺炎桿菌などによる細菌感染症，アスペルギルスなどの真菌感染症が多い．その理由として，ブドウ球菌，大腸菌，クレブシエラ菌，カンジダ，アスペルギルスなどの非H_2O_2産生カタラーゼ陽性菌による感染症において，CGD患者では活性酸素がどこからも供給されないために，これらの細菌や真菌を殺菌できないことによる．また，炎症性腸疾患様のCGD腸炎

は，約半数の症例に発症する頻度の高い合併症であり，腹痛，下痢，血便などの症状を呈する．CGDは，重症の細菌感染症あるいは真菌感染症を反復する病歴，家族歴，好中球活性酸素産生能の低下から診断を行う．好中球の活性酸素産生能の測定は，NBT色素還元能試験（外注検査可能）やH_2O_2を検出する蛍光プローブ（DCFHなど）を用いたフローサイトメトリー法で行う．CGDはスペクトラムの広い疾患であり，重症度は症例によって大きく異なる．一般に，伴性劣性遺伝形式をとる$gp91^{phox}$欠損型は，常染色体劣性遺伝形式の$p22^{phox}$，$p47^{phox}$，$p67^{phox}$欠損型よりも重症であり，予後も不良である．しかし，$gp91^{phox}$欠損型においても，重症感染症を反復する症例から反復しない軽症例まで幅広く存在する．治療として，ST合剤，抗結核剤，抗真菌剤であるイトラコナゾールの予防内服を行う．インターフェロン-γ療法は，CGDの約30％の症例において重症感染症のリスクを軽減する．また，血縁のHLA適合ドナーが存在する場合には，造血幹細胞移植が考慮される．海外において，CGD患者に対して遺伝子治療の報告がある．

慢性リンパ性白血病（chronic lymphocytic leukemia：CLL）

CLLは，単一な小型円形から軽度の異型をもつ成熟Bリンパ球の腫瘍であり，白血病細胞の増殖の主体は骨髄と末梢血である．腫瘍細胞が，主にリンパ節で増殖する小リンパ球性リンパ腫（small lymphocytic lymphoma：SLL）と本質的には同一の細胞の腫瘍と定義されることから，CLL/SLLとして一括して扱われることもある．日本では稀な腫瘍である．CLLの診断基準として，末梢血リンパ球数が5,000/μL以上で，細胞表面マーカーは一般にCD5＋ CD23＋ sIg± CD79a± CD22±

CD10－FMC7－である．鑑別の対象として，前リンパ球性白血病（prolymphocytic leukemia：PLL），ヘアリーセル白血病，T細胞性CLL，成人T細胞白血病/リンパ腫（ATLL），非ホジキンリンパ腫（濾胞性リンパ腫，マントル細胞リンパ腫）の白血病化などがある．多くは慢性で緩徐な経過をたどるが，一部に進行が速く，予後不良な症例も認められる．CLLにおいて種々の染色体異常が認められており，13q－，11q－，17p－，6q－，12トリソミーなどが多いが，特に染色体17p－の症例は治療抵抗性で予後不良である．病期分類（Rai分類，改訂Rai分類，Binet分類）をもとに病期を決定し，治療開始規準に準じて治療を実施する．CLLは経過の長い疾患であるため，治療関連死亡は避けるべきである．International Workshop on Chronic Lymphocytic Leukemiaによる治療開始基準として，以下の項目のいずれかに該当すれば，活動性（active disease）として治療を考慮する．（1）進行性の骨髄機能低下による貧血や血小板減少の進行・悪化，（2）左肋骨弓下6cm以上の脾腫，進行性または症候性の脾腫，（3）長径10cm以上のリンパ節塊，進行性または症候性のリンパ節腫脹，（4）2カ月以内に50％を超える進行性リンパ球増加，6カ月以下のリンパ球倍加時間，（5）副腎皮質ステロイド剤や他の標準治療に反応の悪い自己免疫性貧血や血小板減少症，（6）CLLに起因する以下のいずれかの症状のあるとき，①減量によらない過去6カ月以内の10％以上の体重減少，②労働や日常生活が困難である倦怠感，③感染症の所見なしに2週間以上続く38℃以上の発熱，④感染症徴候のない寝汗とされている．具体的には，活動性の病態がないBinet病期分類A期とB期，および無症状の改訂Rai分類の低・中間リスク

(Rai分類の病期0期，I期，II期）の患者は，経過観察することが推奨される．活動性徴候が認められる場合，進行期になった場合は多剤併用化学療法，免疫化学療法が可能かどうかを評価し，可能であればフルダラビン（FLU）とシクロホスファミド（CPA）の併用療法（FC療法)，あるいはFC療法にリツキシマブを併用する．ちなみに，日本において，CLLはリツキシマブの適用外である．これらの治療に反応がある場合でも，染色体17p−を有する症例では，同種造血幹細胞移植を考慮する．多剤併用化学療法が実施不可能な患者では，FLU単独療法，他のアルキル化剤などの単独療法，減量した多剤併用化学療法を考慮する．分子標的薬であるアレムツズマブ（alemtuzumab，商品名：マブキャンパス®）は，ヒト化抗CD52モノクローナル抗体医薬品であり，再発または難治性のCLLに保険適用がある．アレムツズマブは，腫瘍性B細胞性リンパ球に発現しているCD52抗原に結合し，抗体依存性細胞障害活性（ADCC）および補体依存性細胞障害活性（CDC）を介して細胞溶解を引き起こし，抗腫瘍効果を示す．また，オファツムマブ（ofatumumab，商品名：アーゼラ®）は，ヒト型抗CD20モノクローナル抗体製剤であり，リツキシマブとは反応エピトープが異なり，CD20抗原に対する親和性も高い．CD20抗原を発現する細胞に対して，ADCCおよびCDCを介して細胞毒性を発揮する．再発又は難治性のCD20陽性の慢性リンパ性白血病に保険適用がある．イブルチニブ（ibrutinib，商品名：イムブルビカ®）は，ブルトン型チロシンキナーゼ阻害剤であり，日本では2016年3月に再発または難治性の慢性リンパ性白血病（小リンパ球性リンパ腫を含む）について，抗悪性腫瘍剤として承認された．

未照射血 (non-irradiated blood components)

　未照射血とは，文字通り，放射線照射を行っていない輸血用血液製剤をいう．日本において，輸血を行うすべての患者に対して，輸血後移植片対宿主病 (PT-GVHD) を防止する目的で，放射線照射血を使用することが推奨されている．PT-GVHD は，輸血用血液製剤中に残存する献血者由来のリンパ球が，患者に輸血された後に異物として排除されず，患者体内で増殖して患者組織を攻撃する病態である．免疫不全の患者以外に，一方向適合が生ずる場合，具体的には，献血者が HLA 抗原のホモ接合体であり，患者がこの HLA 抗原のヘテロ接合体である組み合わせの場合に PT-GVHD が発症しうる．HLA の一方向適合の頻度は，諸外国と比較して日本では高く，非血縁者間では約 1/1,000，親子間で 1/100 と算出されている．放射線照射血は，新鮮凍結血漿を除く輸血用血液製剤に対して，15 Gy 以上 50 Gy 未満の放射線を照射したものである．日本赤十字社血液センターから供給される赤血球製剤および血小板製剤には，放射線照射血と未照射血の両者が供給されている．医療機関の輸血部門から日本赤十字社血液センターへ発注する際に，いずれかを選択可能であるが，一般的には放射線照射血を発注すると思われる．医療機関において，輸血用血液製剤用の放射線照射装置を保有している場合には，未照射血を発注し，院内で放射線照射を行ってから患者に投与する．赤血球製剤に対して放射線照射を行う場合には，血液バッグ中のカリウム値上昇を抑えるために，出庫直前に放射線照射を行うのが理想的である．輸血部門の中で，放射線照射血と未照射血の両者を在庫している場合には，保冷庫を分けるなど，未照射血を出庫しないよう厳重に注意を払う必要がある．

ミニ移植（reduced-intensity stem cell transplantation）

ミニ移植とは，造血幹細胞移植において，前処置を軽減した骨髄非破壊的前処置（reduced-intensity conditioning）により移植を行うもので，通常の骨髄破壊的前処置（myeloablative conditioning）で行う移植をフル移植と呼ぶこともある．前処置は，骨髄非破壊的ではあるが免疫破壊的処置であり，高齢者の血液疾患に対するミニ移植時には注意が必要である．通常の骨髄破壊的前処置において，レシピエント（患者）由来の免疫担当細胞による拒絶反応や疾患の再発を防止する目的で，大量化学療法や全身放射線照射を行って患者の骨髄を徹底的に破壊する．特に，白血病などでは，その後の造血幹細胞移植により骨髄機能の回復が期待できることから，より強力な前処置を行うことができる．ミニ移植では，前処置後も患者体内に腫瘍細胞は残存するが，その後のドナー由来リンパ球による移植片対白血病効果（GVL，あるいはGVT）を期待して腫瘍細胞の排除を目指す治療法である．利点として，前処置による副作用が少なく，高齢者（65歳くらいまで）に対しても実施可能である．欠点として，前処置が弱いために，患者の免疫担当細胞が根絶されないことによる拒絶反応，および疾患の再発が増加する可能性がある．また，移植片対宿主病（GVHD）とGVLとのバランスをコントロールすることが難しいなどの懸念がある．

無顆粒球症（agranulocytosis）

顆粒球，特に好中球が数的に減少する好中球減少症の中で，好中球数がほとんどゼロに近い状態をいい，易感染性を呈する．一般的に，顆粒球減少症とほぼ同義であるが，より重篤なものをさし，狭義には，薬剤起因性の

急性型をさすこともある．原因の薬剤としては，消炎鎮痛剤，抗けいれん剤，抗甲状腺剤などが知られている．

無ガンマグロブリン血症（agammmaglobulinemia）

血清（血漿）を電気泳動法で分画した場合，まず，大きくアルブミン分画とグロブリン分画に分けられ，グロブリン分画は，さらに α（$\alpha 1$, $\alpha 2$），β，γ の 3 分画に分けることができる．γ 分画のグロブリン（ガンマグロブリン）は，主に免疫グロブリンから構成され，その量的減少は易感染性を引き起こす．原発性免疫不全症候群の中で"抗体産生不全症"に位置づけられる代表的な疾患が X 連鎖無ガンマグロブリン血症（BTK 欠損症）である．BTK 欠損症は，X 染色体長腕に存在する *Btk*（Bruton's tyrosine kinase）遺伝子の変異によりおこる遺伝性疾患であり，X 連鎖劣性遺伝形式をとる．*Btk* 遺伝子がコードする BTK タンパク質はチロシンキナーゼであり，主に B 細胞に発現しており．B 細胞の分化・増殖に重要な働きをしている．BTK 欠損症は，骨髄においてB 細胞の前駆細胞であるプロ B 細胞からプレ B 細胞への分化が障害されることにより，末梢血の成熟 B 細胞が欠損し抗体がほとんど産生されず，低あるいは無ガンマグロブリン血症となる．通常，経胎盤由来の母体からの移行抗体が減少する生後 4〜6 カ月以降から 5 歳までに，中耳炎，副鼻腔炎，気管支炎，肺炎などの呼吸器感染症，皮膚化膿症，消化管感染症など，細菌感染症に罹患しやすく，しばしば反復する．治療として，静注用免疫グロブリン製剤（IVIG）の定期的補充療法により，感染の頻度を抑えて長期予後を改善することが可能である．IVIG に含まれる IgG の生体内半減期は約 21日であり，定期的補充療法として IVIG を 200〜600 mg/

kg を 3〜4 週間隔で投与する．

無効造血 （ineffective erythropoiesis）

　無効造血は，何らかの異常をきたした赤芽球が，正常に赤血球に分化できないために，末梢血へ放出される前に骨髄において破壊されることをいう．無効（赤芽球）造血の意である．骨髄において，幼弱な赤芽球が細胞死により死滅するのであり，成熟赤血球が破壊される溶血とは異なる．臨床検査において，網赤血球数減少，LDH 値増加，間接ビリルビン値増加，ハプトグロビン値低下，尿ウロビリノゲンの増加を呈し，血漿鉄消失時間は短縮し，赤血球鉄利用率は低下する．無効造血をきたす疾患として，巨赤芽球性貧血，骨髄異形成症候群（MDS），鉄芽球性貧血がある．

無償献血

　血液あるいは血液成分を自由意志により提供し，報酬（現金ないし換金しうるもの）を求めない献血をいう．ほとんどの先進国では無償献血が一般的である．一方，売血は，血液の提供への対価として金銭を得ることを目的としており，多くの開発途上国で大なり小なり売血が行われている．日本では，1964 年に無償献血を基にした日本赤十字社による血液事業が閣議で決定されたが，それ以前は売血制度による血液事業であり，輸血後肝炎の温床となっていた．

無症候性キャリア （asymptomatic carrier）

　不顕性感染は，細菌やウイルスなどの病原微生物に感染後，感染症状を発症しない状態をいい，感染から発症までの期間を潜伏期という．無症候性キャリアとは，ウ

イルス感染において，不顕性感染のまま症状を呈さず（発症せず），一見すると異常がないようにみえるがウイルスを保有している場合をいう．病原微生物の感染初期において，感染症検査による検出が可能になるまでの（検出できない）空白期間であるウインドウ・ピリオド（ウインドウ期）とは区別される．

メジャーミスマッチ（major mismuch）

　　メジャーミスマッチ（メジャーABO不適合）とは，輸血あるいは造血幹細胞移植において，交差適合試験の主試験が陽性となる（凝集する）ABO血液型の組み合わせをいう．例えば，A型ドナーとO型レシピエント（患者）の場合など，ドナーの血液型が患者の血液型と一致しないABO血液型不適合造血幹細胞移植を行う場合には，造血幹細胞製剤を輸注する前に，製剤中の赤血球を除去する必要がある．A型の造血幹細胞を移植したO型患者において，移植後数カ月間，抗A抗体と抗B抗体を産生し続ける場合には，A型の赤血球造血が遅れることがあり，患者の抗A抗体が消失するとA型赤血球が末梢血に出現する．基本的に，顆粒球や血小板の造血は影響を受けない．

免疫グロブリン製剤（immune globulin preparation）

　　免疫グロブリン製剤は，ヒト血漿中のガンマグロブリン分画を分離・精製した製剤である．免疫グロブリン（Ig）クラスの中ではIgGが主体で，多様な抗原に対するポリクローナルな抗体を含んでおり，ウイルスや毒素に対する不活化・中和作用，細菌に対するオプソニン作用・溶菌作用，免疫修飾作用などがある．通常のプール血漿を分離・精製した標準免疫グロブリン製剤と特定の

疾患に対して高力価の抗体をもつ血漿を集めて分離・精製した特殊免疫グロブリン製剤に大別される．標準免疫グロブリン製剤には，静注用免疫グロブリン製剤（IVIG）と筋注用免疫グロブリン製剤（IMIG）があり，コンプライアンスの関係からIVIGが使用されることが多い（図18）．IVIGのIgG濃度は5％（w/v）であり，IgG重合体の含有量が低減化されており，抗体の半減期は約20日で生理的IgGと同様である．IMIGのIgG濃度は15％（w/v）であるが，注射局所の疼痛，投与量の限界，吸収が遅いなどの短所がある．また，IMIGにはIgG重合体が存在するので，静注した場合には補体系を活性化してアナフィラキシー様反応を引き起こす可能性があるので注意を要する．免疫グロブリン製剤の適応が確立している疾患として，無・低ガンマグロブリン血症において，血中IgG値400 mg/dL以上を維持するように，IVIG 200〜600 mg/kgを3〜4週ごとに投与する．特発性血小板減少性紫斑病，ギランバレー症候群，多発性筋炎（副腎皮質ステロイド剤抵抗性）ではIVIG 400 mg/kg/日の5日間投与が一般的である．川崎病で

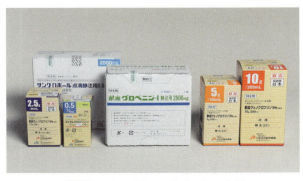

図18　現行の静注用免疫グロブリン製剤

は，IVIG 1 g/kg/日の2日間あるいは2 g/kg/日の1日間投与が行われる．一般的な感染症に対する有効性を示す明らかなエビデンスはないが，広域抗菌薬を3日間使用しても症状の改善が認められない重症感染症において，抗菌薬との併用療法として，IVIG 2.5〜5.0 g/日の3日間投与の保険適応が認められている．特殊免疫グロブリン製剤（図19）は，B型肝炎や破傷風などの感染予防，および抗D免疫グロブリン製剤はRhD不適合妊娠における抗D抗体産生予防に対して使用される．免疫グロブリン製剤の薬価は，規格により様々であるが，多用されるIVIGの2.5 g 50 mL製剤の薬価は，国内献血由来製剤の1バイアルが22,207円〜24,303円，輸入献血由来製剤の1バイアルが15,9457円である．免疫グロブリン大量療法は，高額な治療法であること，適応疾患であっても患者の状態により査定される可能性があることを銘記すべきであろう．免疫グロブリン製剤の副作用として，ショック，アナフィラキシー反応，肝機能障害，腎障害，無菌性髄膜炎などがある．また，まれではあるが選択的IgA欠損症ではIVIGは禁忌である．その理由として，多くの選択的IgA欠損症患者では抗

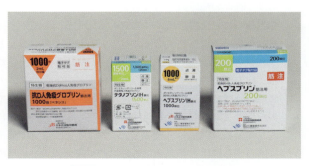

図19 現行の特殊免疫グロブリン製剤

IgA抗体を保有していること，また IVIG は 99％以上が患者に必要のない IgG であることによる．

免疫系（immune system）

　免疫系は，生体内に侵入した病原体などの自分とは異なる異物（非自己）やがん細胞などの異常な細胞を認識して排除する生体防御機構である．免疫系は，第一の生体防御機構である自然免疫と第二の生体防御機構である獲得免疫に大別される．自然免疫は，生体に侵入した病原体を迅速に感知（認識）して排除する免疫システムである．一方，獲得免疫は，個々の病原体や異物に対して特異的に応答し，その記憶を維持する高度な免疫システムである．自然免疫と比較して，抗原特異性は高いが応答速度は日単位と遅い．また，免疫系は，B 細胞による抗体を中心とした液性免疫系，T 細胞や NK 細胞による細胞性免疫系，好中球やマクロファージなどによる食細胞系，血漿タンパクである補体系に大別される．したがって，白血球の中でもリンパ球，および好中球や単球・マクロファージなどの食細胞が主な免疫担当細胞である．この生体防御機構が破綻した状態が免疫不全症であり，種々の病原微生物による感染症だけではなく，悪性腫瘍や自己免疫疾患のリスクも増大する．免疫不全症は，免疫系の遺伝的欠陥による原発性免疫不全症候群と二次性の欠陥による後天性免疫不全症候群に大別される．病原微生物による感染症において，ブドウ球菌，大腸菌，緑膿菌などの一般化膿菌は，好中球に貪食されて殺菌処理されるが，その過程において，オプソニン化に関与する抗体（液性免疫系），および走化性や免疫溶菌に関与する補体系が重要である．結核菌やサルモネラ菌などの細胞内寄生性細菌および真菌では主に T 細胞が

関与するが，アスペルギルス症では好中球も重要である．ヘルペスウイルス属や麻疹ウイルスの感染症ではT細胞による細胞性免疫系が重要であるが，エンテロウイルスやデングウイルスなどの細胞融解型ウイルスでは抗体がより重要である．

毛細血管拡張性運動失調症（Ataxia telangiectasia：AT）

ATは，原発性免疫不全症候群の中で"その他の明確に定義された免疫不全症"に分類される遺伝性疾患であり，常染色体劣性遺伝形式をとる．Louis-Bar症候群とよばれることもある．*ATM*（ataxia telangiectasia mutated）遺伝子の変異に基づくDNA修復機構の異常により，神経系，免疫系，内分泌系など多系統に異常をきたす疾患である．歩行開始とともに歩行失調（体幹失調）が明らかとなり，進行性に小脳失調症（構語障害・流涎，眼球運動失行・眼振，舞踏病など）が出現し，眼球結膜や皮膚の毛細血管拡張，反復性気道感染症，急性リンパ性白血病や悪性リンパ腫などの悪性腫瘍，耐糖能異常などが出現する．小脳失調症状と検査所見においてアルファフェトプロテイン（AFP）高値，IgA低値などからATを疑う．*ATM*遺伝子産物ATMはDNA損傷修復反応，特に二重鎖DNAの切断修復に重要な役割を果たす分子であり，生体において危害の大きい二重鎖DNAの切断に際して活性化し，下流の分子をリン酸化することによって細胞周期を制御し，DNA切断修復に関与し細胞死を誘導する．ATMは，DNA損傷の際に活性化して腫瘍化のバリアとして働いていることから，ATMの欠損は高頻度に悪性腫瘍が発生することにつながる．また，ATMは免疫グロブリンのV（D）J再構成やクラススイッチに関与しており，免疫グロブリンの

産生異常（IgGとIgAが低値）をきたす．免疫系の異常として，胸腺の低形成・欠損に基づくT細胞数の減少が認められるが，感染症においては，神経症状に伴う誤飲性肺炎など細菌感染症が前面に立ち，生命予後に直結する．現時点において有効な治療法はなく，低ガンマグロブリン血症を呈する症例では免疫グロブリン製剤を投与する．DNA損傷は電離放射線によっても惹起されることから，X線撮影などは最小限にする必要がある．

網赤血球 (reticulocyte)

赤芽球系細胞の分化において，形態学的に観察可能な最も幼弱な赤芽球系細胞は，前赤芽球であり，前赤芽球→好塩基性赤芽球→多染性赤芽球→正染性赤芽球→網赤血球→赤血球の順に分化・成熟が進行する．分化の途中で，ヘモグロビンの産生が盛んになるにつれ好塩基性の胞体に赤味が増し，十分なヘモグロビン合成を終えた赤色の正染性赤芽球となり，濃縮した核が脱核して最終の赤血球になる．網赤血球は，正染性赤芽球から脱核し末梢血中に出現したばかりの赤血球をさす．通常のMay-Giemsa染色ではやや大型で青味を帯びた赤血球であり，超生体染色では，細胞質のリボソームが凝集し，残存するミトコンドリアやゴルジ装置などを巻き込んだ青緑色の網目状構造物が認められる．網赤血球の名称は，細胞質内の網目状構造物に由来し，いずれ細胞外へ放出される．網赤血球は，末梢血に出て1〜2日後に成熟赤血球となる．網赤血球の赤血球全体に占める比率は1〜2％である．網赤血球数の算定は，貧血に対する骨髄の反応性（赤血球造血能）を反映していることから，末梢血の検査ではあるが，間接的に，骨髄の赤血球造血能をある程度推定することが可能である．しかし，

骨髄検査を行って確定診断することは必要である．具体的には，急性出血や溶血性貧血などでは，骨髄の赤血球産生が亢進するので網赤血球数は増加する．一方，再生不良性貧血や赤芽球癆（PRCA）では赤血球産生が低下しているので，貧血があっても網赤血球数は増加せず，PRCA の場合にはほぼゼロに近い値を呈する．

有棘赤血球 (acanthocyte, echinocyte)

　　有棘赤血球は，細胞表面に 5〜10 個の突起をもち，突起の長さは一定でなく分布も不規則な赤血球をいう．一般的に，突起の数が少なく（5〜10 個），突起の分布・長さ・太さが不揃いで先端に丸みがあるものを acanthocyte，多数の突起をもち，突起の分布・長さ・太さが規則的で先端が尖っているものを echinocyte と区別されるが，厳密に区別するのは困難である．肝硬変で認められるものを spur cell，尿毒症で認められるものを burr cell と区別することもある．有棘赤血球は，無あるいは低 β リポタンパク血症や重症肝障害などで認められる．echinocyte は，先天性溶血性貧血の赤血球酵素異常症の中で，アデノシン三リン酸（ATP）の産生障害を伴うピルビン酸キナーゼ（PK）異常症とグルコースリン酸イソメラーゼ（GPI）異常症において，とくに摘脾術後に認められる．神経有棘赤血球症（neuroacanthocytosis）は，神経症候と有棘赤血球症を併せ持つ疾患の総称であり，β リポタンパク質の異常を伴う群と伴わない群に大別される．前者は，血中の β リポタンパク質の低下に伴う脂質吸収不全により神経障害と有棘赤血球症をきたすもので，無 β リポタンパク血症（Bassen-Kornzweig 症候群）と低 β リポタンパク血症が代表的な疾患である．後者は，神経学的に舞踏運動やジストニアなどの不随意運動を認め，有棘赤血球舞踏病と McLeod 症候群が代表的な疾患である．有棘赤血球舞踏病では *VPS13A* 遺伝子などの変異，McLeod 症候群では *XK* 遺伝子変異が認められ，両者とも血中 β リポタンパク質は正常である．有棘赤血球が出現する割合と病態の軽重には関連がないとされている．

有口赤血球（stomatocyte）

有口赤血球は，口唇赤血球ともいい，末梢血塗抹標本において，健常人で認められる赤血球の中央淡明が，長方形で口唇様（唇をわずかに開いたようにみえる）あるいはスリット状の形態を呈する．先天性溶血性貧血の赤血球膜異常症の一病型である遺伝性有口（口唇）赤血球症（hereditary stomatocytosis），および遺伝性 LCAT 欠損症（hereditary lecithin-cholesterol acyltransferase deficiency）において，末梢血塗抹標本で有口赤血球が認められる．また，アルコール多飲や抗悪性腫瘍剤であるビンカアルカロイドの投与後にも有口赤血球が認められる．

有毛細胞白血病（Hairy cell leukemia：HCL）：ヘアリーセル白血病を参照．

輸血依存性（transfusion dependence）

輸血依存性とは，血液疾患や造血器腫瘍において治療が奏効しない場合に，正常造血が回復せずに骨髄機能不全を呈し，生体機能を維持するために輸血療法が必要となる状態をいう．主に，赤芽球系造血が抑制されている場合や不応性貧血において，赤血球輸血が必要となる場合に使用されることが多い．輸血依存性に陥った場合には，長期間にわたって赤血球輸血を繰り返さざるを得ないことが多く，鉄過剰症をきたす．総赤血球輸血量が 40 単位以上，あるいは血清フェリチン値が連続する 2 回の測定で 1,000 ng/mL 以上の場合に輸血後鉄過剰症と診断され，鉄キレート療法を開始する目安とされている．しかし，骨髄機能不全状態にある場合，骨髄において自力で血球を産生することができずに汎血球減少症を

呈することから，血小板減少症に対して血小板輸血が必要となる．一方，白血球，特に好中球減少症に対しては，日本赤十字社血液センターから供給される輸血用血液製剤は存在しない．顆粒球輸血は，院内採血により顆粒球製剤を調製する輸血療法であるが，原則として，回復可能と考えられる好中球減少症に対して行われることから，輸血依存性に陥った症例に対しては適応とならない．ちなみに，骨髄不全とは，血球減少をきたす原因が，血球の破壊亢進や骨髄の占拠性病変による二次的な造血障害ではなく，造血幹細胞の量的・質的異常により血球産生が持続的に減少した状態と定義される．疾患単位として，再生不良性貧血，骨髄異形成症候群（MDS），発作性夜間血色素尿症（PNH）などの特発性造血障害を一括して骨髄不全症候群と呼ぶ．したがって，輸血依存性を呈する骨髄機能不全とは厳密には区別されるべきであろう．

輸血感染症（transfusion transmitted infection）

　輸血感染症とは，輸血用血液製剤および血漿分画製剤を介して，献血者が保有する感染性病原微生物が患者へ伝搬する感染症をいう．輸血感染症を防止するためには，献血者の適格性を判断する予備検査において，精度の高い感染症スクリーニング検査を行うことが重要である．輸血療法の実施に関する指針の"輸血用血液の安全性"の項において，献血者から採血された血液について検査すべき項目が挙げられており，輸血用血液製剤を製造する日本赤十字社血液センターが予備検査を実施している．感染症スクリーニング検査において，B型肝炎ウイルス（HBV）はHBs抗原・抗HBs抗体・抗HBc抗体，C型肝炎ウイルス（HCV）は抗HCV抗体，ヒト

免疫不全ウイルス（HIV）は抗HIV-1/2抗体，ヒトTリンパ向性ウイルスⅠ型（HTLV-I）は抗HTLV-I抗体，そして梅毒血清反応が検査項目として挙げられている．これらの検査項目は血清学的反応を基盤としており，ウインドウ・ピリオドに献血された血液を原料とした輸血用血液製剤による感染を回避できない．核酸増幅検査（NAT）は，血清学的スクリーニング検査で陰性と判断されたすべての検体を対象として，現在，HBV・HCV・HIV-1/2について"個別NAT"が行われており，NAT陰性が確認された献血血液のみが，輸血用血液製剤あるいは血漿分画製剤の原料として使用される．また，ヒトパルボウイルスB19は，血漿分画製剤の製造工程におけるSD処理によって不活化されず，血漿分画製剤の投与によりヒトパルボウイルスB19感染症が引き起こされる可能性がある．したがって，献血者の予備検査において，CLEIA法によるヒトパルボウイルスB19抗原検査が行われている．英国において，血液製剤を介したプリオンの感染による変異型クロイツフェルトヤコブ病（vCJD）の症例が報告されている．現時点で，プリオン感染のスクリーニング法として実用化された検査法は確立されておらず，輸血によるvCJDの防止対策として，日本では献血ドナーに対する英国滞在歴に関する問診と献血制限が主体である．現在，輸血用血液製剤の製造工程において保存前白血球除去が実施されており，血液製剤を介したプリオンの伝播に対して有効であるとされている．

輸血関連急性肺障害（transfusion-related acute lung injury：TRALI）

　　TRALIは，輸血中または輸血後6時間以内に，急性

表 7　輸血関連急性肺障害（TRALI）の診断基準

1. TRALI
   (1) 急性肺障害
      a. 急激な発症
      b. 低酸素血症
      c. 胸部 X 線像における両側肺浸潤影
      d. 循環負荷を認めない
   (2) 輸血前に急性肺障害を認めない
   (3) 輸血中または輸血後 6 時間以内の発症
   (4) 急性肺障害に関連する輸血以外の危険因子を認めない
2. Possible TRALI
   (1) 急性肺障害
   (2) 輸血前に急性肺障害を認めない
   (3) 輸血中または輸血後 6 時間以内の発症
   (4) 急性肺障害に関連する輸血以外の危険因子を認める

の呼吸困難で発症する非心原性肺水腫であり，低酸素血症と胸部 X 線像における両肺野の浸潤影を特徴とする．輸血随伴循環過負荷（TACO）および他の原因を除外する必要がある．TRALI の診断基準を表 7 に示す．輸血用血液製剤中の抗白血球抗体〔抗 HLA 抗体，抗好中球抗体（human neutrophil antigen：HNA）〕と患者の白血球との抗原抗体反応により補体系が活性化され，その結果，好中球の凝集および肺の毛細血管の透過性が亢進して発症すると考えられている（図 20）．抗 HLA 抗体は，class I 抗体だけではなく class II 抗体が TRALI の発症に関与する．抗 HNA 抗体は，抗 HLA 抗体より検出される頻度は少ないが，HNA-1a，1b，2a，3a が TRALI 発症に関与し，とりわけ HNA-3a は危険性が高い．TRALI の病態は，急性呼吸促迫症候群（ARDS）と類似する．TRALI は，抗 HLA 抗体を保有している女性献血者（経産婦あるいは妊娠経験のある女性）から

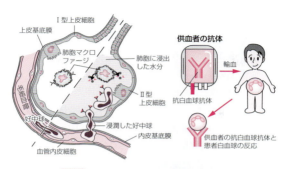

図 20 輸血関連急性肺障害の発症機序

採血された血液を原料として製造される輸血用血液製剤、とりわけ血漿成分が多く含まれている血液製剤（新鮮凍結血漿，血小板製剤）で発生しやすい．TRALI は，輸血副作用・合併症の中で，最も重篤になる可能性が高く，死亡率は 10〜15 ％程度とされている．薬物療法は確立されていないが，好中球エラスターゼ阻害薬などが検討されている．早期に副作用を発見し，人工呼吸器の使用を含め適切な呼吸管理ができる医療施設で治療することが重要である．

輸血関連検査 (laboratory tests for blood transfusion)

輸血を行うために必要な輸血関連検査として，血液型検査（ABO 血液型，Rh 血液型），不規則抗体スクリーニング検査，交差適合試験がある．輸血を行う患者と供血者の適合に関して，血液型システムの中では ABO 血液型と Rh 血液型のみを一致させている．30 種類以上ある血液型をすべて一致させることは現実的ではないし，またその必要もない．赤血球輸血と新鮮凍結血漿（FFP）では考え方は逆であることをお断りさせていた

だく．赤血球輸血を行う場合には，赤血球上の抗原を一致させることよりも，患者血清中の"抗体の存在"を意識することがより重要である．ABO血液型検査は，赤血球上のA抗原とB抗原を同定するよりも，血清（血漿）中の規則抗体である抗A抗体と抗B抗体を同定することを目的としているといっても過言ではない．したがって，輸血関連検査の中では，ABO血液型のウラ試験と不規則抗体スクリーニング検査がより重要ということになる．赤血球輸血に限っていえば，"患者血清中に存在する臨床的意義のある抗体について，その抗原を投与しないこと"が最も重要である．ABO血液型を一致させて輸血を行う本当の意味は，規則抗体に反応しないように赤血球輸血を行うことであり，ABO血液型の4つの組み合わせからみると，ABO同型かO型（A抗原とB抗原がない）を選択せざるを得ないということである．まとめると，まずABO血液型検査を行って規則抗体が反応する抗原を除外し，次に不規則抗体スクリーニング検査を行って不規則抗体が反応する抗原を除外し，さらに，不規則抗体スクリーニング検査では検出し得ない不規則抗体による副作用を回避する目的で交差適合試験を行うのである．以上のことは，赤血球輸血に限った考え方であるが，FFPを輸血する場合には，その逆の考え方をする必要がある．FFPには規則抗体が入っているので，今度は，赤血球上の"抗原の存在"を意識して，投与した規則抗体が患者の赤血球を破壊しないABO血液型の組み合わせをみると，やはりABO同型かAB型（規則抗体がない）を選択せざるを得ないのである．ABO血液型を一致させて輸血を行う本当の意味を理解していただきたい．

輸血後移植片対宿主病（post-transfusion graft-versus-host disease：PT-GVHD）

　　PT-GVHDは，輸血用血液製剤中に残存する献血者由来のリンパ球（移植片：graft）が，患者に輸血された後，異物として排除されずに患者体内で増殖し，患者組織を攻撃する病態である．臨床症状として，輸血1〜2週後に，発熱と皮膚の紅斑（全身の水疱を伴う紅皮症）が出現し，続いて肝機能障害，下痢や下血などの消化器障害が起こり，さらに骨髄無形成による汎血球減少症を呈し，最終的に敗血症などの重症感染症や大量出血によりほとんどの患者が死の転帰をとる．危険因子として"非自己"のリンパ球を拒絶できない場合であり，免疫不全状態（細胞性免疫）の患者だけではなく，基礎疾患として免疫不全がない患者でも起こりうる．献血者が主要組織適合抗原であるHLA（human leukocyte antigen）のホモ接合体で，患者がこの抗原のヘテロ接合体の組み合わせで，"HLAの一方向適合（HLA one-way match）"が生ずる場合である．患者からみると，献血者のリンパ球を"非自己"として認識できず拒絶しないが，献血者由来のリンパ球（移植片）からみると，患者（宿主）を"非自己"と認識して攻撃する（Billinghamの3条件）（図21）．確定診断は，患者体内の献血者由来リンパ球の存在を証明することである．発症後の患者末梢血および患者の爪や皮膚のDNAを増幅し，そのmicrosatellite部分の異同を確認する．HLAの一方向適合の頻度は，諸外国と比較して日本では高く，非血縁者間で約1/1,000，親子間では1/100と算出されている．同種移植よりも一般的な輸血療法においてGVHDが発生しうるという点は，輸血療法が同種移植と相同の治療法といわれる所以である．確立された治療法がなく，一旦

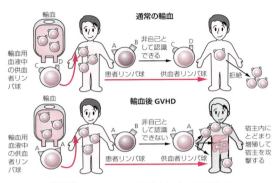

図 21 輸血後移植片対宿主病の発症機序

発症すると致死率は非常に高いので,現時点では予防法が重要である.リンパ球は,他の血球と比較して放射線感受性が高いことから,新鮮凍結血漿を除く(血球成分を含まない)輸血用血液製剤に対して,最低 15 Gy 最高 50 Gy の条件下で放射線を照射してリンパ球を不活化した放射線照射血の使用が推奨される.輸血を行うすべての患者に対して,放射線照射血を使用することが求められているのは日本特有のものである.日本におけるPT-GVHD の発症頻度は,1989 年の Juji らの報告によれば,約 660 例に 1 例と推察されたが,放射線照射血の導入以降,新規の PT-GVHD 患者は発生していない.ちなみに,白血球除去フィルターでは,PT-GVHD を防止することはできない.他の予防策として,HLA が近似している血縁者(親子,兄弟)からの輸血は避ける,新鮮血は特に避ける,待機手術においては自己血輸血を行うなどの予防策も重要である.

輸血後肝炎（post-transfusion hepatitis）

輸血後肝炎は，輸血を介して伝播する肝炎ウイルスによる肝障害である．"輸血後肝炎の診断基準（旧厚生省肝炎研究連絡協議会，1996）"によれば，輸血後2週以降に発症する肝機能障害（ALT >100 U）が2週以上継続し，他の原因が除外されたものが該当する．しかし，肝機能障害を発症していない，単に輸血を介した感染（検査所見上でウイルス陽性反応を示す）も同義と捉えられており，臨床的な定義と合致しなくなっている．感染症スクリーニング検査として，B型肝炎ウイルス（HBV）ではHBs抗原・抗HBs抗体・抗HBc抗体を，C型肝炎ウイルス（HCV）では抗HCV抗体について血清学的スクリーニング検査を行い，陰性検体について核酸増幅検査（NAT）を追加して行っている．NAT検査について，1999年の導入当初は500プールNATであったが，その後50プールNAT，20プールNATと，検査対象のプール数を減らすことで検査の精度を上げていった．さらに，輸血用血液製剤を介したHIV感染事例を受けて，2014年8月より個別NAT（1人分の血液ごとに検査を行う）が導入された．しかし，HBVに関しては，個別NAT検査を実施してもウインドウ期が34日と長いことから，HCVやHIVよりも感染リスクが高い．

輸血後細菌感染症（post-transfusion bacterial infection）

輸血後細菌感染症は，輸血用血液製剤に混入した細菌により引き起こされるもので，発生頻度は決して高くはないが，一定の頻度で起こりうる致死的合併症である．輸血用血液製剤の細菌汚染をきたす原因の多くは，献血者が菌血症であった場合，および採血時の穿刺の際に皮

膚の常在菌が採血血液に混入するものである．採血用の太い穿刺針で皮膚を穿刺する場合，消毒しきれなかった皮膚付着菌が血流に乗って採血されるので，採血の際に，最初に流出してきた血液を本採血バッグに含めない初流血除去という方法が 2007 年より実施されている．赤血球製剤で問題となるエルシニア菌（*Yersinia enterocolitica*）は，赤血球製剤の保存液 MAP の主成分の 1 つであるマンニトールを栄養として，鉄分が多い環境で増殖しやすく，低温でも増殖してエンドトキシンを産生する．エルシニア菌は，一過性の菌血症を呈した供血者が原因であり，人体に影響を及ぼす菌量に達するまでに 3 週間以上の保存期間が必要と考えられる．現行で繁用される赤血球液 -LR「日赤」は，2～6℃で 6 週間保存することが可能であるが，細菌増殖のリスクを考慮して，有効期間を 21 日間としている．また，表皮ブドウ球菌（*Staphylococcus epidermidis*）が問題となる血小板製剤は，輸血するまで室温（20～24℃）で水平振盪しながら保存するため，細菌の増殖には有利となる．したがって，有効期間を採血後 4 日間と短く設定している．献血者に対する採血直前の細菌感染に関する問診は，血液製剤の細菌汚染を回避するうえで重要である．具体的には，"3 日以内に出血を伴う歯科治療（抜歯，歯石除去など）を受けたか，1 カ月以内に発熱を伴う下痢の症状があったか"などを問診で尋ねている．また，輸血用血液製剤を使用する前に，赤血球製剤では溶血や変色など，血小板製剤では凝固物や変色などについて，外観を観察してから輸血を開始することが重要である．特に，赤血球製剤の色調に異常な黒色化（図 5, p.30）が認められた場合には，エルシニア菌による汚染が考えられるので使用しない．

輸血後紫斑病（post-transfusion purpura：PTP）

　PTPは、血小板輸血を行った7～10日後に血小板減少症が出現し、出血傾向を呈する疾患である．血小板には、赤血球や顆粒球と同様に同種抗原が存在し、HLAクラスⅠ抗原、血小板抗原、ABO血液型抗原の3種類が認められる．血小板抗原は、血小板膜上にのみ発現しており、赤血球の血液型に相当することから、血小板型とも呼ばれる．代表的な同種抗原であるHPA（human platelet antigen）の中で、HPA-1抗原とHPA-4抗原の頻度は、日本人と欧米人では大きく異なる．PTPは、日本人では稀であるHPA-1抗原の不適合により起きるものが有名である．HPA-1a抗原陰性の患者にHPA-1a抗原陽性の血小板製剤を輸血した場合、抗HPA-1a抗体が産生され、その後、抗体価が上昇することにより、血小板減少症と出血傾向を呈するものである．

輸血随伴循環過負荷（transfusion-associated circulatory overload：TACO）

　TACOは、輸血に伴って起こる循環負荷による心不全であり、輸血後6時間以内に、呼吸困難を主徴として発症するため、輸血関連急性肺障害（TRALI）との鑑別を必要とする．典型例におけるTRALIとTACOの鑑別点を表8に示した．臨床的に両者の鑑別が困難な場合はあるが、TACOによる呼吸困難は心原性であることが大きな相違点である．診断は、一般的なうっ血性心不全と同様であるが、①急性呼吸不全、②頻脈、③血圧上昇、④胸部X線像における心原性肺水腫、⑤水分バランスの超過のうち、4項目を満たした場合にTACOと診断する．大量の輸血を行った場合だけではなく、実際の輸血量がそれほど多くなくても、付随する輸液によ

表8 輸血関連急性肺障害（TRALI）と輸血随伴循環過負荷（TACO）の特徴

	TRALI	TACO
体温	発熱を認めることがある	変化なし
血圧	低下	上昇
呼吸器症状	急性呼吸不全	急性呼吸不全
頸静脈	変化なし	怒張することがある
胸部X線像	両側肺野のびまん性浸潤影	両側肺野のびまん性浸潤影
肺水腫液	滲出性	漏出性
水分バランス	正負どちらもありうる	正
利尿剤の効果	わずか	有効
白血球数	一過性の白血球減少	変化なし
BNP値	<200 pg/mL	>1,200 pg/mL

り循環過負荷が潜在的に生じている場合に，輸血を契機として心不全が発症する．心不全のマーカーであるBNP（brain natriuretic peptide）の測定はTACOの診断に有用と考えられる．患者の心機能を十分に把握しないままに輸液や輸血を行っている場合は，ヒューマンエラーによる要因が大きいと思われる．輸血療法はリスクのある治療法であり，患者の全身管理のもとに行うべき治療法である．

輸血セット（device for blood transfusion）

輸血セットとは，輸血用血液製剤の中に存在する凝集塊を除去するためのフィルター（濾過器）が付いた輸血器具であり，一回限り使用のディスポーザブル製品である．輸液剤を点滴静注する際の一般的な点滴セットとは異なるので，注意が必要である．輸血セットは，スパイク針（血液バッグに刺入するプラスチック針），クレンメ，濾過筒（孔径210μm以下の細かい均一のメッシュ），点滴筒（滴下がみえる），導管（チューブ），流

量調節器, 混注部, 継ぎ管, 静脈針からなる. 輸血セットには, 赤血球製剤に使用する通常の輸血セットと血小板製剤に使用する血小板輸血セットがある. 血小板製剤は, 通常の輸血セットを使用することが可能である. 血漿製剤は, いずれのセットを使用しても良いが, 一般の点滴セットは用いない. アルブミン製剤や免疫グロブリン製剤などの血漿分画製剤は, 輸液用の点滴セットを使用する.

輸血速度 (blood transfusion speed)

輸血を行う場合は, 原則として, 緩徐に開始すること, および過誤輸血による急性溶血反応への対処として, 輸血開始直後の5分間はベッドサイドで患者を観察することが重要である. その後, 輸血開始15分後, 輸血中, 輸血終了時の患者観察も重要である. 成人に輸血を行う場合, 通常, 輸血開始後10〜15分間は1 mL/分程度で行い, 異常が無いことを確認し, その後は5 mL/分程度で行う. 原則として, 1回の輸血は6時間以内に終了するように行う. 輸血セットでは, 滴数が20滴で約1 mLになるように統一されている.

輸血による免疫修飾現象 (transfusion-related immunomodulation: TRIM)

TRIMは, 同種血輸血による免疫抑制作用をさす. 術後感染症, がんの増殖・再発, 死亡率などと同種血輸血との関連性は, 明確には示されておらず, TRIMの存在そのものを疑問視する意見もある.

輸血の依頼 (order for blood transfusion)

医師は, 患者の臨床症状がどの血液成分の不足に起因

するものであるかを判断して輸血用血液製剤を選択する．次に，検査結果を基に，患者の現在値（検査値）と改善させうる目標値を設定し，循環血液量を勘案して実際に投与する輸血量を決定する．患者あるいはその家族に対して，輸血の適応（必要性と効果），輸血のリスク，輸血の選択肢（同種血と自己血）などについて，理解しやすい言葉でよく説明し，文書にて同意を得る（インフォームド・コンセント）．患者の血液型（ABO血液型，Rh血液型）および不規則抗体の有無を確認して，輸血部門に輸血用血液製剤を依頼する．輸血用血液製剤の使用目的（輸血の実施場所）により，手術用準備血と準備血以外に大別される．手術用準備血は，文字通り，手術に際して使用する輸血用血液製剤を依頼する場合であり，依頼しても実際に使用しない可能性があるものを含んでいる．一方，準備血以外とは，一般的に病棟や外来部門で輸血を実施する場合であり，依頼すれば必ず使用することから，赤血球製剤であれば交差適合試験を済ませて準備することになる．この分け方は便宜的ではあるが，交差適合試験を行って準備するか否かの違いは，輸血部門にとっては大きな違いである．具体的な依頼方法として，医療機関によって，電子カルテ上でオーダリングにより依頼する場合，あるいは電話とファックス（口頭の依頼は不確実）で依頼する場合があると思われる．筆者が勤務する順天堂医院では，医師と臨床検査技師が対面で直接依頼する方式をとっており，患者個々に対して，適切な輸血用血液製剤の選択と輸血量をその場で決定することが可能である．医師が輸血部門へ足を運ぶというデメリットは存在するが，輸血前監査を行うことで適正輸血を実践することが可能である．輸血療法はリスクを伴う治療法であり，輸血用血液製剤の依頼

は，安全な輸血療法を行ううえで重要なステップである．緊急時に輸血用血液製剤を依頼する場合，患者家族あるいは医師自身の記憶に基づくABO血液型で依頼することは厳禁である．救命救急の現場などにおいて，初診患者ではABO血液型が不明であり，まず輸血関連検査のための患者検体を採取してから，異型適合血であるO型赤血球製剤あるいはAB型新鮮凍結血漿を輸血する（異型適合血輸血）．その後，患者のABO血液型が判明したら（ABO血液型を確定するためには，2回採血する必要がある），速やかに本来の患者血液型と同型の血液製剤に変更する（戻す）．大量輸血を行った場合には，新たに採取した最新の患者検体と交差適合試験を行って，適合する血液製剤を使用する．

輸血の決定 (decision of blood transfusion)

輸血療法は，最初のステップである輸血の決定（適応の是非）に始まるが，ミスが起きやすいポイントの1つである．仮に，輸血を行った患者に副作用・合併症が生じた場合には，遡って，輸血の適応の是非が問われることもある．患者にとって輸血療法が有効である，輸血療法以外に代替療法がない，輸血療法の副作用・合併症のリスクよりも輸血を行う利点が上回ることなどを考慮して，輸血療法を行う決定をする．医師は，輸血すべき血液製剤を選択した後，実際に投与する輸血量を決定する．血液検査と臨床症状から患者の状態を把握し，患者の現在値（検査値）と改善させうる目標値を設定し，循環血液量を勘案して輸血量を決定する．輸血療法はリスクを伴う治療法であることから，必要最小限の輸血量を選択することが重要であり，過剰に投与することは避けるべきである．したがって，患者ごとに輸血の目標値を

設定することが重要である．心不全を有する患者において，新鮮凍結血漿や血小板製剤など血漿を含む血液製剤の投与量には注意が必要であり，輸血随伴循環過負荷（TACO）を念頭におく必要がある．

輸血の実施（blood transfusion at the bedside）

輸血の実施時は，医師と看護師など2人による読み合わせ確認（ダブルチェック）を行うことが原則である．2人によるダブルチェックは，一見，1人で行う確認よりも安全なように思われるが，ともすると，2人がお互いに依存し合って確認作業の責任感が希薄になってしまう可能性を秘めている．したがって，2人による読み合わせ確認を行う場合は，1人が主体となって確認作業を行い（実施者），もう1人のスタッフはセカンドチェッカーとしての役割を果たすことが推奨される．特に，電子照合を併用する場合には，医師・看護師以外の医療スタッフだけではなく，患者が医療に参加するという観点から，患者本人（意識清明で，正常な応答が可能な場合）にまでセカンドチェッカーとしての役割を拡大することが可能と思われる．また，過誤輸血以外の重篤な急性輸血副作用を見逃さないために，輸血開始前に，患者の体温，血圧，脈拍，経皮酸素飽和度（SpO_2）を測定することも必要である．

輸血の準備（preparation of blood products）

輸血実施部署において，看護師は，届いた輸血用血液製剤が当該患者に準備されたものであることを確認するために受け入れ時確認を行う．輸血療法の実施に関する指針において，"輸血の準備及び実施は，原則として1回に1患者ごとに行う．複数の患者への輸血用血液を1

> **表9** 照合時のチェック項目
>
> 輸血用血液の受け渡し時,輸血準備時および輸血実施時に,以下の項目について,交差試験適合票の記載事項と輸血用血液バッグの本体および添付伝票とを照合し,該当患者に相違ないことを必ず複数の者により確認する.
>
> ①患者氏名(同姓同名に注意)
> ②血液型
> ③血液製造番号
> ④有効期限
> ⑤交差適合試験の検査結果
> ⑥放射線照射の有無

度にまとめて準備し,そのまま患者から患者へと続けて輸血することは,取り違いによる事故の原因となりやすいので行うべきではない.確認する場合は,照合時のチェック項目(表9)の各項目を2人で交互に声を出し合って読み合わせをし,その旨を記録する"と明記されている.輸血用血液製剤の受け渡し時,輸血の準備を行うとき,輸血の実施時に,以下のチェック項目について,交差適合試験の適合票の記載事項と輸血用血液バッグの本体および添付伝票とを照合し,該当患者に相違ないことを必ず複数の者により確認する.①患者氏名(同姓同名に注意),②血液型,③血液製造番号,④有効期限,⑤交差適合試験の検査結果,⑥放射線照射の有無.

輸血のリスク(risk of blood transfusion)

輸血のリスクは,輸血用血液製剤が本来もっているリスクと輸血療法を行う過程において発生するリスクに大別することができる.輸血用血液製剤がもっているリスクとして,主に輸血感染症と免疫学的副作用・合併症が挙げられる.輸血用血液製剤は生物製剤であり,献血者

が保有している可能性がある病原微生物に対して感染症スクリーニング検査を実施しているが，ウインドウ・ピリオドにおける献血を含め，感染性病原体の混入を完全に排除することはできない．また，輸血用血液製剤に残存する献血者由来のリンパ球や血漿成分（抗体などを含む）は，免疫学的副作用・合併症を引き起こす．工業製品としての輸血用血液製剤は，製造物責任法（PL法）に則り，製造業者である日本赤十字社血液センターがその責務を担っている．PL法は，製造物の欠陥により損害が生じた場合の製造業者等の損害賠償責任について定めた法規であり，輸血後移植片対宿主病の防止対策である輸血用血液製剤に対する放射線照射は，PL法に準拠するための手法と解釈される．一方，輸血療法を行う過程で発生するリスクとは，医療機関に納入された輸血用血液製剤が患者へ投与される過程において，主にヒューマンエラーにより引き起こされる有害事象を指す．また，輸血副作用・合併症について溶血性副作用と非溶血性副作用に大別し，非溶血性副作用を更に免疫学的機序による免疫学的副作用と免疫学的機序によらない非免疫学的副作用に分けることもある．

輸血部門 (transfusion service)

　輸血部門は，医療機関において輸血療法を行ううえで必要不可欠の部署である．輸血部門では輸血関連検査を行うだけではなく，輸血用血液製剤の入庫・保管管理・出庫を行い，患者に輸血された後の副作用・合併症の把握まで，医療機関内の輸血療法全体を俯瞰する必要がある．したがって，臨床検査部門の中で輸血関連検査のみを行い，輸血用血液製剤の保管管理は薬剤部門が行うなど，輸血部門が一元管理されていない医療機関では，安

全な輸血療法を患者へ提供することは困難だと思われる．また，医療機関における廃棄血の存在は，経済的損失を招くだけではなく，輸血用血液製剤の原料である有限の献血血液を無駄にすることになる．廃棄血を削減するためには，輸血部門と各診療科とのスムーズな連携が不可欠である．輸血部門は臨床検査部門の一部ではなく，一元管理された独立した部署として機能することで，初めて輸血療法全体を俯瞰することができるのである．輸血療法に関連する診療報酬の中で，輸血管理料は，輸血管理体制の整備と施設基準，および適正使用の評価基準値を満たすことで算定される．輸血管理料の施設基準（院内体制整備に対する基礎報酬）として，専任の輸血責任医師と専従の臨床検査技師の配置，輸血部門におけるアルブミン製剤の一元管理などに加え（輸血管理料I），輸血関連検査の24時間実施体制の構築，輸血療法委員会の設置，輸血副作用監視体制の構築，輸血療法の実施に関する指針と血液製剤の使用指針の遵守が挙げられている．

輸血前監査（pre-transfusion audit for appropriateness）

輸血療法は，リスクを伴う治療法であり，輸血療法の実施に関する指針と血液製剤の使用指針を遵守して適正に行う必要がある．適正輸血とは，輸血用血液製剤の適応に準拠した輸血療法を行うこと，および不要な輸血を行わないことである．医療機関内で行われている輸血療法が適正か否かは，一般的に，輸血療法委員会において検討されていると思われるが，この場合は輸血後に監査を行っているものと解釈される．輸血前監査とは，輸血実施前に，すなわち医師が輸血部門へ輸血用血液製剤を依頼するときに，依頼内容が適正であるか否かを判断し

て，適正でないと判断された場合にはその時点で修正を行う．医師に対する輸血教育という観点からみた場合，輸血後の監査ではインパクトが弱いことは否めないことから，輸血を依頼する時点で，輸血前監査を行うことが重要だと思われる．筆者が勤務する順天堂医院では，医師と臨床検査技師が対面で直接依頼する方式をとっており，患者個々に対して，適切な輸血用血液製剤の選択と輸血量をその場で決定することで，適正輸血を実践することが可能である．電子カルテ上でオーダリングにより輸血の依頼を行っている医療機関では，輸血前監査を行うことは難しいと思われる．

輸血用血液製剤（blood product）

輸血用血液製剤は，ヒトの血液を原料として製造された医薬品の総称である．輸血用血液製剤には，全血製剤（限定的な使用），赤血球製剤・血小板製剤・新鮮凍結血漿などの血液成分製剤（一般的な使用），血漿分画製剤がある．輸血用血液製剤は，同種血製剤として，日本赤十字社血液センターから供給される輸血用血液製剤と，医療機関内で患者から採血して当該患者へ輸血する自己血製剤に分けられる．血漿分画製剤は，血漿タンパク質の中で特に治療上有用であり，その役割を他に代替できない成分を分画・精製した製剤で，製造業者から供給される．改正薬事法において，輸血用血液製剤と血漿分画製剤は特定生物由来製品に含まれる．医療関係者の責務として，①特定生物由来製品の有効性と危険性について，患者またはその家族からインフォームド・コンセントを取得すること，②特定生物由来製品の使用記録（患者氏名，住所，投与日，製品名，製品番号を含む）を作成し，20年間保存すること，③使用対象者（患者）に

対する遡及調査の体制を確保することが挙げられている.

輸血用血液製剤の供給体制（supply system for blood products）

日本赤十字社血液センターにおいて製造された輸血用血液製剤は，医療機関の輸血部門からの発注を受けて供給される．供給体制は地域事情により異なるが，日本赤十字社血液センターが製剤の供給を直接行う直配体制と供給のみを業者（東京都であれば献血供給事業団）が行う配送業務委託があり，24時間365日の供給を行っている．医療機関の発注から供給までの時間は，地域により異なるようであり，各都道府県の血液センターの再編に伴い温度差は否めない状況である．医師は，自施設を管轄する赤十字血液センターの状況を把握して，余裕をもって輸血部門に対して輸血の依頼を行う必要がある．

輸血用血液製剤の製造工程（manufacturing process of blood products）

輸血用血液製剤の製造は，最初のステップである献血者からの採血に始まる．日本赤十字社血液センターの献血ルームでは，献血者保護の立場から，献血方法別の採血基準があり，この基準に合致した献血希望者からのみ採血を行っている．献血方法には，全血採血（400 mL，200 mL）と成分採血（血小板，血漿）があり，採血基準は献血方法により異なる．献血希望者は，採血しても健康に支障が起こらないこと（献血者保護），および検査ができない，あるいは検査で検出できない（ウインドウ・ピリオド）輸血感染症や輸血副作用を予防すること（受血者保護）に主眼をおいた問診票に記入し，その結

果に基づき，検診医が献血希望者に対して問診と検診を行い，採血の可否を判断する．採血基準に合致し，問診および検診で合格となった献血希望者から採血を行う．採血に際しては，輸血後細菌感染症を防止する目的で初流血除去を行っている．感染症スクリーニング検査が陰性の血液を原料として，種々の成分の輸血用血液製剤が製造される．採血された血液は，まず製造に入る前に白血球除去フィルターを用いて白血球除去を行う（保存前白血球除去）．白血球除去といっても白血球が完全に取り除かれるのではなく，1バッグ当たり1×10^6個未満の白血球数が残存する．しかし，バッグ中の白血球数を減少させることで，輸血による発熱反応や同種抗体産生を抑制することが可能である．一部の血小板成分採血においては，成分採血装置そのものが白血球を低減化するシステムを備えており，白血球除去フィルターを通す必要がない．輸血用血液製剤の製造工程と医療機関における製剤の流れを図22に示す．

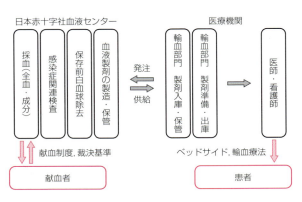

図22 輸血用血液製剤の製造工程と医療機関における製剤の流れ

輸血用血液製剤の選択(selection of blood products)

　　医師が輸血を行う決定をした場合，まず，患者の臨床症状がどの血液成分の不足に起因するものであるかを判断する必要がある．輸血用血液製剤には，各々に特定の使用目的がある．以前は，急性出血により失われた循環血液量の補充を主な目的として全血輸血が行われたが，現在では，各血液成分の機能補充を期待した成分輸血が主体である．成分輸血は，患者に不足している血液成分（血球，血漿）のみを輸注する輸血療法の基本的な考え方である．赤血球製剤は，貧血において末梢循環系へ十分な酸素を供給する目的で使用される．血小板製剤は，血小板数の減少や機能異常による重篤な出血あるいは出血が予想される病態に対して，血小板成分を補充することにより止血を図り，出血を防止する目的で使用される．新鮮凍結血漿は，凝固因子の不足ないし欠乏による出血傾向の是正を目的として使用される．アルブミン製剤については，5％（等張）アルブミン製剤は循環血症量の維持，20％ないし25％（高張）アルブミン製剤は浮腫など血管外過剰水分の是正を目的として使用される．各血液成分製剤の適正使用を熟知して，輸血の適応を決定すべきである．

輸血用血液製剤の入庫・保管管理・出庫(management of blood products)

　　日本赤十字社血液センターから供給された輸血用血液製剤について，医療機関の輸血部門では，"血液製剤保管管理マニュアル"に従って，適正な保存条件で保管管理を行う必要がある．赤血球液-LR「日赤」は2～6℃で保存するが，一般の冷蔵庫を使用するのではなく，自記温度記録計付きならびに警報装置付きの血液専用保冷

庫を用いて保管管理を行う．濃厚血小板 -LR「日赤」は，室温（20〜24℃）で水平振盪しながら保管する．全血採血由来の新鮮凍結血漿 -LR「日赤」および成分採血由来の新鮮凍結血漿「日赤」は，−20℃以下で凍結保存する必要があるため，専用冷凍庫で保管する．輸血用血液製剤の有効期間は製剤ごとに異なることから，廃棄血を出さないように在庫管理を行う．輸血部門では，医師からの依頼に基づき，輸血関連検査を行って，患者に最適な輸血用血液製剤を出庫する．医師の依頼内容が血液製剤の使用指針と大きく異なる場合には，依頼内容の変更が必要な場合もある．そのためには，輸血部門スタッフと診療科医師との良好なコミュニケーションが前提となる．保冷庫などからのピックアップミスを防止する目的で，出庫の際は，輸血部門スタッフによるダブルチェックを厳重に行うとともに，可能であれば電子照合も併用する．また，輸血実施部署への受け渡しの際にもダブルチェックを行って，"患者取り違え"および"バッグ取り違え"による過誤輸血の防止に努める必要がある．医療機関に供給される輸血用血液製剤は，日本赤十字社血液センターから購入するものであり，患者へ投与して初めて保険請求することが可能となる．したがって，輸血用血液製剤の運用に問題があり廃棄血が多い医療機関では，病院負担が大きいだけではなく，有限の血液資源を無駄にすることになる．輸血部門スタッフおよび診療科医師は，適正輸血を常に心がける必要がある．

輸血量の決定（dosage of blood products）

輸血療法に際して，医師は，患者へ投与すべき輸血用血液製剤を選択した後，実際に投与する輸血量を決定す

る．血液検査と臨床症状から患者の状態を把握し，患者の現在値（検査値）と改善させうる目標値を設定し，循環血液量を勘案して輸血量を決定する．輸血療法はリスクを伴う治療法であることから，必要最小限の輸血量を選択することが重要であり，過剰に投与することは避けるべきである．したがって，患者ごとに輸血の目標値を設定することが重要である．心不全を有する患者の場合，水分の過負荷は禁物であり，新鮮凍結血漿や血小板製剤など血漿を含む血液製剤の投与量には注意が必要である．

①赤血球液の投与により改善されるHb値は，以下の計算式から求めることができる．

予測上昇Hb値（g/dL）
$$= 投与Hb量(g) / 循環血液量(dL)$$

循環血液量（dL）= 体重(kg) × 70 mL/kg × 10^{-2}

例えば，400 mL全血由来の赤血球濃厚液1バッグ（56〜60 gのHb量を含有）を体重60 kgの患者に投与すると，計算式 $58 / 70 \times 60 \times 10^{-2} = 1.4$ より，Hb値は約1.4増加することが見込まれる．

②血小板輸血直後の予測血小板増加数は，以下の計算式から求めることができる．

予測血小板増加数（/μL）

$$= \frac{輸血血小板総数}{循環血液量(mL) \times 10^3} \times \frac{2}{3}$$

循環血液量（mL）= 体重(kg) × 70 mL/kg

2/3は脾臓へのトラップを考慮

例えば，血小板濃厚液5単位（1×10^{11} 個以上の血小板を含有）を体重71 kgの患者に輸血すると，輸血直後には輸血前の血小板数より 13,500/μL 以上増加すること

が見込まれる．1回投与量は，原則として上記計算式によるが，実際には，通常10単位製剤を投与することが多い．

輸血療法（blood transfusion therapy）

輸血療法は，他人（同種血製剤）あるいは自分（自己血製剤）の血液成分（血球，血漿）を輸注する治療法である．血液成分の欠乏あるいは機能不全に基づく臨床上問題となる症状を認めた場合に，その成分を補充して症状の軽減を図る補充療法であり，根本的治療とはなりえない．血球には寿命があり，輸血療法の効果は一過性である．漫然と輸血療法を継続せず，輸血を行う目標値と有効性の評価が必要である．輸血療法には，輸血感染症および免疫学的副作用・合併症が生じるリスクが存在する．輸血用血液製剤が本質的に内包するリスクを認識し，リスクを上回る効果が期待されると判断された場合にのみ輸血療法を行う．言い換えれば，輸血療法を行わないと患者の生命に危険が及ぶ，あるいはその状況が予想される場合に輸血療法を行う．代替治療が存在する場合には，まず代替治療を優先して治療を開始し，その効果が不十分である場合に輸血療法を併用するのが原則である．また，輸血に際しては，輸血の適応（必要性と効果），輸血のリスク，輸血の選択肢（同種血と自己血）などについて，患者あるいはその家族に理解しやすい言葉でよく説明し，文書にて同意を得る必要がある（インフォームド・コンセント）．

輸血療法委員会（hospital transfusion committee）

輸血療法委員会は，輸血を実施している医療機関において，輸血療法を適切に実施するために，病院全体で連

携して運営する委員会である．輸血療法の実施に関する指針において，輸血管理体制の在り方として，輸血療法委員会の設置が推奨されている．委員会のメンバーは，病院管理者および輸血療法に関わる各職種（医師，看護師，臨床検査技師，薬剤師，病院事務担当者など）から構成される．医師に関しては，輸血責任医師を含め，輸血療法を行っている複数診療科の医師をメンバーとすることが望ましい．医療機関における輸血療法に客観性をもたせる意味で，多面的な議論が行えるメンバーで委員会を構成することが肝要である．輸血療法委員会の委員長は，原則として，輸血責任医師以外の委員が望ましいとされている．診療報酬における輸血管理料の施設基準として，輸血療法委員会の設置と年6回以上の委員会の開催が必須とされている．輸血療法委員会の委員長は，特記すべき検討内容が生じた場合，具体的には，行政からの通知や指針が改定されその情報を速やかに伝達する必要がある場合，および医療機関内において輸血に関連する事故や重大な副作用・合併症が発生した場合には，適宜，委員会を招集する必要がある．輸血療法委員会では，①輸血療法の適応，②輸血用血液製剤（血漿分画製剤を含む）の選択，③輸血関連検査と精度管理，④輸血実施手順とマニュアルの整備，⑤血液製剤の使用状況（診療科別の使用量および患者数，血液製剤の廃棄状況など），⑥輸血療法に伴う副作用・合併症および事故，⑦輸血関連情報の通達，⑧臨床各科からの情報と意見交換など，について検討する．指針から大きくはずれ，適正使用から逸脱している場合には，当該診療科の主治医らと検討を行い，協力して輸血療法の適正化を目指す必要がある．輸血療法委員会の開催後，議事録を作成して保管し，検討内容を院内に周知することが重要である．

また，診療報酬請求の拠り所として，議事録の保管は必要であり，行政による医療監視などにおいても閲覧を求められることがある．

輸血療法に関連する診療報酬（medical fee system for blood transfusion therapy）

輸血療法に関連する診療報酬として，輸血管理料（管理加算），検査料，輸血手技料（輸血料），薬剤料（輸血用血液製剤と血漿分画製剤），注射料，放射線照射料，自己血液採取料がある．診療報酬体系において，輸血は手術のカテゴリーに分類され，現時点で特定機能病院を対象とした包括医療制度（DPC，入院患者に適用）の中では出来高払いの対象となっている．しかし，新鮮凍結血漿（FFP）は，輸血用血液製剤であるにもかかわらずアルブミン製剤と同様に点滴注射薬として取り扱われるため，輸血手技量を算定できない．また，DPC制度下では，FFPを病棟で使用する場合には包括されるために保険請求ができないことなどの問題点がある．輸血管理料は，輸血管理体制の整備と施設基準，および適正使用の評価基準値を満たすことで算定される．輸血管理料（IおよびII）は，平成24年4月の診療報酬改訂において，従来，輸血管理料として合算されていた要件が，輸血管理料の施設基準（院内体制整備に対する基礎報酬）と適正使用加算（適正かつ効果的な運用に対する成功報酬）に分離された．輸血管理料Iは輸血管理料IIと比較して保険点数は2倍であるが，専任の輸血責任医師と専従の臨床検査技師の配置，輸血部門におけるアルブミン製剤の一元管理など，取得条件が厳しくなっている．両者に共通した取得基準として，輸血関連検査（ABO血液型，Rh血液型，交差適合試験，不規則抗体

スクリーニング検査）の24時間実施体制の構築，輸血療法委員会の設置，輸血副作用監視体制（ヘモビジランス）の構築，輸血療法の実施に関する指針と血液製剤の使用指針の遵守である．また，適正使用加算とは，FFPの使用量（血漿交換療法における使用量の1/2を減じた値）を赤血球液（MAP）の使用量で除した値が，輸血管理料Iを算定する保険医療機関では0.54未満，輸血管理料IIでは0.27未満であり，かつ，アルブミン製剤の使用量をMAPの使用量で除した値が2未満であることとされている．平成28年度の診療報酬改定において，アルブミン製剤の使用量を算出する場合に，血漿交換療法における使用量を減じた値に変更された．FFPとアルブミン製剤の使用量を削減する目的で策定されたものであり，血漿交換療法におけるFFPとアルブミン製剤の使用については配慮されている．しかし，3製剤（MAP，FFP，アルブミン製剤）の使用量のバランスが適正輸血を的確に表現しているかどうかについては，さらに議論が必要であると思われる．輸血部門が主導して輸血用血液製剤の適正使用を実践した場合，MAPの使用量は減少することが想定されるので，計算式の分母が小さくなれば割り算の値は大きくなる．

輸血療法の概要（outline of blood transfusion therapy）

輸血療法を行う場合，まず，医師は当該患者に対して，輸血が必要であるか否か（輸血の適応），輸血用血液製剤は何を使用するのか（製剤の選択），輸血量はどれくらい必要かを決定し，患者あるいは患者家族から輸血を行うことの同意を得る（図23）．輸血部門へ輸血の申し込みを行う場合は，あらかじめ，患者の血液型検査と不規則抗体スクリーニング検査を行っておく必要があ

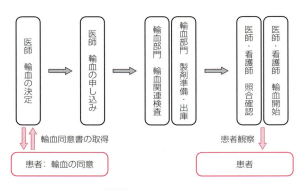

図23 輸血療法の概要

る．稀な血液型や不規則抗体を保有する患者の場合には，製剤の準備に時間を要することがある．輸血の申し込みが完了し，輸血用血液製剤が届いたら，ベッドサイドにおいて，届いた血液製剤が当該患者に準備されたものであることを，2人による読み合わせで確認（ダブルチェック）を行い，可能であれば電子照合を併用することで確実に確認を行う．ダブルチェックを行う場合は，1人は実行者，もう1人はセカンドチェッカーとして，役割を分担することが重要である．2人が同等の意識で無意識に照合を行った場合，時に照合ミスを見過ごしてしまう可能性がある．野球において，お見合いをして外野フライを取り損ねる状況を想像していただけるだろうか．さて，照合確認が終了した後に輸血を開始するが，輸血用血液製剤の輸注速度にも注意を払う必要がある．輸血の開始直後，輸血実施中，輸血終了後に，患者に副作用がないことを確認して，輸血を終了とする．患者あるいは血液製剤の取り違えによる過誤輸血が発生した場合を念頭におき，輸血開始後5分間および15分間は，

患者の状態を厳重に観察する必要がある．

輸血療法の実施に関する指針（Guidelines and Information for Blood Transfusion Therapy）

輸血療法の実施に関する指針は，輸血療法において最も基本的な遵守すべき指針であり，主として輸血実施管理体制の在り方を示したものである．すなわち，安全かつ適正な輸血医療を実践するうえで遵守すべき基本的条件が示されている．指針には，輸血前検査，血液管理，輸血の効果判定，副作用追跡システム，輸血実施手順書，輸血療法委員会の在り方などが具体的に記載されている．輸血実施管理体制の整備の要点として，輸血責任医師の任命，輸血検査を担当する臨床検査技師の配置，関連業務の一元化と輸血業務24時間体制の確立，輸血療法委員会の設置が挙げられている．特に，輸血療法委員会に関しては，委員構成，検討事項，改善項目の検証などの活動要領が示されている．また，手術用準備血に対する輸血準備法として，タイプ＆スクリーン（T&S），最大手術血液準備量（MSBOS），手術血液準備量計算法（SBOE）の活用が示されている．輸血過誤の防止対策として，血液型検査のダブルチェックおよび輸血実施直前の照合確認の重要性が強調されている．ベッドサイドにおいて，2人で声を出し合って読み合わせを行う照合に加え，"確認，照合を確実にするために，患者のリストバンドと製剤を携帯端末（PDA）などの電子機器を用いた機械的照合を併用することが望ましい"と記載されている．さらに，緊急時の輸血や大量輸血時の対処方法，特に血液型が確定していない場合の輸血などについて，具体的に記載されている．

溶血性尿毒症症候群（hemolytic uremic syndrome：HUS）

　　HUSは，乳幼児において，血清型O-157などの腸管出血性大腸菌に感染し，急性胃腸炎が出現した後に，血小板減少症，溶血性貧血，急性腎不全の3徴を呈するものである．病原大腸菌が産生する毒素ベロトキシンによる血管内皮細胞傷害により引き起こされる．従来，成人に多く発症し精神神経症状を伴うものを血栓性血小板減少性紫斑病（TTP），小児に好発し腎機能障害があるものをHUSとして区別されてきたが，両者の病因が共通していることから，血栓性微小血管障害症（thrombotic microangiopathy）として扱われることもある．詳細は，血栓性血小板減少性紫斑病を参照していただきたい．また，原発性免疫不全症候群の中の補体欠損症において，補体C3成分に対する補体制御因子であるH因子，I因子，MCP（membrane cofactor protein, CD46）の欠損症では，非典型的なHUSが発症する．

溶血性貧血（hemolytic anemia）

　　溶血性貧血は，様々な原因により，赤血球が生理的寿命を迎える前に破壊が亢進し，赤血球が減少する貧血の総称である．溶血性貧血は，先天性と後天性に大別される．

　　先天性（遺伝性）溶血性貧血は，①赤血球膜異常症，②赤血球酵素異常症，③異常ヘモグロビン症に分類される．①赤血球膜異常症は，赤血球膜タンパクをコードする遺伝子変異により，赤血球膜タンパクの質的・量的異常が引き起こされて赤血球の変形能が低下し，脾臓で貪食・破壊されて血管外溶血が起こる．遺伝性球状赤血球症（HS）が代表的な疾患である．②赤血球酵素異常症は，赤血球の機能維持に重要な解糖系，ペントースリン

酸回路，グルタチオン代謝・合成系，ヌクレオチド代謝系に関わる酵素群の先天的な異常により，赤血球膜の形態維持機能が障害されて変形能が低下し，脾臓でトラップされて血管外溶血が起こる．ピルビン酸キナーゼ（PK）欠損症とグルコース-6-リン酸脱水素酵素（G6PD）欠損症が代表的な疾患である．③異常ヘモグロビン症は，ヘモグロビンの合成障害を特徴とする先天性溶血性貧血の一病型であり，鎌状赤血球症，不安定ヘモグロビン症，サラセミアなどがある．後天性溶血性貧血は，①抗赤血球抗体，②造血幹細胞の異常，③物理的要因，④脾機能亢進に大別される．①抗赤血球抗体による代表的な疾患として，自己免疫性溶血性貧血（AIHA）がある．AIHAは，赤血球に反応する自己抗体が産生され，抗体や補体が結合した赤血球が，主に脾臓や肝臓で破壊されて血管外溶血が生ずる．温式抗体によるAIHAが全体の約80％を占め，冷式抗体によるものは寒冷凝集素症と発作性寒冷ヘモグロビン尿症がある．血液型不適合妊娠による新生児溶血性疾患は，母体にない胎児の赤血球抗原に対する抗体が，感作によって母体で産生され，母体由来のIgGクラスの抗体は，経胎盤的に移行して胎児の赤血球抗原と結合し，抗原抗体反応を引き起こして胎児の赤血球を破壊する．過誤輸血によるABO血液型不適合輸血は，患者の規則抗体（抗A抗体，抗B抗体）と誤って輸血された赤血球の膜抗原（A抗原，B抗原）との抗原抗体反応により補体系が活性化され，重篤な急性溶血反応（即時型溶血反応）により血管内溶血が起こる．不規則抗体による不適合輸血の場合には，遅延性溶血反応（DHTR）による血管外溶血が起こる．②造血幹細胞の異常として，発作性夜間血色素尿症があり，*PIG-A*遺伝子の後天的変異によりGPIアン

カーが欠失するために，赤血球膜上に DAF（decay accelerating factor：CD55）が発現せず，抑制を失った補体 C3 成分の活性化が進行して赤血球が破壊される．③物理的要因として，赤血球破砕症候群があり，赤血球が機械的あるいは物理的な作用により損傷を受け，破砕赤血球の出現と血管内溶血をきたす．人工弁置換術後，血栓性血小板減少性紫斑病（TTP），溶血性尿毒症症候群（HUS）が代表的な疾患である．④脾機能亢進として，脾腫を呈する急性白血病や悪性リンパ腫などの造血器腫瘍，および門脈圧亢進症がある．

ランドシュタイナーの法則（Landsteiner's law）

　ランドシュタイナーの法則とは，ABO血液型の発見者であるランドシュタイナー（K. Landsteiner）（図24）の名を冠した法則であり，ABO血液型の規則抗体について，"ヒト血清（血漿）中には自己のもつ抗原とは反応しない抗体が必ず存在している"というものである．具体的には，A型は赤血球上にA抗原を血清中に抗B抗体をもち，B型は赤血球上にB抗原を血清中に抗A抗体をもち，AB型は赤血球上にA抗原とB抗原の両者をもち血清中に抗A抗体と抗B抗体いずれももたない．O型は赤血球上にA抗原とB抗原いずれももたず（H抗原はもつ），血清中に抗A抗体と抗B抗体の両者をもっている．ABO血液型の発見について，1900年にランドシュタイナーは，研究所の同僚や自分の血液を血球と血清に分離して各々を互いに反応させたところ，凝集するものとしないものがあることに気付いた．すなわち，ヒト血清の他人の赤血球に対する凝集反応の有無に

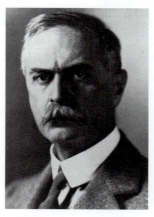

図24　ランドシュタイナー

より,A型,B型,C型(後のO型)の3つの型が存在することを発見し,翌年の1901年に論文発表された.1902年に他の研究者により第4の型であるAB型が発見され,C型の名称はO型に変更された.ランドシュタイナーがABO血液型の4つの基本型すべてを発見できなかったのは,実験したグループの中に,AB型の人間がいなかった(頻度が低い)ためであったと考えられる.しかし,ABO血液型検査において,オモテ試験とウラ試験の不一致が生ずる場合があり,判定保留として不一致となった原因を解明する必要がある.赤血球側の要因として,赤血球の抗原性が減弱する亜型(あがた)や悪性腫瘍に随伴するABO血液型の変異,赤血球の抗原性が増強する獲得性Bがある.また,血清側の要因として,規則抗体が存在しないか抗体力価が非常に低下している新生児や無ガンマグロブリン血症が代表的な例である.

リストバンド(wristband)

患者の手首に装着するプラスチック製のバンドで,氏名,生年月日,患者ID番号,血液型などが印字されている.医療行為を行ううえで最も重要なことは,医療行為の対象が当該患者であることを確認することである.患者誤認を防止する目的でリストバンドを使用することは,輸血療法に限らず,あらゆる医療行為において有用である.輸血療法の実施に関する指針(平成24年3月一部改正)において,"確認,照合を確実にするために,患者のリストバンドと製剤を携帯端末(PDA)などの電子機器を用いた機械的照合を併用することが望ましい"と明記されており,2人による読み合わせ確認に加えて,電子照合を併用する安全性が謳われている.近

年，バーコードを利用した輸血照合システムが多くの病院で使用されている．バーコードを印字したリストバンドを患者に装着してもらい，輸血実施時に，バーコードリーダー付き携帯端末を使用して，患者リストバンドと輸血用血液製剤のバーコードを照合し，双方のバーコードが一致したことを確認後に輸血を開始するというものである．ヒューマンエラーは発生するものであるという前提にたち，一旦発生した個々のミスを未然に防止して患者に実害を及ぼさないことが重要である．輸血照合システムは，従来の目視による確認作業を補うことでヒューマンエラーを回避するツールなのである．

リソソーム（lysosome）

リソソーム（水解小体）は，真核生物がもつ細胞小器官の1つであり，生体膜に包まれた構造体である．構造体内部に加水分解酵素を含有し，エンドサイトーシスやオートファジーにより膜内に取り込まれた生体高分子の細胞内消化の場である．"lysis（分解の意）" + "some（体の意）" が語源の由来である．リソソームは，細胞小器官であるゴルジ体から被覆小胞として出芽して一次リソソームが形成され，さらに分解される物質を含んだ小胞と融合して二次リソソームとなる．二次リソソームは，エンドサイトーシスに由来するものとオートファジーに由来するものがある．エンドサイトーシスに由来する二次リソソームは，細菌など巨大な異物を細胞内に取り込んだファゴソーム（phagosome）と，細胞膜近傍のより小さな分子を取り込んだピノソーム（pinosome）と一次リソソームが融合してファゴリソソーム（phago-lysosome）となり，内容物を分解する．一方，オートファジーに由来する二次リソソームは，ミトコンドリア

などの細胞小器官が古くなった場合などに，小胞体に由来する二重膜がこれを包み込むことで形成されるオートファゴソームが，一次リソソームと融合してオートリソソーム（autolysosome）が形成され，同様に内容物を分解する．リソソームが含有する酵素群として，グリコシダーゼ，リパーゼ，ホスファターゼ，ヌクレアーゼなど様々な加水分解酵素からなる．これらの酵素群は，酸性条件下で効率よく働くように，リソソーム内部はプロトンポンプにより酸性に保たれているが，中性条件の他の細胞内区画ではリソソーム酵素による不必要な反応が起こらないようになっている．ライソゾーム病（リソソーム蓄積症，lysosomal storage disease）は，先天性代謝異常症の総称であり，リソソーム酵素の欠損や異常によってリソソームの分解機能が発揮されず，本来分解されるべき物質（老廃物）が蓄積する疾患である．欠損している酵素により病名や症状が異なり，β-グルコセレブロシダーゼ欠損によるゴーシェ病など，現在約30種類の疾患がある．2001年にライソゾーム病という病名で特定疾患に認定された．治療は困難であり，根治療法として遺伝子治療が必要である．

リツキシマブ（rituximab）

リツキシマブ（商品名：リツキサン®）は，抗ヒトCD20モノクローナル抗体製剤であり，分子標的薬として，主にCD20抗原を発現しているB細胞性非ホジキンリンパ腫に対して使用される．リツキシマブ単独投与よりも，R-CHOP療法として抗がん剤と併用することが多い．CD20抗原は，preB細胞〜成熟B細胞の細胞表面に発現する抗原であり，B細胞マーカーとして広く使用されている．ヒトは，抗ヒトCD20抗体をもたな

いため，ヒトCD20抗原に対するマウスの抗体のFabとヒトFcをキメラとしたヒト・マウスキメラモノクローナル抗体として創薬された．保険適応として，CD20陽性のB細胞性非ホジキンリンパ腫，免疫抑制状態下のCD20陽性のB細胞性リンパ増殖性疾患，多発血管炎性肉芽腫症（旧称ウェゲナー肉芽腫症），顕微鏡的多発血管炎，難治性のネフローゼ症候群（頻回再発型あるいはステロイド依存性を示す場合）などがある．B型肝炎ウイルス（HBV）のキャリアにおいて，リツキシマブの投与により，劇症肝炎あるいは肝炎の増悪をきたすことがあるので注意が必要である．また，現時点では保険適用外であるが，特発性血小板減少性紫斑病（ITP），自己免疫性溶血性貧血（AIHA），血漿交換療法に抵抗性の血栓性血小板減少性紫斑病（TTP），後天性血友病（第VIII因子インヒビター）など，自己免疫性血液疾患において，自己抗体の産生を抑制する目的で使用されることがある．

リンパ球（lymphocyte）

リンパ球は，直径7〜15μmの球形の白血球で，大型で円形の核を有し細胞質は乏しい．末梢血白血球の30〜40％を占める免疫担当細胞である．光学顕微鏡において外観は同じであるが，細胞機能や細胞表面マーカーが異なる．主に液性免疫に関与し抗体産生および抗原記憶を担うB細胞，主に細胞性免疫に関与し細胞傷害およびサイトカイン産生を担うT細胞，非特異的に腫瘍細胞やウイルス感染細胞の排除を担うナチュラルキラー（NK）細胞がある．造血のプロセスにおいて，造血幹細胞は，分化能を維持したまま自己複製能を失った多能性前駆細胞（multipotent progenitor：MPP）を産生し，

MPPは,骨髄系共通前駆細胞(common myeloid progenitor:CMP)とリンパ系共通前駆細胞(common lymphoid progenitor:CLP)に分かれる.CLPは骨髄から胸腺へ移動してproT細胞となり,preT細胞の段階でT細胞抗原受容体遺伝子の再構成を行い,$CD4^+$ $CD8^+$(double positive)細胞を経て,$CD4^+$あるいは$CD8^+$(single positive)細胞となり,機能分化を遂げたT細胞として末梢血へ放出される.T細胞には,$CD4^+$ヘルパーT細胞でインターロイキン-2(IL-2)やインターフェロン-γ(IFN-γ)を分泌し,細胞傷害性T細胞を補助するTh1細胞,$CD4^+$ヘルパーT細胞でIL-4・IL-5・IL-10などを分泌し,形質細胞による抗体産生を補助するTh2細胞,$CD8^+$で腫瘍細胞やウイルス感染細胞の排除を担う細胞傷害性T細胞(CTL),制御性T細胞などがある.また,CLPは,骨髄において,IL-7の刺激を受けてproB細胞(Ig重鎖遺伝子の再構成)からpreB細胞(Ig軽鎖遺伝子の再構成)へ分化する.その後,細胞表面IgMを発現する未熟B細胞となり,Igクラススイッチを経て末梢リンパ組織(リンパ節,脾臓)において成熟B細胞(ナイーブB細胞)となる.成熟B細胞は,IL-6などの刺激を受けて形質細胞へ分化して抗体産生を担い,メモリーB細胞へ分化して免疫記憶を担う.また,CLPは,proNK細胞を経てNK細胞に分化する.

涙滴赤血球(tear drop erythrocyte, dacrocyte)

涙滴赤血球は,末梢血塗抹標本において,涙滴に似て一端が細長く尖った形状の赤血球をいう.骨髄増殖性腫瘍(MPN)の一病型である原発性骨髄線維症や骨髄癌腫症などで認められる.また,先天性溶血性貧血におい

て，異常ヘモグロビン症の中の不安定ヘモグロビン症（unstable hemoglobin disease），および赤血球酵素異常症の中のグルコース-6-リン酸脱水素酵素（G6PD）異常症では，変性ヘモグロビンが赤血球内で沈殿したHeinz小体が形成されるが，これらの疾患においても涙滴赤血球が認められる．

類白血病反応（leukemoid reaction）

類白血病反応は，白血病以外の病態において，白血球増加症および末梢血中の幼若白血球の出現など，白血病に類似した血液像が認められる場合をいう．一般的に，白血球数が1万/μL以上に増加した場合を白血球増加症というが，類白血病反応において5万/μL以上に増加することがある．末梢血中に出現しうる骨髄系細胞は，骨髄芽球（myeloblast）→前骨髄球（promyelocyte）→骨髄球（myelocyte）→後骨髄球（metamyelocyte）→桿状核好中球（band-form neutrophil）→分葉核好中球（segmented neutrophil）の順に分化・成熟し，形態学的にも区別される．類白血病反応において，末梢血中に出現する幼若白血球（未熟な骨髄系細胞）として，骨髄芽球が認められることがある．分葉核好中球よりも未熟な桿状核好中球が，通常よりも多く末梢血中に出現する場合，あるいは更に未熟な後骨髄球や骨髄球が末梢血中に出現する場合は，文字通り（上記，細胞分化の順番では右から左），左方移動（left shift）として区別される．類白血病反応の基礎疾患は様々であるが，重症感染症，骨髄癌腫症，大出血などで認められることがある．末梢血中に骨髄芽球など幼若白血球と赤芽球の両者が出現する血液像を呈する場合は白赤芽球症（leukoerythroblastosis）といい，用語上は類白血病反応と区別される．

ループスアンチコアグラント（lupus anticoagulant：LA）

　　LA は，抗リン脂質抗体症候群（APS）において，血中に認められる抗リン脂質抗体の1つであり，全身性エリテマトーデス（SLE）などの自己免疫疾患において高頻度に認められる．APS は，リン脂質およびリン脂質-リン脂質結合タンパク質複合体を認識する自己抗体に基づく疾患であり，女性が 80～90％ を占める．続発性 APS の基礎疾患として SLE が最も多く，SLE の 10％ 程度に APS が合併するとされている．動脈血栓症（脳梗塞など），静脈血栓症（深部静脈血栓症など），習慣性流産の原因となる．他の自己抗体として，抗カルジオリピン抗体，抗 β_2-glycoprotein I 抗体，ホスファチジルセリン依存性抗プロトロンビン抗体が，診断上重要である．検査所見として，活性化部分トロンボプラスチン時間（APTT）が延長する．

レチノイン酸症候群（retinoic acid syndrome）：ATRA を参照．

連銭形成（rouleaux formation）

　　連銭形成は，末梢血塗抹標本において，赤血球の円板面がくっつきあって一列に並んだ形を示すものをいう．積み重ねておいたコイン（硬貨）を崩したときの像のようにみえることに由来する．単クローン性高ガンマグロブリン血症を呈する原発性マクログロブリン血症および多発性骨髄腫において，血清粘稠度が亢進することにより過粘稠度症候群をきたす場合に認められる．また，膠原病などにより多クローン性高ガンマグロブリン血症を呈する場合にも認められることがある．血清粘稠度が亢進した病態において，粒子凝集法（PA 法）による抗体

検査など，凝集反応に基づく臨床検査において偽陽性反応を示すことがあり，輸血関連検査においても，非特異的な赤血球凝集反応を認めることがある．

ロイコトリエン（leukotriene：LT）

アラキドン酸カスケードにおいて，細胞膜に存在する脂質であるアラキドン酸は，抗原やサイトカインの刺激により活性化したホスホリパーゼA_2（PLA_2）の作用により細胞膜から遊離し，5-リポキシゲナーゼ（LOX）の作用によりロイコトリエンが生成される．またアラキドン酸にシクロオキシゲナーゼ（COX）が作用するとプロスタグランジンおよびトロンボキサンが生成される．これらの代謝物を総称してアラキドン酸代謝物あるいはエイコサノイドと呼ぶ．ロイコトリエンにはLTA_4，LTB_4，LTC_4，LTD_4，LTE_4，LTF_4の6種類がある．5-リポキシゲナーゼ活性化タンパク質（FLAP）によってLOXが活性化され，アラキドン酸から5-モノヒドロペルオキシエイコサテトラエン酸（HPETE）を経て不安定なエポキシドであるLTA_4が生成される．好中球や単球にはLTA_4加水分解酵素が存在し，LTA_4からLTB_4へと変換される．LTB_4は走化性を誘導するエイコサノイドであり，好中球や単球の細胞膜上に存在するLT受容体（BLT_1，BLT_2）を刺激して活性化する．一方，システイニルロイコトリエンシンターゼをもつマスト細胞や好酸球において，LTA_4からLTC_4が生成される．LTC_4は，肥満細胞や好酸球の細胞膜上に存在するLT受容体（$CysLT_1$，$CysLT_2$）を刺激して，これらの細胞を活性化する．細胞外において，複数のユビキタス酵素によりLTC_4はLTD_4やLTE_4へと変換される．肥満細胞から遊離されたケミカルメディエーターの中

で，ヒスタミンやLTC$_4$などは気管支平滑筋収縮作用，血管透過性亢進作用，粘液分泌作用などを有し，気管支喘息や即時型アレルギー反応を引き起こす．特に，LTC$_4$，LTD$_4$，LTE$_4$は気管支喘息の病態に深く関わっており，LT受容体拮抗薬（LTRA）であるプランルカスト（商品名：オノン®）は気管支喘息治療薬として使用されている．

ABO 血液型 (ABO blood group)

　ABO 血液型システムは糖鎖抗原系血液型の代表的なものであり，輸血を行ううえで最も重要な抗原系である．赤血球の膜上には，基本抗原として A 抗原，B 抗原，H 抗原があり，血清中には，規則抗体として抗 A 抗体，抗 B 抗体が存在しており，ランドシュタイナーの法則（ヒト血清中には自己のもつ抗原とは反応しない抗体が必ず存在している）に従う．換言すれば，本人がもたない抗原に対して抗体を規則的にもつということである．ABO 血液型は A，B，O，AB の 4 つの基本形に分類され，A 型は赤血球上に A 抗原を血清中に抗 B 抗体をもち，B 型は赤血球上に B 抗原を血清中に抗 A 抗体をもち，AB 型は赤血球上に A 抗原と B 抗原の両者をもち血清中に抗 A 抗体と抗 B 抗体いずれももたない．O 型は赤血球上に A 抗原と B 抗原いずれももたず

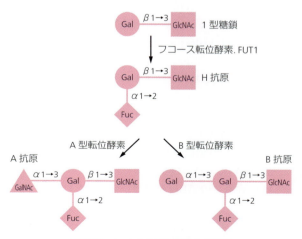

図 25　ABO 血液型抗原の生成過程

（H抗原はもつ），血清中に抗A抗体と抗B抗体の両者をもっている．わかりやすくいえば，ABO血液型の標記と基本抗原が一致しており，規則抗体はそれを補完するかのように存在する．ABO血液型の頻度は人種により異なるが，日本人における出現頻度はA，O，B，AB型の順におよそ4：3：2：1の割合である．ABO血液型を規定する赤血球のABH抗原は，赤血球膜上の糖鎖末端の構造によって決定される．ABO血液型システムを担う*ABO*遺伝子とHh血液型システムを担う*H*（*FUT1*）遺伝子がコードする異なる血液型糖転移酵素の一連の反応により生成される．ABO血液型抗原の生成過程を図23に示す．ガラクトースとN-アセチルグルコサミンからなる1型糖鎖（前駆物質）に，*H*遺伝子産物であるα-1,2フコース転移酵素（α1,2-fucosyltransferase，FUT1）が作用すると，1型糖鎖のガラクトース残基にフコースが付加されてH抗原が生成される．H抗原は，A抗原とB抗原の共通の前駆体である基礎抗原である．*A*遺伝子産物であるA型転移酵素（α1,3-N-acetylgalactosaminyltransferase）の作用により，H抗原のガラクトースにN-アセチルガラクトサミン（A型抗原決定基）が付加するとA型，*B*遺伝子産物であるB型転移酵素（α1,3-galactosyltransferase）の作用により，H抗原のガラクトースにガラクトース（B型抗原決定基）が付加するとB型抗原が生成される．ちなみに，*O*遺伝子産物であるO型転移酵素は酵素活性がないために，O型の場合はH抗原のままである．ABO血液型のABH抗原は，赤血球だけではなく，血小板やリンパ球にも発現しており，さらに唾液など体液にも存在する（ABH型物質）．上皮細胞において，分泌（*Se*）遺伝子（*FUT2*）がコードするα-1,2フコース

転移酵素（α1,2-fucosyltransferase，FUT2）の作用により，1型糖鎖のガラクトースにフコースが付加するとH抗原（H1型糖鎖）が生成される．ちなみに，*Se*遺伝子は，ABH型物質の体液中への分泌を決定する重要な遺伝子である．*FUT2*遺伝子をもつヒト（*Se/Se*あるいは*Se/se*）では，血液型抗原が唾液中にも分泌されるが（分泌型個体：secretor），*FUT2*遺伝子が変異により不活化すると（*se/se*），血液型抗原は唾液中にも分泌されなくなる（非分泌型個体：non-secretor）．原則として，赤血球輸血だけではなく，血小板製剤や新鮮凍結血漿の輸血を行う場合にも，ABO血液型を一致させて輸血を行う．

ABO血液型検査（laboratory tests for ABO blood group）

ABO血液型を検査する場合，赤血球上のA抗原とB抗原を検出するオモテ試験（既知の抗体を用いて未知の抗原を調べる），および血清中の抗A抗体と抗B抗体を検出するウラ試験（既知の抗原を用いて未知の抗体を調べる）を行って，両検査の結果が一致したときに血液型を判定する．具体的な検査法について，まず，試験管を用意して各々滴下するものの名前を記入する．"抗A"，"抗B"，"A_1血球"，"B血球"，"O血球"，"自己対照"と記入する．オモテ試験は，抗A血清（青色）と抗B血清（黄色）各1滴を3％被験血球1滴と混合する．ウラ試験は，3％に調製したA_1血球，B血球，O血球各1滴と被験血清各2滴を混合する．自己対照は，3％被験血球1滴と被験血清2滴を混合する．すべての試験管をよく振って試薬と検体を混和し，3,400 rpmで15秒間遠心した後，凝集の有無を判定する．基本抗原と規則抗体について，以下の凝集の組合せから4型に分類する．

A型はA抗原（＋）・B抗原（－）・抗A抗体（－）・抗B抗体（＋），B型はA抗原（－）・B抗原（＋）・抗A抗体（＋）・抗B抗体（－），O型はA抗原（－）・B抗原（－）・抗A抗体（＋）・抗B抗体（＋），AB型はA抗原（＋）・B抗原（＋）・抗A抗体（－）・抗B抗体（－）である．輸血療法の実施に関する指針（平成24年3月一部改正）によれば，ABO血液型検査は"同一患者からの異なる時点での2検体で，二重チェックを行う必要がある"と明記されている．言い換えれば，患者のABO血液型は1回の検査結果では確定できず，異なるタイミングで採血された2つの検体を用いて検査を行い，結果が一致した場合に患者のABO血液型が確定されることになる．オモテ試験とウラ試験の不一致を呈する場合には，判定保留として不一致となった原因を解明する必要がある．

ABO血液型の変異（loss of ABH antigens）

赤血球のA抗原およびB抗原の有無は遺伝的に決まっており，一般的に環境によって変化することはない．しかし，白血病や固形がんなどの悪性腫瘍患者において，赤血球の抗原性が減弱することにより血液型が変異することがある．後天的な要因により，血液型糖転移酵素の活性の低下による抗原決定基数の減少が赤血球の抗原性減弱を引き起こすと考えられる．遺伝的な要因による亜型（あがた）に類似した機序によると考えられる．事例を挙げるとすれば，A型の患者が急性白血病を発症したことにより，血液型が"非常に弱いA型"に変化してO型と判定されることがある．抗原性が減弱する以外の血液型変異例として獲得性B（acquired B antigen）がある．獲得性Bとは，A型患者にB型様抗

原が出現するために"A型が見かけ上AB型に変異する現象"である．

ABO血液型不適合輸血（ABO-incompatible blood transfusion）

　　ABO血液型不適合輸血は，過誤輸血とほぼ同義に捉えられることも多い重大な輸血副作用・合併症である．過誤輸血の中で，臨床的に最も重篤となる可能性が高く，輸血量が多い場合には患者を死に至らしめることもある医療過誤である．ABO血液型には規則抗体が存在することから，ABO血液型が一致しない輸血（O型赤血球製剤とAB型新鮮凍結血漿を除く）が行われてしまった場合には，輸血した赤血球が患者血漿中の規則抗体で破壊されるか，あるいは，輸血した血漿が患者赤血球を破壊することで，臨床的に重篤な症状をもたらす．原因のほとんどはヒューマンエラーによるものであり，回避することは可能である．これを防止するためには，電子照合を併用するなど，ベッドサイドにおける患者と血液製剤の照合確認を確実に行うことが重要である．

ABO discrepancy：オモテ試験とウラ試験の不一致を参照．

Acanthocyte（echinocyte）：有棘赤血球を参照．

Acquired B antigen：獲得性Bを参照．

Acquired hemophilia：後天性血友病を参照．

Acquired immunity：獲得免疫を参照．

Acute hemolytic reaction：急性溶血反応を参照.

Acute leukemia：急性白血病を参照.

ADAMTS13（a disintegrin-like and metalloproteinase with thrombospondin type 1 motifs 13）

　　ADAMTS13 は，血漿中のヴォン・ヴィレブランド因子（vWF）切断酵素である．vWF は，血管内皮細胞および巨核球により産生される高分子量の糖タンパク質で，傷害を受けた血管の内皮下組織への血小板の粘着に関与し，血漿中ではマルチマー構造をとり，高分子量のマルチマーほど止血能が高い．血栓性血小板減少性紫斑病（TTP）は，血小板減少症，溶血性貧血，精神神経症状，腎機能障害，発熱の 5 徴が特徴であり，致死率の高い疾患である．ADAMTS13 の活性低下に基づき，超高分子 vWF マルチマーが出現して血小板凝集を亢進させ，血小板血栓が多発する結果，血小板が大量に消費されて血小板減少症を引き起こす．また，血管内の血栓に赤血球が衝突して物理的に破壊されるため，微小血管障害性溶血性貧血をきたす．TTP は先天性と後天性に大別され，後天性 TTP は，造血幹細胞移植，妊娠，膠原病などに続発して，ADAMTS13 に対する自己抗体（インヒビター）が生じるために引き起こされる．

ADP（adenosine diphosphate）：アデノシン二リン酸を参照.

Agammaglobulinemia：無ガンマグロブリン血症を参照.

AGM 領域（aorta-gonads-mesonephros）：胎児肝造血を参照.

Agranulocytosis:無顆粒球症を参照.

AIDS（acquired immunodeficiency syndrome）:後天性免疫不全症候群を参照.

AIHA（autoimmune hemolytic anemia）:自己免疫性溶血性貧血を参照.

Albumin preparation:アルブミン製剤を参照.

Alder-Reilly 異常（Alder-Reilly anomaly）

　　Alder-Reilly 異常は,好中球形態異常の中で先天性の顆粒異常に位置づけられ,主にムコ多糖症（mucopolysaccharidosis）で認められる血液異常である.Alder（1939 年）と Reilly（1941 年）により,骨髄系細胞とリンパ系細胞の細胞質内に,粗大なアズール顆粒を認める常染色体劣性遺伝性疾患として報告された.Alder-Reilly 異常は,通常,細胞質に認められる顆粒よりも粗大で,暗紫色に濃く染まるアズール顆粒が,多数の好中球に認められるものをいう.重症感染症において認められる中毒性顆粒と類似する.顆粒異常は,好中球だけではなく,単球およびリンパ球にも認められるが,好酸球および好塩基球の顆粒は欠失する.末梢血塗抹標本よりも,骨髄において,認められる頻度が高い.Chediak-Higashi 症候群（CHS）とは異なり,好中球機能には異常を認めないとされている.後天性として,Alder-Reilly 異常が骨髄異形成症候群において認められたとの報告がある.

Alemtuzumab（アレムツズマブ）:分子標的薬を参照.

ALL（acute lymphoblastic leukemia）：急性リンパ性白血病を参照．

Allergic purpura：アレルギー性紫斑病を参照．

Allergic reaction：アレルギー反応を参照．

Alloantigen：同種抗原を参照．

Allogeneic blood transfusion：同種血輸血を参照．

Alloimmunization：同種免疫反応を参照．

Alport 症候群（Alport syndrome）：Epstein 症候群を参照．

AML（acute myeloid leukemia）：急性骨髄性白血病を参照．

Anaphylactic reaction：アナフィラキシー反応を参照．

Anemia：貧血を参照．

Ann Arbor 分類（Ann Arbor classification）

　　Ann Arbor 分類とは，悪性リンパ腫の病期分類の1つである．悪性リンパ腫において，病変の広がりを把握する病期分類は，治療法の選択および予後の予測に大きく影響するため，病型分類と同様に極めて重要である．Ann Arbor 分類（表10）は，ホジキンリンパ腫（当時，細胞起源が不明でありホジキン病とされていた）の病期分類として，1971 年に米国の Ann Arbor 市で開催された国際会議において提案された．その後，非ホジキンリ

表10　Ann Arbor 分類

I 期	単独リンパ節領域の病変（I），あるいはリンパ病変を欠く単独リンパ節外臓器または部位の限局性病変（IE）
II 期	横隔膜の同側にある 2 つ以上のリンパ節領域の病変（II），あるいは所属リンパ節病変と関連している単独リンパ節外臓器または部位の限局性病変で，横隔膜の同側にあるその他のリンパ節領域の病変はあってもなくてもよい（IIE）
III 期	横隔膜の両側にあるリンパ節領域の病変（III），あるいはさらに隣接するリンパ節病変と関連するリンパ節外進展を伴うか（IIIE），または脾臓病変を伴うか（IIIS），あるいはその両者（IIIES）を伴ってもよい
IV 期	1 つ以上のリンパ節外臓器のびまん性または播種性病変で，関連するリンパ節病変の有無を問わない．あるいは隣接する所属リンパ節病変を欠く孤立したリンパ節外臓器病変であるが，離れた部位の病変を併せ持つ場合

付帯条項：各病期は，以下に定義される全身症状の有無に従って，A（無）またはB（有）のいずれかに分類される．
　①発熱：38 ℃より高い理由不明の発熱．
　②盗汗：寝具（マットレス以外の掛け布団，シーツなどを含む，寝間着は含まない）を変えなければならない程のずぶ濡れになる寝汗．
　③体重減少：診断前の 6 カ月以内に，通常体重の 10 %を超す原因不明の体重減少．

ンパ腫に対しても用いられるようになった．1989 年に英国の Cotswolds で開催された国際会議で修正され，修正案は Cotswolds 分類として使用されている．Cotswolds 分類は，Ann Arbor 分類を基本とし，腫瘍の大きさと病変の存在する領域数を加味した分類である．具体的には，以下の付帯条項が追加された，①開腹生検＋脾摘が施行された場合には PS（pathological staging），施行されていない場合には CS（clinical staging）とする，②腹腔リンパ節や脾臓病変のみの場合

III₁，それより尾側に広がる場合 III₂ とする．③胸郭横径の 1/3 を超える縦隔腫瘍，10 cm を超えるリンパ節（またはその集合）は X の下付き文字を記載する．また，消化管原発の悪性リンパ腫は節外病変が主病変であり，Ann Arbor 分類では病期の進展と乖離することが多いことから，消化管原発の悪性リンパ腫では，Ann Arbor 分類に加えて国際悪性リンパ腫会議で作成された Lugano 分類が病期分類として用いられる．

Anticoagulation system：抗凝固機序を参照．

Anti-D immunoglobulin preparation：抗 D 免疫グロブリン製剤を参照．

Anti-factor Xa inhibitor：血液凝固第 Xa 因子阻害剤を参照．

Antifibrinolytic treatement：抗線溶治療を参照．

Antithrombin preparation：アンチトロンビン製剤を参照．

Apheresis：成分採血を参照．

Aplastic anemia：再生不良性貧血を参照．

Appropriate transfusion：適正輸血を参照．

APS（antiphospholipid antibody syndrome）：抗リン脂質抗体症候群を参照．

Arachidonic acid cascade：アラキドン酸カスケードを参照．

Asymptomatic carrier：無症候性キャリアを参照．

Ataxia telangiectasia：毛細血管拡張性運動失調症を参照．

ATLL（adult T-cell leukemia/lymphoma）：成人 T 細胞白血病を参照．

ATP（adenosine triphosphate）：アデノシン三リン酸を参照．

ATRA（all-trans retinoic acid）

急性前骨髄球性白血病（APL，FAB-M3）は，t(15;17)(q22;q12-21) に基づく *PML/RARα* キメラ遺伝子から形成される PML/RARα タンパクにより，骨髄球以降への分化が抑制され，APL 細胞（前骨髄球）が腫瘍性に増殖する疾患である．ATRA（全トランス型レチノイン酸）は，APL 細胞の正常細胞への分化と細胞死を誘導する分化誘導療法として使用され，完全寛解率は 90％以上である．ATRA の投与開始後に，レチノイン酸症候群という重篤な副作用が生じることがある．ATRA の作用で，前骨髄球から分化した成熟好中球から大量のサイトカインが放出され，発熱，呼吸困難，浮腫などの症状が出現するもので，放置すれば死亡率が 20％以上になる．発症した場合には，ATRA の投与を中止し，副腎皮質ステロイド剤の投与により好中球の作用を抑制する必要がある．治療開始前の APL 細胞が多い場合に発症しやすいとされており，抗がん剤との併用によりレチノイン酸症候群を予防する必要がある．

Atypical lymphocyte：異型リンパ球を参照．

Auer 小体（Auer's body）

骨髄系の白血病細胞の細胞質内に認められる針状構造の封入体で，アズール顆粒が融合したものとされている．光学顕微鏡ではアズール好性の針状封入体として認められるが，電子顕微鏡では特異な微細構造が認められる．急性骨髄性白血病（AML）においてFAB分類のM1，M2，M3，および骨髄異形性症候群で認められる．特に，FAB-M3では，Auer小体が充満して索状になったファゴット細胞（faggot cell）が特徴である．

Autologous blood transfusion：自己血輸血を参照．

B型肝炎ウイルス（hepatitis B virus：HBV）

HBVはDNAウイルスであり，ヘパドナウイルス科オルソヘパドナウイルス属に分類される．遺伝子配列の相違によりA〜Jの遺伝子型に分類され，日本ではB型やC型が多いが，欧米ではA型，D型，F型が多い．遺伝子型の違いにより，感染様式，肝がんの発生率，インターフェロンに対する反応性が異なる．HBVは，血液や体液を介してヒトからヒトへ感染するが，出生時の母子感染（垂直感染）と成人の初感染（水平感染）では自然経過が大きく異なる．HBVは，母子感染した乳児の肝臓において増殖するが，多くの場合は免疫寛容が成立して無症候性キャリア（持続感染）となる．しかし，免疫寛容状態から離脱すると，細胞障害性T細胞（CTL）がHBVに感染した肝細胞を破壊するために肝炎が発症し，慢性化して慢性B型肝炎となる．肝炎が持続する場合には，肝臓の破壊と線維化が進行して肝硬変となる．一方，水平感染では20〜30％が急性B型肝炎を発症し，それ以外は不顕性感染として経過する．急

性B型肝炎では，1〜6カ月の潜伏期間後に肝炎が発症するが，免疫応答により中和抗体であるHBs抗体が産生されて肝炎は終息する．しかし，劇症肝炎となった場合は，50〜80％が死亡し予後不良である．HBVキャリアあるいはHBV感染の既往がある患者（HBs抗原陰性，HBs抗体あるいはHBc抗体陽性）において，抗がん剤，副腎皮質ステロイド剤，リツキシマブ，造血幹細胞移植など強力な化学療法と免疫抑制剤の投与を受けた場合，HBVの再活性化によるB型肝炎が発症することがあり注意が必要である．健康な状態では，CTLの免疫機能でHBVの増殖は抑えられているが，免疫抑制剤の投与などにより免疫機能が抑制されるとHBVが再び増殖を始める．この時点で肝炎は発症しないが，免疫抑制療法の治療終了により免疫機能が回復すると，CTLがHBVを排除しようとして免疫応答が起こるために重篤な肝炎が起こる（de novo B型肝炎）．

Basophil：好塩基球を参照．

Bernard-Soulier症候群（Bernard-Soulier syndrome：BSS）

BSSは，血小板膜上の糖タンパクであるGPIb/IX複合体の遺伝的欠損によって，血小板の血管内皮下組織への粘着が障害され，出血傾向をきたす先天性血小板機能異常症であり，常染色体劣性遺伝形式をとる．100万人に1例の頻度とされる稀な疾患である．止血機構の一次止血において，血小板膜糖タンパクであるGPIb/IX複合体が，血漿中のヴォン・ヴィレブランド因子（vWF）を介して，血管障害部位に露呈した内皮下組織（コラーゲン）と結合することで，血小板が損傷部位の血管に粘着し，その後の血小板凝集を経て一次止血を完了する．

臨床症状は，新生児ないし小児期から繰り返す皮膚粘膜出血や鼻出血などである．GPIbα，GPIbβ，GPIXのいずれかの遺伝子の異常がホモ接合体の場合に発症する．ヘテロ接合体の保因者において出血症状は認められず，通常の検査においても異常は認められない．診断として，フローサイトメトリーを使用して，被験血小板におけるGPIb/IXの発現欠如を同定する必要がある．ヘテロ接合体の保因者の血小板では，GPIb/IXの発現は正常の50〜70％に低下している．BSSでは，GPIb/IX複合体と細胞骨格タンパクであるアクチンとの結合不全に基づき，巨核球の分離膜形成不全により血小板の成熟が障害されて巨大血小板が認められる．また，不安定な細胞骨格をもつ巨大血小板は，流血中においてさらに変形しやすく巨大化すると考えられている．自動血球計数装置による血小板数の測定において，血小板のサイズが大きいことから，見かけ上，血小板数は少なく計測されて血小板減少症を呈する．赤血球のMCVに相当するMPVが参考となる．血小板凝集能検査において，ADP，エピネフリン，コラーゲンなどの血小板刺激物質に対する血小板凝集は正常であるが，血小板粘着能を反映するリストセチン凝集が低下する．BSSは，先天性巨大血小板症の中で最も頻度が高い疾患である．

Bevacizumab（ベバシズマブ）：分子標的薬を参照．

Billinghamの3条件

Billinghamら（1966）が提唱した移植片対宿主病（GVHD）が発症するための3つの条件である．①移植片に免疫担当細胞が含まれていること，②レシピエントは，ドナー由来の移植片に欠如している重要な移植アロ

抗原を有しており，移植片により異物（非自己）と認識されること，③レシピエントは，少なくとも移植片中の免疫担当細胞が活性化されるまでの間，移植片に対して有効な免疫学的反応を起こさないこと，の3条件である．一般的な輸血において①と②の条件は満たされるが，③の条件は，免疫不全状態にある患者においてのみ満たされるものと当初は考えられていた．しかし，主要組織適合抗原であるHLA（human leukocyte antigen）システムにおいて，HLAの一方向適合（HLA one-way match）が生ずる場合に，上記③の条件に合致することが明らかとなった．具体的に，HLA抗原のヘテロ接合体に，その抗原のホモ接合体のリンパ球を輸注すると，そのリンパ球は宿主（host）に拒絶されずに宿主体内で生き続ける．輸注されたリンパ球（移植片）は，宿主であるヘテロ接合体のリンパ球とはHLA抗原が異なるため，宿主を異物として認識し排除しようとして攻撃する．輸血後移植片対宿主病（PT-GVHD）は，輸血用血液製剤中に残存する献血者由来のリンパ球（移植片）が，患者に輸血された後，異物として排除されずに患者体内で増殖し，患者組織を攻撃する病態である．献血者がHLA抗原のホモ接合体で，患者がこの抗原のヘテロ接合体の組み合わせであるHLAの一方向適合が生じる場合において，患者からみると，献血者のリンパ球を非自己として認識できず拒絶しないが，献血者由来のリンパ球（移植片）からみると，患者（宿主）を非自己と認識して攻撃する（Billinghamの3条件）．HLAの一方向適合の頻度は，諸外国と比較して日本では高く，非血縁者間で約1/1,000，親子間では1/100と算出されている．

BK ウイルス（BK virus：BKV）

BKVは，ポリオーマウイルス科ポリオーマウイルス属に分類されるDNAウイルスである．ほとんどが小児期に感染して無症候であるが，BKVは尿細管上皮に潜伏感染し，成人の多くは既感染者である．腎移植や造血幹細胞移植など免疫抑制状態にある患者において，BKVが再活性化されて日和見感染を起こす．腎移植では，移植後間質性腎炎などを引き起こす．また，同種造血幹細胞移植後に認められる合併症の1つとして，BKVは出血性膀胱炎の原因となる．BKVによる出血性膀胱炎の診断において，尿中BKVを定量PCR法で検出する方法が有用である．しかし，BKVは，免疫不全状態にある患者の尿中に高率に検出されるが（BK viruria），無症候の患者の尿からも検出されるため，PCR法の結果の解釈には注意が必要である．移植直後に発症する出血性膀胱炎は，大量シクロホスファミドによる移植前処置の影響が考えられるが，晩期に発症する出血性膀胱炎はウイルス性である可能性が高い．出血性膀胱炎の原因ウイルスとして，欧米ではBKVに起因すると思われるものが多いが，日本ではアデノウイルス（ADV）のグループB2，特に11型によるものが多いとされている．出血性膀胱炎の治療として，軽症例では輸液により尿量を確保するのみで対処可能であるが，肉眼的血尿を認める重症例では，膀胱内の凝血塊の発生を防止するために，膀胱灌流が行われる．多くは，支持療法と可能な範囲での免疫抑制剤の減量で改善するが，抗ウイルス薬による治療が必要な場合がある．シドフォビル（cidofovir）の有効性を示す報告があるが，主な副作用は腎障害であり，日本国内では未承認である．

Bleeding tendency(**hemorrhagic diathesis**)：出血傾向を参照.

Blood clotting and fibrinolytic system：血液凝固・線溶系を参照.

Blood clotting cascade：血液凝固カスケードを参照.

Blood clotting factor preparation：血液凝固因子製剤を参照.

Blood donor：献血者を参照.

Blood Group：血液型システムを参照.

Blood transfusion therapy：輸血療法を参照.

BMT（**bone marrow transplantation**）：骨髄移植を参照.

Bombay phenotype：ボンベイ血液型を参照.

Bone marrow carcinosis：骨髄癌腫症を参照.

Bone marrow examination：骨髄検査を参照.

Bortezomib（ボルテゾミブ）：分子標的薬を参照.

Bruton's tyrosine kinase（**BTK**）：形質細胞および無ガンマグロブリン血症を参照.

BSE（bovine spongiform encephalopathy，牛海綿状脳症）：
プリオン病を参照．

Buffy coat：バフィコートを参照．

C型肝炎ウイルス（hepatitis C virus：HCV）

　　HCVはヒトを固有宿主とする一本鎖RNAウイルスであり，フラビウイルス科へパシウイルス属に分類される．HCVゲノムは主に6種類の遺伝子型に分けられるが，日本ではインターフェロン療法が奏功しにくい1b型が多い．HCVは，血液を介してヒトからヒトへ感染する．感染経路として，かつての日本では，輸血用血液製剤や非加熱の血漿分画製剤（フィブリノゲン濃縮製剤など）により，HCV感染が引き起こされた時代があった．また，注射器もディスポーザブル製品に移行してからは，医療行為によるHCV感染はほぼなくなった．現在は，医療従事者による針刺し事故，ピアスの穴あけ，刺青などが問題となる．B型肝炎とは異なり，性行為によるHCV感染や母子感染は少ないとされている．C型肝炎は，全身倦怠感，食思不振，上腹部膨満感など急性肝炎の症状を呈するが，自覚症状が乏しい場合もある．B型肝炎とは異なり，劇症化することは少ないが，約70％の患者において感染が遷延してHCVキャリアとなり，多くの場合は慢性肝炎に移行する．慢性化した場合は，自然にウイルスが排除されることは極めて稀であり，無治療例の約40％はやがて肝硬変へ進行し，その約7％が肝がんを発症する．診断において，抗HCV抗体が陽性の場合には，確認検査として，HCV-RNA（リアルタイムPCR法）によりHCVのコピー数を測定する．C型肝炎の治療として，PEG化インターフェロン

製剤，抗ウイルス薬であるリバビリン（商品名：コペガス®），プロテアーゼ阻害薬であるテラプレビル（商品名：デラビック®）の併用療法により，奏効率は著しく向上した．しかし，直接作用型抗ウイルス薬（DAAs）は非常に高額であることが問題となっている．輸血を介したHCVの伝播を回避する目的で，献血ドナーに対する感染症予備検査において，1989年にHCV抗体検査を導入し，1999年よりHBV・HCV・HIV-1/2についての核酸増幅検査（NAT）を実施して，ウイルス陽性の献血血液を輸血用血液製剤の原料から排除している．さらに，2014年から"個別NAT"を行っていることから，輸血を介したC型感染のリスクはかなり低減化されている．

CAD（cold agglutinin disease）：寒冷凝集素症を参照．

Castleman 病（Castleman's disease：CD）

CDは，反応性のリンパ節腫大と全身性炎症反応を主徴とするリンパ増殖疾患である．病理組織学的に，リンパ濾胞の過形成，血管増生，濾胞間の形質細胞と好酸球の増殖を特徴とし，硝子血管型（hyaline-vascular type），形質細胞型（plasma cell type），混合型（mixed type）に分けられる．リンパ節において，悪性リンパ腫のようなクローン性は明らかではない．また，病変の広がり方により単中心性（限局型，unicentric CD）と多中心性（multicentric CD：MCD）に分けられる．MCDの病因として，原因不明の特発性MCDとヒトヘルペスウイルス8（HHV-8）感染によるHHV-8関連MCDがあり，日本の大多数の患者は特発性MCDである．特発性MCDの臨床症状として，リンパ節腫脹，肝

脾腫，発熱，倦怠感，盗汗，貧血が認められ，ときに皮疹，浮腫，胸水，腹水，腎障害など多彩な症状が認められ，その多くはインターロイキン-6（IL-6）の過剰産生によるものである．検査所見では，正～小球性の貧血，血小板増加症，多クローン性高ガンマグロブリン血症，低アルブミン血症，CRP高値などを認め，血漿中の血管内皮増殖因子（VEGF）も増加している．治療として，限局型の場合には，病変リンパ節の外科的切除など局所療法により治癒が期待できる．特発性MCDにおいて，全身性の炎症症状が強い場合には，分子標的薬として，ヒト化抗IL-6受容体モノクローナル抗体製剤であるトシリズマブ（tocilizumab，商品名®：アクテムラ）が使用される．トシリズマブは，膜結合型および分泌型のIL-6受容体と結合して，IL-6の生物学的作用を阻害する．トシリズマブの投与中はCRPが上昇しにくいので，感染を見逃さないように注意する必要がある．

CBC（complete blood count）：全血算を参照．

CBT（cord blood transplantation）：臍帯血移植を参照．

CD（cluster of differentiation）

　　CD分類は，ヒト白血球を中心とする細胞表面に存在する分子（表面抗原）に関する国際的分類法である．CDの直訳は分化抗原群であり，当初は，白血球の分化に関わる分子を認識する抗体群を同じ番号で呼ぶモノクローナル抗体の分類であった．現在，白血球だけではなく，赤血球，血管内皮細胞，線維芽細胞など，細胞表面に発現している分子（表面抗原）の名称として使用されることが多い．一例を挙げると，CD20抗原は成熟B細

胞に発現しており，非ホジキンリンパ腫の治療で使用されるリツキシマブの標的分子である．

CD34 抗原

　　CD34 抗原は，細胞における CD 抗原の 1 つであり，造血幹細胞の表面マーカーとして使用されている．末梢血幹細胞移植において，健常人ドナーに対して顆粒球コロニー刺激因子（G-CSF）を投与して末梢血幹細胞を採取する場合には，末梢血中の CD34 陽性細胞数を目安としてアフェレーシスにより造血幹細胞採取を行う．急性白血病において，白血病細胞は CD34 抗原を発現していることが多い．また，血管内皮前駆細胞の表面マーカーとして使用されることもある．

Cell death：細胞死を参照．

CGD（**chronic granulomatous disease**）：慢性肉芽腫症を参照．

Chediak-Higashi 症候群（Chediak-Higashi syndrome：CHS）

　　CHS は原発性免疫不全症候群の食細胞機能異常症に分類される遺伝性疾患であり，常染色体劣性遺伝形式をとる．食細胞，特に好中球の機能異常に基づく易感染性，皮膚・毛髪・眼における部分的白子症，血小板機能異常による出血傾向，進行性の神経症状（知能障害，けいれん，小脳失調など）を認める．リソソームおよびリソソーム関連小器官（lysosome-related organelle：LRO）のサイズと細胞内輸送を調節するタンパク質である LYST（lysosomal trafficking regulator）をコードする *Lyst* 遺伝子の変異により，細胞内におけるリソソームの生成・輸送，顆粒の輸送，微小管機能などに異常を

きたす．あらゆるタイプの細胞においてLROの肥大化を認めるが，末梢血塗抹標本において好中球の細胞質内巨大顆粒が特徴である．好中球において，phagolysosomeの形成不全により，貪食した食胞内の細菌をリソソーム酵素により殺菌できないために殺菌能が低下し，遊走能も低下することで一般細菌感染症に罹患しやすくなる．また，好中球の破壊が亢進し，末梢血の好中球数は減少する．他の食細胞である単球・マクロファージの遊走能も低下し，細胞傷害性T細胞やNK細胞におけるcytolytic granulesの分泌障害に基づく機能異常，血小板における濃染顆粒の分泌障害に基づく血小板機能異常も認められる．メラニン細胞の色素顆粒異常により，皮膚では部分的白子症や日光過敏症が引き起こされるが，眼において，網膜色素上皮細胞におけるLRO（melanosomes）の肥大化により，虹彩の色素異常や羞明が引き起こされる．増悪期には，発熱・肝脾腫・血球減少などを伴う血球貪食症候群を引き起こし予後不良となり，近年，白子症を伴う家族性血球貪食性リンパ組織球症（FHL）の1つに分類される．治療として，造血幹細胞移植が唯一の根治療法であるが，易感染性は改善して救命されるものの，神経症状や眼症状の改善は期待できないとされる．感染症に対しては適切な抗菌薬投与を行い，ST合剤の予防投与も行われる．同様な疾患として，*Rab27A*遺伝子異常による"Griscelli症候群2型"があるが，骨髄系細胞の細胞質内巨大顆粒を認めないことがCHSとの鑑別点である．

Chemokine：ケモカインを参照．

Chemotaxis：走化性を参照．

Chimera（キメリズム）: 血液型キメラを参照.

CJD（Creutzfeldt-Jakob disease, クロイツフェルトヤコブ病）: プリオン病を参照.

CLL（chronic lymphocytic leukemia）: 慢性リンパ性白血病を参照.

CML（chronic myeloid leukemia）: 慢性骨髄性白血病を参照.

CMV（cytomegalovirus）: サイトメガロウイルスを参照.

CNS leukemia（Central Nervous System Leukemia）: 白血病性髄膜症を参照.

Cold agglutinin: 寒冷凝集素を参照.

Cold agglutinin disease（CAD）: 寒冷凝集素症を参照.

Column agglutination technology: カラム凝集法を参照.

Complement deficiency: 補体欠損症を参照.

Complement system: 補体系を参照.

Compromised（susceptibility to infection）: 易感染性を参照.

Congenital macrothrombocytopenia: 先天性巨大血小板症を参照.

Coombs test(クームス試験):直接抗グロブリン試験および間接抗グロブリン試験を参照.

COX(cyclooxygenase):シクロオキシゲナーゼを参照.

Crossmatch:交差適合試験を参照.

Cryoglobulinemia:クリオグロブリン血症を参照.

Cryoprecipitate:クリオプレシピテートを参照.

C/T 比(crossmatch-transfusion ratio)

手術用準備血において,準備法の効率性をみる指標である.交差適合試験を済ませて準備された血液単位数と実際に輸血された単位数の比であり,数字が1に近ければ理想的である.数字が1より大きいほど,実際の使用数よりも準備数が多いことになり,実情にそぐわず,無駄な検査(交差適合試験)をしていることになる.手術術式ごとの出血量を勘案して,タイプ&スクリーン(T&S)を併用して準備血数を決定する.

CTL(cytotoxic T lymphocyte):細胞傷害性 T 細胞を参照.

Cyclic neutropenia:周期性好中球減少症を参照.

Cytokine:サイトカインを参照.

D-- 型

Rh 血液型の主要5抗原(D, C, c, E, e)の中で,D 抗原は最も免疫原性が強く,臨床的に重要である.

基本的に，*RHD* 遺伝子から D 抗原，*RHCE* 遺伝子から Cc および Ee 抗原が生成され，これら遺伝子の変異が抗原性の変化に直接影響を与える．D--（ディー・バー・バー）は，RhC/c 抗原と RhE/e 抗原の両方を欠失した稀な Rh 血液型であり，D 抗原の発現が増強されている．*RHCE* 遺伝子の完全あるいは部分欠失，*RHCE-D-CE* ハイブリッド遺伝子の形成などにより，Cc 抗原と Ee 抗原が欠失する．日常の Rh 血液型検査においては，D 抗原のみを対象として検査を行っていることから，D-- は日常検査において，通常の RhD 陽性と判断されて，RhD 陽性血を輸血される可能性が高い．したがって，D-- の患者に対して通常の RhD 陽性血を輸血すると，容易に抗 C 抗体，抗 c 抗体，抗 E 抗体，抗 e 抗体が産生される．これらの不規則抗体を保有していない場合には，詳細な Rh 血液型検査を行うことはないことから，D-- を検出することは困難である．不規則抗体（抗 C 抗体，抗 c 抗体，抗 E 抗体，抗 e 抗体など）を保有している D-- の患者に対して輸血を行う場合には，D-- の供血血のみが適応となる．検出頻度は約 20 万人に 1 人であり，近親婚家系に多いといわれている．

D ダイマー /FDP 比（D dimer-FDP ratio）

FDP は，フィブリンやフィブリノゲンがプラスミンにより分解されてできた産物の総称で，D 分画（FDP-D），E 分画（FDP-E），D ダイマーを含む．安定化前のフィブリン（架橋構造をとらない）は，プラスミンによりすべての結合が切断されて FDP-D と FDP-E が生じる．一方，プラスミンは架橋構造を分解できないので，安定化フィブリン（架橋構造をもつ）の

場合には，DダイマーとFDP-Eが生じる．播種性血管内凝固（DIC）は，凝固系と線溶系が同時に亢進する病態であるが，敗血症に代表される凝固優位型DICと急性前骨髄球性白血病に代表される線溶優位型DICに大別される．Dダイマー/FDP比は両者の鑑別に有用である．凝固優位型DICでは，安定化フィブリンの割合が高いのでDダイマーは増加するが，FDPとしての総分解量（FDP-D + FDP-E）は少なくなるのでDダイマー/FDP比は上昇する．一方，線溶優位型DICでは，安定化フィブリンが形成される前にプラスミンによって分解されるため，Dダイマー以外のFDP-DとFDP-Eが増加し，FDPとしての総分解量（FDP-D + FDP-E）も増加するので，Dダイマー/FDP比は低下する．

Dasatinib（ダサチニブ）：分子標的薬を参照．

DAT（direct antiglobulin test）：直接抗グロブリン試験を参照．

DEL（D-elution）：Rh血液型におけるD variantの1つである．D抗原がweak Dよりもさらに減少し，抗D抗体による吸着解離試験によってのみD抗原が検出されるものをいう．

Dendritic cell：樹状細胞を参照．

Dengue virus：デングウイルスを参照．

Denosumab（デノスマブ）：分子標的薬を参照．

DHTR（delayed hemolytic transfusion reaction）：遅延性溶血反応を参照.

Diamond-Blackfan 貧血（Diamond-Blackfan anemia）

　Diamond-Blackfan 貧血は，先天性赤芽球癆（congenital red cell aplasia）ともいい，先天性骨髄不全症候群の中で赤血球の造血のみが障害される疾患である．リボソームタンパクをコードする遺伝子変異に基づき，リボソームの機能障害による翻訳の異常が，赤芽球造血障害を引き起こす中心的な機序と考えられている．ちなみに，リボソーム（ribosome）は，mRNA の遺伝情報を読み取りタンパク質への変換（翻訳）を担う細胞内の構造物であり，細胞小器官に分類される場合もある．粗面小胞体に付着している膜結合リボソームと細胞質中に存在する遊離リボソームがある．ヒトリボソームは，4 種類のリボソーム RNA（rRNA）と 80 種類のリボソームタンパクから構成される巨大な複合体であり，大小 2 つのサブユニットからなる．小サブユニットの 1 つである RPS19 をコードする *RPS19* 遺伝子変異は，Diamond-Blackfan 貧血の約 25 ％で認められるが，他のリボソームタンパクや転写因子である GATA1 の異常も同定されている．本症において，骨髄は正形成であるが赤芽球系細胞のみが著減し，末梢血では網赤血球が減少し，大球性正色素性貧血を呈する．貧血による症状が主体であるが，約 40 ％の症例において，種々の奇形や発育障害を合併する．また，骨髄異形成症候群，白血病，骨肉腫などの悪性腫瘍を合併しやすい．貧血に対して，副腎皮質ステロイド剤が使用されるが，抵抗例では赤血球輸血が行われる．長期間の赤血球輸血は鉄過剰症をきたすことから，鉄キレート療法が行われる．副腎皮質ステロイ

ド剤不応例で輸血依存性の症例では，造血幹細胞移植の適応となる．

DIC（disseminated intravascular coagulation）：播種性血管内凝固を参照．

Diego 血液型（Diego blood group system）

　　Diego 血液型はタンパク抗原系血液型であり，2つの主要抗原である Di^a 抗原と Di^b 抗原により，Di（a+b−），Di（a+b+），Di（a−b+）の3つの表現型に分類される．Di^a 抗原と Di^b 抗原は，*Di* 遺伝子がコードする 14 回膜貫通型糖タンパクであるバンド 3 上に存在し，両者は第 7 ループの 854 番目のアミノ酸置換による．バンド 3 タンパクは，赤血球膜の主要な糖タンパクであり，陰イオン交換体としての役割を担っている．Di^a 抗原は Mongoloid factor とよばれ，蒙古系民族やアメリカインディアンが多く保有し，白人や黒人では稀であり，日本人では約 10％が陽性である．Diego 血液型には，Di^a 抗原と Di^b 抗原以外に，Wr^a 抗原や Wr^b 抗原などの低頻度抗原が確認されている．抗 Di^a 抗体と抗 Di^b 抗体は，ほとんどが IgG 抗体であり，重篤な溶血性副作用と新生児溶血性疾患を引き起こす重要な抗体である．抗 Di^a 抗体あるいは抗 Di^b 抗体を保有する患者に輸血を行う場合には，Di^a 抗原あるいは Di^b 抗原を含まない血液製剤を選択する必要がある．

DiGeorge 症候群（DiGeorge syndrome）

　　DiGeorge 症候群は，原発性免疫不全症候群の中で"その他の明確に定義された免疫不全症"に分類される遺伝性疾患であり，常染色体優性遺伝形式あるいは de novo遺伝形式をとる．22番染色体長腕11.2領域（22q11.2, the DiGeorge syndrome chromosome region）の微細欠失を基盤として，胸腺低形成あるいは無形成によるT細胞欠損（細胞性免疫不全），Fallot四徴症や大動脈弓離断などの心流出路奇形，副甲状腺低形成による低カルシウム血症と新生児テタニー，特徴的な顔貌異常（口蓋裂，低位耳介，小耳介，瞼裂短縮を伴う眼角隔離症，短い人中，小顎症）を呈する症候群である．腎奇形や骨格異常，発達遅滞など多彩な表現型を呈するヒトの代表的な微細（染色体）欠失症候群／分節性異数性症候群である．染色体22q11.2欠失症候群の中で，心流出路欠損症，胸腺低形成によるT細胞欠損あるいは減少，副甲状腺低形成による低カルシウム血症が強調されるものをDiGeorge症候群という．染色体22q11.2の欠失の結果，転写因子である*TBX1*，胸腺・大動脈弓・頭蓋顔面構造の形成に関与する*CRKL*，ユビキチン化タンパク質の分解に関与し大動脈弓奇形との関連が示唆される*UFD1L*などの遺伝子が失われる．特に，*TBX1*遺伝子のハプロ不全が身体的奇形の出現に大きな役割を果たすとされている．免疫不全の程度は様々であり，完全なT細胞欠損を呈する重症免疫不全症（完全型DiGeorge症候群）は1％以下と稀であり，ほとんどは軽度から中等度のT細胞欠損である．NK細胞の減少や機能異常は認めない．B細胞数は正常か増加しており，血清免疫グロブリン値は正常である．自己免疫疾患は高頻度に合併し，若年性特発性関節炎，自己免疫性血球減少症，自己免疫性甲状腺疾患が多い．これは，胸腺内において，自己反応性T細胞が細胞死を起こして除去される正常な分化過程が障害されることが原因と考えられる．確定診断として，染色体分析のFISH法を用いて染色体

22q11.2領域の欠失を証明する．免疫不全に対する治療として，ST合剤や抗真菌薬の予防投与を行う．重症例では造血幹細胞移植が考慮されるが，理論的根拠として，造血幹細胞というよりむしろ成熟T細胞を供給する目的である．輸血に関しては，放射線照射血を使用し，サイトメガロウイルス（CMV）陽性の輸血用血液製剤の使用は避けるべきである．

Dilutional coagulopathy：希釈性凝固障害を参照．

DLI（donor lymphocyte infusion）：ドナーリンパ球輸注療法および移植片対白血病効果を参照．

Donath-Landsteiner（DL）抗体：発作性寒冷ヘモグロビン尿症を参照．

2,3-DPG（2,3-disphosphoglycerate）

2,3-DPGは，解糖系の中間代謝産物であり，デオキシヘモグロビンと結合して酸素とヘモグロビンの結合を阻害する．赤血球の2,3-DPG濃度は，他の細胞と比較して非常に高く，赤血球の酸素親和性を調節している．赤血球製剤において，保存に伴い酸素運搬能が低下するのは，赤血球中の2,3-DPG濃度が減少するためである．

Double check：ダブルチェックを参照．

Dry tap：ドライタップを参照．

Duffy血液型（Duffy blood group system）

Duffy血液型はタンパク抗原系血液型であり，2つの

主要抗原であるFy^{a}抗原とFy^{b}抗原により，Fy（a+b−），Fy（a−b+），Fy（a+b+），Fy（a−b−）の4つの表現型に分類される．Duffy抗原（Fy^{a}抗原，Fy^{b}抗原）は，*Fy*遺伝子がコードする7回膜貫通型のDuffy糖タンパク上に存在し，両者は42番目のアミノ酸置換による．Duffy抗原は三日熱マラリアのレセプターであり，三日熱マラリア原虫は，ヒトの体内において，赤血球表面のDuffy抗原に結合して侵入し増殖する．Fy^{a}抗原とFy^{b}抗原の両者をもたないFy（a−b−）型では，三日熱マラリアに抵抗性を示す．Fy（a−b−）型は日本人では極めて稀だが，アフリカの三日熱マラリア流行地に遺伝的起源をもつ黒人に多い．抗Fy^{a}抗体は，溶血性副作用の原因となることから，抗Fy^{a}抗体を保有する患者に輸血を行う場合には，Fy^{a}抗原を含まない血液製剤を選択する必要がある．

D variant

Rh血液型はタンパク抗原系血液型の代表的なものであり，主要5抗原（D, C, c, E, e）の中でD抗原は最も免疫原性が強く，臨床的に重要である．基本的に，*RHD*遺伝子からD抗原，*RHCE*遺伝子からCcおよびEe抗原が生成され，これら遺伝子の変異が抗原性の変化に直接影響を与える．D variantは，抗Dモノクローナル抗体に対する反応性から，RhD陽性とRhD陰性の中間的な存在であり，partial D, weak D, DEL（D-elution）の3種類が存在する．古典的な分類において，classic partial Dは，D抗原のエピトープが欠失し抗原性が変化した異常なD抗原であるが，D抗原量は正常であるものを指し（質的異常），一方classic weak Dは，D抗原自体は正常であるが量的に減少したものとされ

ていた（量的異常）．しかし，実際には，weak D と partial D はオーバーラップしており，古典的な分類以外では区別できない．現在では，異常な D 抗原が量的にも減少している "weak partial D" あるいは "partial weak D" とされている．DEL は，RhD 陰性の中で，抗 D 抗体による吸着解離試験によってのみ D 抗原が検出されるものであり，weak D と同様に，RhD タンパクの膜内あるいは膜貫通部のアミノ酸変異が認められる．日本人における RhD 陰性の約 10 ％が DEL と報告されている．

E 型肝炎ウイルス（hepatitis E virus：HEV）

HEV は，エンベロープをもたない一本鎖 RNA ウイルスであり，ヘペウイルス属に分類される．従来，経口伝播型非 A 非 B 肝炎とされてきた E 型肝炎の原因ウイルスである．ヒト以外では，ブタなどが HEV に曝露されており，E 型肝炎は人畜共通感染症の 1 つである．HEV には G1〜G4 の 4 つの遺伝子型があり，ブタから検出された遺伝子型は G3 と G4 のみである．感染経路として，発展途上国において，河川の氾濫などにより飲用水が下水で汚染されることによる糞口感染が主体であったが，HEV に感染した動物の肉の生食あるいは加熱不十分で喫食した場合に発症する食物感染の存在も明らかとなった．発展途上国に多いが，先進国において散発的に発生している．日本において，ブタ生レバーの摂食によると考えられる E 型肝炎，およびイノシシの生レバーの摂食が原因と考えられる急性肝炎の死亡例が報告されている．E 型肝炎の臨床症状は A 型肝炎と似ているが，潜伏期間は 15〜50 日，平均 6 週間であり，A 型肝炎ウイルス（HAV）感染の潜伏期間（平均 4 週間）

と比較してやや長い．発熱，悪心，腹痛などの消化器症状，肝腫大，肝機能障害が出現するが，ほとんどの症例において安静臥床により症状は改善する．E型肝炎の致死率は1〜2％でA型肝炎の10倍とされており，特に妊婦では劇症肝炎の割合が高く，致死率は20％に達するとされている．E型肝炎を発症すると，HEVに対する特異的IgM抗体が大量に産生されることから，診断において，このIgM抗体の検出が有用である．また，HEVの各遺伝子型間においてよく保存されている領域の塩基配列に基づいて，共通のプライマーを設計したRT-PCR法によりHEVの検出が可能である．感染症法において，全数報告の対象となっている4類感染症に指定されており，医師は診断後直ちに保健所へ届け出る必要がある．日本赤十字社血液センターによると，輸血により伝播したHEV感染症例が報告されており，HEVについても献血血液の安全性を担保する必要がある．従来，肝機能検査のALTが異常値を呈した献血血液は，輸血用血液製剤の原料として使用していないが，北海道ブロックセンターにおける献血時の問診において，"過去3カ月以内に，ブタ，イノシシ，シカ，あるいは動物種不明の生肉（刺身，ルイベなど）または生レバーを食べたかどうか"を確認し，感染が疑われる献血者の血液についてNAT検査を実施し，陽性となった場合には使用しないという対策がとられている．

EBウイルス（Epstein-Barr virus：EBV）

EBVは，ヘルペスウイルスに属し，伝染性単核症，バーキットリンパ腫，上咽頭がん，血球貪食症候群（HPS/HLH）などを引き起こす．主な感染経路は，EBVを含む唾液を介した感染である．ほとんどが幼児

期に初感染を受けて不顕性感染のことが多いが，思春期以降に初感染を起こすと伝染性単核症を発症しやすい．EBVは，まず咽頭上皮細胞に感染し，そこで増殖したウイルスが主な標的細胞であるB細胞において，EBVのエンベロープタンパクであるgp350/220とB細胞上のCD21抗原との結合を介して感染する．感染B細胞が増殖するが，B細胞上のEBV抗原を認識した細胞傷害性T細胞（CTL）やナチュラルキラー（NK）細胞が増殖して感染B細胞を攻撃し，強い炎症反応を引き起こす．伝染性単核症において，末梢血中に出現する異型リンパ球は，感染B細胞の増殖に対してCTLが活性化したものとされている．初感染後B細胞に潜伏していたEBVが，免疫能の低下に伴い再活性化することがある．稀に，EBVの再活性化によりT細胞あるいはNK細胞が感染し，伝染性単核症様の症状を繰り返し，激しい免疫応答により患者の細胞が傷害される慢性活動性EBV感染症が起きることがある．また，EBVは，重篤な全身の炎症性疾患で骨髄の血球貪食像が特徴であるHPS/HLHを引き起こす．感染症関連HPS/HLHにおいて，ウイルス性HPS/HLH（VAHS）の中ではEBVによるものが多い．EBVに関連したものでは急激に進行する場合があり，非腫瘍性ではあるが，エトポシドなど抗腫瘍剤の投与が必要な場合がある．輸血によるEBV感染では，伝染性単核症だけではなく輸血後肝炎の病態をとることがあり，非A非B非C肝炎の場合にはEBV感染を念頭におく必要がある．

Eculizumab：エクリズマブを参照．

EDTA依存性偽性血小板減少症(EDTA-dependent pseudo-thrombocytopenia)

全血算を測定する場合,抗凝固剤としてEDTA(ethylene diamine tetraacetic acid)が入った血球算定用採血管を使用するのが一般的である.EDTA依存性偽性血小板減少症は,EDTAの存在下,免疫グロブリンにより血小板と血小板,あるいは血小板と白血球が結合することにより,見かけ上の血小板減少症を呈するものである.ヘパリンなどEDTA以外の抗凝固剤を用いて採血し血小板数を測定すること,およびEDTA採血の血液塗抹標本において血小板凝集塊を認めることが診断上重要である.EDTA依存性偽性血小板減少症は,肝疾患,悪性腫瘍,ウイルス感染症など種々の疾患に合併すると報告されている.

Electronic pretransfusion check:電子照合を参照.

Elliptocyte:楕円赤血球を参照.

Endocytosis:エンドサイトーシスを参照.

Eosinophil:好酸球を参照.

EPC(endothelial progenitor cell):血管内皮前駆細胞を参照.

EPO(erythropoietin):エリスロポエチンを参照.

Epstein症候群(Epstein syndrome)

Epstein症候群は,先天性巨大血小板症の一病型であるMYH9異常症の中で,巨大血小板性血小板減少症,

進行性腎機能障害，感音性難聴の三症候を呈し，時に白内障を合併する遺伝性疾患である．巨大血小板性血小板減少症を示す疾患として，May-Hegglin 異常，Sebastian 症候群，Fechtner 症候群，Epstein 症候群の 4 つの疾患が知られており，従来，別の疾患単位であると考えられてきた．これら 4 疾患は，非筋ミオシン重鎖 IIA（NMMHC-IIA）タンパクをコードする *MYH9* 遺伝子の異常により発症し，遺伝子変異部位の違いにより 4 つの表現型を呈することが判明したことから，MYH9 異常症と呼称することが一般的となった．NMMHC-IIA 分子は，腎糸球体足細胞（podocyte）に高発現しており，腎糸球体における血液濾過の最終バリア（サイズバリア）を担っている．Epstein 症候群では，腎糸球体足細胞の異常によりタンパク尿を呈し，巣状糸球体硬化症へ進展する．最重症型である *MYH9* 遺伝子の R702 残基および S96 残基の変異では，20 歳までに末期腎不全にいたることが多いとされている．遺伝性腎炎の代表的存在である Alport 症候群は，Epstein 症候群と類似の症候を呈するが，巨大血小板性血小板減少症を認めない．腎機能障害の原因として，腎糸球体基底膜の IV 型コラーゲン分子の α3〜5 鎖をコードする遺伝子（*COL4A3*, *COL4A4*, *COL4A5*）の異常により，基底膜の構造が変化して，血尿を主体とする腎機能障害を呈するものである．

Erythroblast：赤芽球を参照．

Erythrocyte：赤血球を参照．

Erythrocyte indices（赤血球恒数）：全血算を参照．

Erythrocytosis（赤血球増加症）：多血症を参照.

ES 細胞（embryonic stem cell, 胚性幹細胞）

　　受精卵は，全能性（totipotency，身体の組織の全種類の細胞に分化する能力）を有する細胞である．発生が進行して三胚葉（外胚葉，中胚葉，内胚葉）への分化が決定されると，全能性は失われる．ES 細胞は，多能性を有していると考えられる内部細胞塊を胚盤胞から分離し，フィーダー細胞（マウス胎仔の線維芽細胞など）上で培養し，維持できるように株化した細胞である．ヒト ES 細胞を樹立するためには，受精卵ないし受精卵より発生が進んだ胚盤胞までの段階の初期胚が必要となる．生命の萌芽を滅失することの倫理的問題は避けられない．しかし，iPS 細胞や間葉系幹細胞などの多能性幹細胞を用いる再生医療に大きな期待が寄せられている．

ET（essential thrombocythemia）：本態性血小板血症を参照.

Evans 症候群（Evans' syndrome）

　　Evans 症候群は，温式抗体による自己免疫性溶血性貧血（AIHA）と特発性血小板減少性紫斑病（ITP）が合併したものをいう．抗赤血球抗体と抗血小板抗体が自己抗体として産生され，それぞれが溶血性貧血と血小板減少症を引き起こすもので，両者の病態を併せ持つ疾患である．経過中に膠原病である全身性エリテマトーデス（SLE）を合併することがある．

Exchange transfusion：交換輸血を参照.

Exocytosis：エキソサイトーシスを参照.

Extramedullary hematopoiesis：髄外造血を参照.

Extravascular hemolysis：血管外溶血を参照.

FAB 分類 (French-American-British classification)

　FAB 分類は，フランス・米国・英国の国際的な共同研究班により，1976 年に提唱された急性白血病の分類法で，診断する施設間の不一致を少なくする目的で作られた．骨髄塗抹標本の May-Giemsa 染色による細胞形態を基本として，ミエロペルオキシダーゼ (MPO) 染色およびエステラーゼ二重染色などの組織化学染色法を組み入れ，急性リンパ性白血病 (ALL) を 3 型に，急性骨髄性白血病 (AML) を 6 型に分類するものであった．FAB 分類では，初発 (*de novo*) の病型を対照としており，骨髄中の芽球が 30 ％以上 (WHO 分類では 20 ％以上) 占める場合を急性白血病とし，MPO 染色において芽球の 3 ％以上が陽性の場合に AML を，3 ％未満であれば ALL を考慮するが，AML であっても例外がある (M0, M5a, M6b, M7)．その後，数回の改変を経て，AML の FAB 分類は，M0：急性骨髄性白血病最未分化型，M1：急性骨髄性白血病未分化型，M2：急性骨髄性白血病分化型，M3：急性前骨髄球性白血病，M4：急性骨髄単球性白血病，M5：急性単球性白血病，M6：急性赤白血病，M7：急性巨核芽球性白血病に分類され，亜分類として M3v：微細顆粒型，M4Eo：異常好酸球増加，M5a：未分化型，M5b：分化型，M6a：赤白血病型，M6b：赤血病型がある．FAB 分類は，形態学的な急性白血病の分類法として汎用されていたが，疾患本体を示す分類法ではなかった．白血病の病因・病態の研究において，特異的な染色体異常および遺伝子変異を

有する病型が存在し，治療反応性および予後にも影響を与えることが明らかとなってきた．現在，急性白血病を分類する場合，WHO 分類を主軸とし，従来の FAB 分類も併記することがある．

Factor VIII preparation：血液凝固第 VIII 因子製剤を参照．

Factor IX preparation：血液凝固第 IX 因子製剤を参照．

Factor XIII preparation：血液凝固第 XIII 因子製剤を参照．

Faggot cell：ファゴット細胞および Auer 小体を参照．

Fanconi 貧血（Fanconi anemia）

Fanconi 貧血は，先天性骨髄不全症候群の中で汎血球減少症を呈する疾患の1つであり，遺伝的には多様な疾患である．DNA 二重鎖架橋を修復するファンコニ経路に関連するタンパクをコードする遺伝子異常により，DNA 複製が障害されることが病態の本質である．*FANCA* 遺伝子を含め多くの責任遺伝子が同定されている．診断基準として，汎血球減少症，皮膚の色素沈着（色黒，カフェオレ斑），身体奇形，低身長，性腺機能不全があるが，表現型は多様であり，汎血球減少症のみで他の臨床症状がみられない場合もある．また，骨髄異形成症候群や白血病への移行，固形がんの合併を特徴とする．スクリーニング検査として，末梢血のリンパ球を用いて mitomycin C（MMC）など DNA 架橋剤を添加した染色体断裂試験を行うが，外注可能である．現時点では，造血幹細胞移植が治癒を期待できる治療法である．貧血に対して赤血球輸血を行うが，トリガー値はヘモグ

ロビン濃度6g/dLとし，過剰な輸血は避けることが重要である．

FDP（fibrin/fibrinogen degradation products）

FDPは，線溶系において，フィブリンやフィブリノゲンがプラスミンにより分解されてできた産物の総称であり，D分画（FDP-D），E分画（FDP-E），Dダイマーを含む．フィブリノゲンと安定化前のフィブリン（架橋構造をとらない）は，プラスミンによりすべての結合が切断されてFDP-DとFDP-Eが生じる．一方，プラスミンは架橋構造を分解できないので，架橋構造をもつ安定化フィブリンの場合には，DダイマーとFDP-Eが生じる．したがって，Dダイマーの高値は，多量の安定化フィブリンが分解されていること，すなわち血栓傾向とそれに伴う二次線溶亢進を反映している．

Febrile neutropenia：発熱性好中球減少症を参照．

Fechtner症候群（Fechtner syndrome）

Fechtner症候群は，先天性巨大血小板症の一病型であるMYH9異常症の中で，巨大血小板性血小板減少症，進行性腎機能障害，感音性難聴の三症候を呈し，時に白内障を合併する遺伝性疾患である．1985年にPetersonらにより，Alport症候群の亜型として報告され，Fechtnerは初めて報告された家系の名前である．巨大血小板性血小板減少症を示す疾患として，May-Hegglin異常，Sebastian症候群，Fechtner症候群，Epstein症候群の4つの疾患が知られており，従来，別の疾患単位であると考えられてきた．これら4疾患は，非筋ミオシン重鎖IIA（NMMHC-IIA）タンパクをコードする

MYH9 遺伝子の異常により発症し，遺伝子変異部位の違いにより4つの表現型を呈することが判明したことから，MYH9異常症と呼称することが一般的となった．ちなみに，Alport症候群は，難聴を伴う遺伝性進行性腎疾患であり，血小板の異常は認めない．Ⅳ型コラーゲンのα3〜5鎖をコードする遺伝子（*COL4A3*, *COL4A4*, *COL4A5*）の異常が原因の疾患である．

Fetal liver hematopoiesis：胎児肝造血を参照．

FFP（fresh frozen plasma）：新鮮凍結血漿を参照．

FGF（fibroblast growth factor）：線維芽細胞増殖因子を参照．

Fibrin glue：フィブリン糊を参照．

Fibrinogen preparation：フィブリノゲン濃縮製剤を参照．

FN（febrile neutropenia）：発熱性好中球減少症を参照．

FNHTR（febrile non-hemolytic transfusion reaction）：発熱性非溶血性輸血副作用を参照．

Fragmented red cell（schistocyte, schizocyte）：破砕赤血球を参照．

G-CSF（granulocyte colony-stimulating factor）：顆粒球コロニー刺激因子，好中球減少症，発熱性好中球減少症を参照．

Gemtuzumab ozogamicin(ゲムツズマブ オゾガマイシン):
分子標的薬を参照.

Glanzmann's thrombasthenia:血小板無力症を参照.

GM-CSF(granulocyte-macrophage colony-stimulating factor):顆粒球マクロファージコロニー刺激因子を参照.

GPI アンカー〔glycosylphosphatidylinositol(GPI) anchor〕

　　GPI は細胞膜の外面に様々なタンパク質をつなぎとめる基をさし,アンカーは船を係留する錨(いかり)の意である.GPI アンカーは,ホスファチジルイノシトールに N-アセチルグルコサミン残基とマンノース残基 3 分子が線状にグリコシド結合し,非還元末端のマンノースにはホスホエタノールアミンがリン酸エステル結合し,そのアミノ基にはタンパク質の C 末端がアミド結合した構造をとる.GPI アンカーと結合するタンパク質には,酵素,受容体,免疫系タンパク質,認識抗原などがあり,ホスファチジルイノシトールに特異的なホスホリパーゼの作用により,細胞膜から切断される.発作性夜間血色素尿症(PNH)は,*PIG-A* 遺伝子の後天的変異により GPI アンカーが生成されない疾患である.PNH では GPI アンカーが欠失することで,補体制御タンパクである decay accelerating factor(DAF,CD55)が赤血球膜上に発現しない.夜間(睡眠時)の低換気に基づく呼吸性アシドーシスが補体系の活性化を惹起し,補体抵抗性が低下した赤血球が破壊され血管内溶血を呈し,早朝の褐色尿(ヘモグロビン尿)が特徴的所見である.*PIG-A* 遺伝子変異は造血幹細胞レベルで起きるために,GPI アンカー関連タンパク質の異常は赤血球にと

どまらず，すべての血球において引き起こされる．

Granulocyte：顆粒球を参照．

Granulocyte transfusion：顆粒球輸血を参照．

Gray platelet syndrome：灰色血小板症候群を参照．

GVHD（graft-versus-host disease）：移植片対宿主病を参照．

GVL（graft-versus-leukemia effect）：移植片対白血病効果を参照．

GVT（graft-versus-tumor effect）：移植片対白血病効果を参照．

Hairy cell leukemia（HCL）：ヘアリーセル白血病を参照．

Haptoglobin deficiency：ハプトグロビン欠損症を参照．

Haptoglobin preparation：ハプトグロビン製剤を参照．

HBV（hepatitis B virus）：B 型肝炎ウイルスを参照．

HCV（hepatitis C virus）：C 型肝炎ウイルスを参照．

HDN（hemolytic disease of the newborn）：新生児溶血性疾患を参照．

Heinz 小体（Heinz body）
　　Heinz 小体は，赤血球に認められる封入体で，酸化ス

トレスによる障害を受けて変性したヘモグロビンの集塊である．Heinz 小体は，通常の May-Giemsa 染色では染まらないが，brilliant cresyl blue あるいは crystal violet では青色に染色され，円形・楕円形の顆粒として観察される．赤血球の辺縁に 1〜2 個認められ，赤血球膜に結合して赤血球の変形能を低下させる．Heinz 小体を有する赤血球は，脾臓でトラップされて Heinz 小体の部分のみ取り除かれるが（涙滴赤血球），溶血しやすくなる．Heinz 小体は，ヘモグロビンの形成異常，赤血球の代謝酵素の欠損，薬物などによる変性の際に認められる．赤血球酵素異常症の中でグルコース-6-リン酸脱水素酵素（G6PD）異常症では多数の Heinz 小体を認め，異常ヘモグロビン症の中で不安定ヘモグロビン症（unstable hemoglobin disease）では大型の Heinz 小体が認められる．

Hemangioblast：血管芽細胞を参照．

Hematopoietic growth factor：造血因子を参照．

Hematopoietic stem cell：造血幹細胞を参照．

Hemoglobin（Hb）：ヘモグロビンを参照．

Hemoglobinopathy：異常ヘモグロビン症を参照．

Hemolytic anemia：溶血性貧血を参照．

Hemophilia：血友病を参照．

Hemovigilance:ヘモビジランスを参照.

Heparin:ヘパリンを参照.

Hereditary elliptocytosis(HE,遺伝性楕円赤血球症):赤血球膜異常症を参照.

Hereditary spherocytosis(HS,遺伝性球状赤血球症):赤血球膜異常症を参照.

Hereditary stomatocytosis(遺伝性有口赤血球症):赤血球膜異常症を参照.

HHV-8(human herpesvirus 8):ヒトヘルペスウイルス8を参照.

Hiatus leukemics:白血病裂孔を参照.

HIF(hypoxia inducible factor):低酸素誘導因子を参照.

HIT(heparin-induced thrombocytopenia):ヘパリン起因性血小板減少症を参照.

HIV(human immunodeficiency virus):ヒト免疫不全ウイルスおよび後天性免疫不全症候群を参照.

HLA(human leukocyte antigen)

　　ヒトの主要組織適合抗原の遺伝子複合体(MHC)をHLAという.ヒトのMHC抗原であるHLA抗原は,分子構造からクラスIとクラスIIに大別される.クラ

ス I 分子は，白血球を含めほとんどの有核細胞の細胞表面上に発現しており，HLA-A，HLA-B，HLA-C などが該当する．クラス II 分子は，B 細胞，マクロファージ，活性化 T 細胞など限られた細胞表面に発現しており，HLA-DRB1，HLA-DQB1，HLA-DPB1 などが該当する．HLA 型には，HLA 抗原に対する抗血清を用いる血清型と，HLA のアリルを検出する DNA 型がある．同種造血幹細胞移植において，移植片対宿主病（GVHD）を防止するために，原則，HLA 適合ドナーで実施する．非血縁者間の骨髄移植および末梢血幹細胞移植では，HLA-A，HLA-B，HLA-DR の血清型が適合したドナーからの移植が原則であり，臍帯血移植では HLA-A，B，DR の 2 座以下の不適合移植が一般的である．

HLA 適合血小板製剤

血小板減少症を呈する患者において，血小板輸血を行っても血小板数が増加しない血小板輸血不応状態をきたした場合には，患者が保有する抗 HLA 抗体と反応しない HLA 型をもつ献血者（あらかじめ登録されている）から採取した HLA 適合血小板製剤を輸血する必要がある．血小板輸血不応状態とは，期待通りの輸血後血小板数の増加が，繰り返し得られない状態をいう．輸血後 1 時間あるいは翌日の血小板数が，各々の期待通りの 30％以下あるいは 20％以下が 2 回以上続いた状態と定義される．HLA 適合血小板製剤は，血小板減少症を伴う疾患において，抗 HLA 抗体を有するために通常の血小板製剤では効果がみられない場合に適応となる血小板製剤である．現行製剤として，濃厚血小板 HLA-LR「日赤」は，患者の HLA 型に適合する（献血者のリン

パ球と患者血清との交差適合試験を行って適合を確認した）献血者から，血液成分採血により白血球の大部分を除去して採取した製剤である．20〜24℃で振盪しながら貯蔵し，有効期間は採血後4日間である．多くの場合，血小板輸血の効果に改善が認められる．通常の血小板輸血において，原則として，ABO血液型を一致させた血小板製剤を使用するが，HLA適合血小板輸血ではHLA型を優先するために，ABO血液型不適合の血小板製剤を輸血する場合がある．マイナーミスマッチで，抗体価の高い抗A抗体や抗B抗体が製剤中に含まれる場合には，患者の赤血球と反応して溶血性副作用を起こす可能性があるので注意が必要である．

Hodgkin細胞（Hodgkin cell）：Reed-Sternberg細胞を参照．

Hodgkin lymphoma：ホジキンリンパ腫を参照．

Homing：ホーミングを参照．

Hospital transfusion committee：輸血療法委員会を参照．

Howell-Jolly小体（Howell-Jolly body）

　　Howell-Jolly小体は，末梢血塗抹標本において，赤血球に認められる直径1μmほどの円形で濃紫色の小体で，核の遺残物である．巨赤芽球性貧血，骨髄異形成症候群，サラセミアなど赤血球の造血異常の場合や，摘脾後にも出現しやすい．

HSCT（hematopoietic stem cell transplantation）：造血幹細胞移植を参照．

HTLV-I（human T-lymphotropic virus type-I）：ヒト T リンパ向性ウイルス I 型を参照.

Human parvovirus B19：ヒトパルボウイルス B19 を参照.

HUS（hemolytic uremic syndrome）：溶血性尿毒症症候群を参照.

Hyperviscosity syndrome：過粘稠度症候群を参照.

I&A（inspection and accreditation）

　　I&A（輸血機能評価認定）とは，日本輸血・細胞治療学会が行っている輸血機能評価認定制度（I&A 制度）のもとに，各医療施設において，適切な輸血管理が行われているか否かを第三者（I&A 制度視察員）によって点検（inspection）し，認証（accreditation）するシステムである．I&A の目的は，輸血用血液製剤および血漿分画製剤の適正使用を徹底すること，および輸血の安全を保証することとされている．"適切な輸血管理"と適正輸血は，ニュアンスは似ているが，内容はかなり異なっていると思われる．適正輸血は，輸血用血液製剤および血漿分画製剤をオーダーする医師側の要因に左右されることが多いと思われるが，適切な輸血管理を行うのは輸血部門の機能を示すものである．すなわち，I&A 制度において点検を受けるのは，輸血部門そのものであり，安全な輸血療法を実践する体制および適正輸血を実践する体制が構築されている必要がある．厚生労働省より輸血療法の実施に関する指針，血液製剤の使用指針，血液製剤保管管理マニュアル，自己血輸血：採血および保管管理マニュアルなどが出されているが，これらの指

針やマニュアルには強制力がなく，遵守しているか否かは各医療施設の自主性に任されているのが現状である．I&A制度において，輸血療法を行う限り少なくとも整備しなければならない認定基準を満たしていると判断されれば，認定されることになる．I&A認定基準（第5版）として，①輸血管理体制と輸血部門，②血液製剤管理，③輸血検査，④輸血実施，⑤副作用の管理・対策，⑥輸血用血液の採血，⑦自己血輸血，⑧院内同種血などの項目がある．輸血機能評価認定基準（I&A認定基準）Ver.5（平成28年1月4日）がホームページ上で公開されているので参照していただきたい（http://yuketsu.jstmct.or.jp/wp-content/themes/jstmct/images/authorization/file/about_i_a/criteria_ver5_151203.pdf）．

IAT（indirect antiglobulin test）：間接抗グロブリン試験を参照．

Ibrutinib（イブルチニブ）：慢性リンパ性白血病（CLL）を参照．

IC（informed consent）：インフォームド・コンセントを参照．

IFN（interferon）：インターフェロンを参照．

IL（interleukin）：インターロイキンを参照．

Imatinib（イマチニブ）：分子標的薬を参照．

IMIG（intramuscular immunoglobulin）：免疫グロブリン製剤を参照．

Immune system：免疫系を参照.

Immunoglobulin preparation：免疫グロブリン製剤を参照.

Infectious mononucleosis：伝染性単核症を参照.

Informed consent：インフォームド・コンセントを参照.

Ineffective erythropoiesis：無効造血を参照.

Integrin：インテグリンを参照.

Intravascular hemolysis：血管内溶血を参照.

iPS 細胞（induced pluripotent stem cell）

　　iPS 細胞（誘導多能性幹細胞）は，人工多能性幹細胞とも呼ばれ，体細胞に初期化因子を発現させることで，ES 細胞と同等の多能性を獲得した細胞である．2006 年に Yamanaka らは，マウス胎児の線維芽細胞に 4 つの遺伝子（Oct4, Sox2, Klf4, c-Myc）を強制発現させることで，ES 細胞様に初期化できることを報告した．この 4 因子は発見者の名をとってヤマナカファクターと通称されているが，その後の研究により，他の組み合わせやがん遺伝子である c-Myc を除いた 3 因子でもヒト/マウス iPS 細胞が作製できることが判明した．誘導条件の最適化が進み，現在では少量の血液からでも iPS 細胞が作製できるようになっている．iPS 細胞は，ES 細胞とは異なり，胚盤胞の破壊がないことから倫理的問題の抜本的解決となりうる．また，患者本人の体細胞を用いる自家移植では拒絶反応がないという利点もある

が，目的の細胞へ分化誘導する技術の確立が必須である．iPS細胞が奇形腫へ分化しうることや，遺伝子導入の際に使用するレトロウイルスによる内在性発癌遺伝子の活性化などに課題を残している．2012年に京都大学山中伸弥博士はiPS細胞を樹立した功績により，ノーベル医学生理学賞を受賞した．また，iPS細胞は，細胞を無限に生産する目的にも使用できるため，薬剤の毒性・有効試験，遺伝病患者の病因解明および治療薬の開発において期待されている．

Iron deficiency anemia：鉄欠乏性貧血を参照．

Iron overload：鉄過剰症を参照．

ITP（immune thrombocytopenic purpura）：特発性血小板減少性紫斑病を参照．

IVIG（intravenous immunoglobulin）：免疫グロブリン製剤を参照．

Kaposi's sarcoma：カポジ肉腫を参照．

Kell 血液型（Kell blood group system）

Kell血液型はタンパク抗原系血液型であり，1回膜貫通型糖タンパク上に存在し，5組の対立抗原（K/k, $Kp^a/Kp^b/Kp^c$, Js^a/Js^b, K17/K11, K24/K14）と，14種類の高頻度抗原と7種類の低頻度抗原から構成され，多くの抗原は1アミノ酸置換による．Kell抗原は免疫原性が強く，重篤な溶血性副作用や新生児溶血性疾患を引き起こす．白人では，約10％がK抗原陽性のために抗K

抗体の産生頻度が高く,臨床上問題となることが多い.日本人では,ほとんどが kk, Kp(a−b+), Js(a−b+)型であり,抗 K 抗体による輸血副作用はほとんど問題とならない.

Kidd 血液型 (Kidd blood group system)

Kidd 血液型はタンパク抗原系血液型であり,2つの主要抗原である Jk^a 抗原と Jk^b 抗原により,Jk(a+b−), Jk(a−b+), Jk(a+b+), Jk(a−b−)の4つの表現型に分類される.Jk^a 抗原と Jk^b 抗原は,*Jk* 遺伝子がコードする 10 回膜貫通型の Kidd 糖タンパク上に存在し,両者は第4ループの 280 番目のアミノ酸置換による.Kidd 抗原がない Jk(a−b−)型および Jk$_{null}$ 型の赤血球が,溶血剤である 2M 尿素に対して溶血抵抗性を示したことから,ヒト赤血球尿素輸送体(HUT11)タンパクがクローニングされて Kidd 抗原と同一タンパクであることが確認され,Kidd 糖タンパクが赤血球の尿素輸送体であることが明らかとなった.抗 Jk^a 抗体と抗 Jk^b 抗体は,ほとんどが IgG 抗体であり,遅延性溶血反応を生じる重要な抗体である.抗体が産生され検出されてから数カ月後には検出されなくなる場合が多く,交差適合試験では陰性であったが,輸血された不適合血により二次免疫応答が刺激されて不規則抗体が急激に増加して遅延性溶血反応を引き起こすと考えられる.抗 Jk^a 抗体あるいは抗 Jk^b 抗体を保有する患者に輸血を行う場合は,抗原陰性の血液製剤を選択する.

LA (lupus anticoagulant):ループスアンチコアグラントを参照.

LAD (leukocyte adhesion deficiency)：白血球接着不全症を参照.

Landsteiner's law：ランドシュタイナーの法則を参照.

LCAT 欠損症 (lecithin-cholesterol acyltransferase deficiency)
　　家族性（遺伝性）LCAT 欠損症は，コレステロールのエステル化に重要な酵素であるレシチン：コレステロールアシルトランスフェラーゼ（LCAT）が遺伝的に欠損する稀な疾患であり，常染色体劣性遺伝形式をとる．*lcat* 遺伝子変異に基づく LCAT タンパクの欠損あるいは酵素活性の低下により，高比重リポタンパク（HDL）コレステロールが極端に低下し，組成が変化した異常リポタンパクが，角膜・骨髄・肝臓・脾臓・腎糸球体基底膜などの組織に沈着する．遊離コレステロールが角膜へ沈着し，全例で角膜混濁が認められる．骨髄では泡沫細胞やマクロファージが増加する．遊離コレステロールとレシチンの増加に伴い，赤血球膜の脆弱性は高まり，遺伝性有口（口唇）赤血球症（Hereditary stomatocytosis）と同様に，末梢血塗抹標本で有口赤血球（stomatocyte）が認められる．

Left shift：左方移動を参照.

Leukemic meningiosis：白血病性髄膜症を参照.

Leukemic transformation：白血病化を参照.

Leukemoid reaction：類白血病反応を参照.

Leukocytosis：白血球増加症を参照.

Leukoerythroblastosis：白赤芽球症を参照.

Leukoreduction filter（白血球除去フィルター）：保存前白血球除去を参照.

Lewis 血液型（Lewis blood group system）

　　Lewis 血液型は糖鎖抗原系血液型であり，2 つの主要抗原である Le^a 抗原と Le^b 抗原により，Le（a−b+），Le（a+b−），Le（a+b+），Le（a−b−）の 4 つの表現型に分類される．人種により頻度は異なるが，日本人では Le（a−b+）型が多い．Lewis 抗原は，ABO 血液型と同一の前駆物質である 1 型糖鎖から生成される．1 型糖鎖の N- アセチルグルコサミン残基に，Lewis 遺伝子（*FUT3*）産物である α1,4 フコース転位酵素（FUT3）の作用により，フコースが付加すると Le^a 抗原が生成される．Le^b 抗原の生成は，まず，1 型糖鎖のガラクトース残基に FUT2 の作用でフコースが付加されて H 抗原が生成され，さらにその N- アセチルグルコサミンに，FUT3 の作用によりフコースが付加すると Le^b 抗原が生成される．赤血球上の Lewis 抗原は，赤血球において合成されるのではなく，消化管上皮細胞で合成された抗原が，糖脂質として血中に分泌され赤血球膜に吸着したものである．Lewis 血液型は，生まれてから加齢に伴って変化する．新生児血球はすべて Le（a−b−）であるが，生後 1〜2 カ月で *FUT3* 遺伝子の作用により Le^a 抗原が，次いで *FUT2* 遺伝子の作用で Le^b 抗原が生成され，大部分の乳児が Le（a+b−）あるいは一時的に Le（a+b+）型となる．その後 2〜3 歳頃には，Le（a+b

＋）型の Le^a 抗原が退化して Le（a－b＋）型となる．抗 Le^a 抗体は IgG クラスで補体結合性があり，抗体力価が強い場合には溶血を示すことがある．従って，抗 Le^a 抗体を保有する患者に対して輸血を行う場合には，37℃で抗グロブリン法による交差適合試験を行って，Le^a 抗原の陰性血を選択する必要がある．また，1 型糖鎖のガラクトース残基に，シアル酸転位酵素の作用により，N-アセチルノイラミン酸が付加すると，シアリル Le^c（sLe^c）抗原が生成される．次いで，sLe^c の N-アセチルグルコサミンに，FUT3 の作用でフコースが付加するとシアリル Le^a（sLe^a）抗原が生成される．日本人の 5～10％に存在するとされる Le（a－b－）型では，FUT3 が欠損しているために，sLe^c から sLe^a を合成することができない．消化器がんの腫瘍マーカーである CA19-9 抗体は sLe^a 抗原を認識し，一方 DUPAN-2 抗体は sLe^a 抗原の前駆体である sLe^c 抗原を認識する．実際，Le（a－b－）型では CA19-9 値がほぼゼロであり，がん患者において CA19-9 値が上昇しない．したがって，Le（a－b－）型の患者においては，CA19-9 を腫瘍マーカーとして使用できないため，DUPAN-2 を測定する必要がある．

LISS（low ionic strength saline）

LISS は，輸血関連検査において，反応溶液のイオン強度を下げることで，赤血球と抗体との反応を増強する試薬の 1 つである．通常の反応系において，赤血球は陰性荷電を帯びているが，ナトリウムイオン（Na$^+$）が赤血球の周囲を取り囲んで陽性荷電のネットを形成するために，赤血球同士は互いに反発している（ゼータ電位）．LISS は，生理食塩液よりも Na$^+$ が少ないために，

赤血球表面に集合するNa$^+$も少なく,ゼータ電位も低くなることで,抗体がより有効に赤血球と反応するようになる.ちなみに,ゼータ電位(zeta potential)とは,水溶液媒質中に安定に分散している微粒子の電気二重層において,微粒子周囲(内側)のイオン固定層とその外側のイオン拡散層との間の"すべり面"の電位と定義される.一般的に,ゼータ電位が高いと粒子は分散し,ゼロに近づくと,微粒子相互の反発力は弱まり凝集する.他の反応増強剤として,重合アルブミンは,赤血球の界面電圧を下げて赤血球間の反発力を低下させ,赤血球間の距離を狭めることによりIgGが結合した赤血球同士の凝集を促進する.

Lookback:遡及調査を参照.

Louis-Bar症候群(Louis-Bar syndrome):毛細血管拡張性運動失調症を参照.

LT(leukotriene):ロイコトリエンを参照.

Lupus anticoagulant(LA):ループスアンチコアグラントを参照.

Lymphocyte:リンパ球を参照.

Lysosome:リソソームを参照.

MAC(membrane attack complex):膜侵襲複合体を参照.

Macrothrombocyte:巨大血小板を参照.

Major mismuch：メジャーミスマッチを参照.

Malignant lymphoma：悪性リンパ腫を参照.

MAP（mannitol adenine phosphate citrate dextrose）液

MAP液とは，赤血球製剤に添加されている赤血球保存用添加液である．組成として，D-マンニトール（M），アデニン（A），リン酸二水素ナトリウム（P），クエン酸ナトリウム水和物，クエン酸水和物，ブドウ糖，塩化ナトリウムから構成されている．従来のCPD液との違いは，D-マンニトール（赤血球膜の強化，溶血防止）とアデニン（ATPの維持，細胞形態の維持）が追加されたことである．MAP液が添加された赤血球製剤は，赤血球MAP「日赤」として1992年に供給が開始され，当初，有効期間は採血日より42日間であった．しかし，輸血後細菌感染症の原因となるエルシニア菌（*Yersinia enterocolitica*）の増殖のリスクを考慮して，有効期間は採血後21日間に短縮された．現行で繁用される赤血球液-LR「日赤」は，製品名にMAPの記載はないが，製剤の製造工程においてMAP液が添加されている．

March hemoglobinuria：行軍ヘモグロビン尿症を参照.

Massive transfusion：大量輸血を参照.

May-Hegglin異常（May-Hegglin anomaly）

May-Hegglin異常は，先天性巨大血小板症の一病型である*MYH9*異常症の中で，巨大血小板症，血小板減少症，末梢血塗抹標本における明瞭な顆粒球封入体（デーレ様小体，Döhle-like body）を呈し，*MYH9*遺伝

子異常を認めるものをいう．MYH9異常症はMay-Hegglin異常症と同義であり，紛らわしいが，May-Hegglin異常はMay-Hegglin異常症の一病型である．巨大血小板性血小板減少症を示す疾患として，May-Hegglin異常，Sebastian症候群，Fechtner症候群，Epstein症候群の4つの疾患が知られており，従来，別の疾患単位であると考えられてきた．May-Hegglin異常とSebastian症候群は，巨大血小板性血小板減少症と顆粒球封入体を呈し，Epstein症候群とFechtner症候群は，さらにAlport症候群に類似した症候（進行性腎機能障害，感音性難聴，先天性白内障）を合併するものである．これら4疾患は，非筋ミオシン重鎖ⅡA（NMMHC-ⅡA）タンパクをコードする*MYH9*遺伝子の異常により発症し，遺伝子変異部位の違いにより4つの表現型を呈することが判明したことから，MYH9異常症と呼称することが一般的となった．自動血球計数装置は，巨大血小板を血小板として計測しないためにMay-Hegglin異常では，見かけ上，実際の血小板数よりも低値を示す．従って，末梢血塗抹標本における形態観察と目視による血小板数の算定が重要である．末梢血塗抹標本において，顆粒球の細胞質内に封入体を認めるが，通常のMay-Giemsa染色において，採血後に時間が経過した場合や染色条件によって，封入体の染色性が低下して不明瞭になることがあるので注意が必要である．

M-CSF（macrophage colony-stimulating factor）：マクロファージコロニー刺激因子を参照．

MDS（myelodysplastic syndromes）：骨髄異形成症候群を参照．

Megakaryocyte：巨核球を参照.

Megaloblastic anemia：巨赤芽球性貧血を参照.

MGUS（monoclonal gammopathy of unknown significance）
　　MGUSは，多発性骨髄腫（MM）の一病型であり，国際骨髄腫作業部会（IMWG，International Myeloma Working Group）によるMGUSの診断規準として，①血清Mタンパク<3.0 g/dL，②骨髄におけるクローナルな形質細胞の比率<10％，③他のB細胞増殖性疾患が否定される，④臓器障害（高カルシウム血症，腎不全，貧血，骨病変など）がないことが挙げられている．MGUSから形質細胞性腫瘍への進展は，一般母集団における期待値よりも7倍以上高率であり，MMの前段階と考えられる．しかし，長期観察の結果において，診断20年後の死亡率は，形質細胞性腫瘍によるものが10％，心疾患や脳血管障害など他の原因によるものが72％であった．原則として，MGUSと無症候性MMの患者は，化学療法の対象とはならない．

Minor mismuch：マイナーミスマッチを参照.

Mistransfusion：過誤輸血を参照.

Molecular targeted drugs：分子標的薬を参照.

Monocyte：単球を参照.

MPN（myeloproliferative neoplasms）：骨髄増殖性腫瘍を参照.

MSBOS(maximum surgical blood order schedule):最大手術血液準備量を参照.

MSC(mesenchymal stem cell):間葉系幹細胞を参照.

Multiple myeloma:多発性骨髄腫を参照.

Myeloblast:骨髄芽球を参照.

MYH9 異常症(MYH9-related disorder)

　　MYH9 異常症は,先天性巨大血小板症の一病型であり,非筋ミオシン重鎖 IIA(nonmuscle myosin heavy chain IIA, NMMHC-IIA)タンパクをコードする *MYH9* 遺伝子のヘテロ接合変異が原因である疾患の総称であり,May-Hegglin 異常症ともいう.常染色体優性遺伝を呈するが,30％の症例は *de novo* 変異による弧発例である.従来,顆粒球封入体を伴う巨大血小板性血小板減少症として,May-Hegglin 異常,Sebastian 症候群,Fechtner 症候群,Epstein 症候群の4疾患が知られており,別々に呼称されてきた.顆粒球封入体について,May-Hegglin 異常では,末梢血塗抹標本において明瞭な顆粒球封入体を認めるが,Sebastian 症候群と Fechtner 症候群ではより小さく,やや不明瞭な顆粒球封入体を認め,Epstein 症候群では顆粒球封入体の同定は困難である.また,Fechtner 症候群と Epstein 症候群では,Alport 症候群に類似の Alport 症候(進行性腎機能障害,感音性難聴,時に白内障も合併)を認める.近年,これら4疾患は,NMMHC-IIA タンパクをコードする *MYH9* 遺伝子の異常により発症し,遺伝子変異部位の違いにより4つの表現型を呈することが判明した

ことから，MYH9異常症と呼称することが一般的となった．紛らわしいが，May-Hegglin異常はMay-Hegglin異常症の一病型ということになる．非常に稀な疾患であるが，難治性で慢性の特発性血小板減少性紫斑病（ITP）として治療されている症例も存在するとされている．本来，血小板の産生は，巨核球の胞体突起形成においてミオシン活性化による制御を受けているが，MYH9異常症では，巨核球が十分に分化・成熟する前に胞体突起を形成し血小板が放出されるために，形態異常（巨大血小板）と血小板減少症が生じる．臨床症状として，無症状のことが多いが，鼻出血や歯肉出血などの粘膜出血や出血斑を認めることがある．Alport症候は進行性であり，予後に影響する．検査所見として，血小板数は5万/μL前後のことが多いが，自動血球計数装置は巨大血小板を血小板として計測しないために，見かけ上，実際の血小板数よりも低値を示す．目視による血小板数の確認が必要である．末梢血塗抹標本において，顆粒球の細胞質内に封入体（デーレ様小体，Döhle-like body）を認める場合は本疾患を示唆する．正常の顆粒球において，NMMHC-IIAタンパクは細胞質全体にびまん性に存在するが，MYH9異常症では，封入体と同様な形態で存在するため，免疫蛍光染色によるNMMHC-IIA局在の異常を同定することは，診断上重要である．MYH9タンパクの尾部変異（*MYH9*遺伝子3'側変異）では，大型で明瞭なNMMHC-IIA凝集と封入体を形成し，MYH9頭部変異（*MYH9*遺伝子5'側変異）では，小型で不明瞭なNMMHC-IIA凝集を形成し封入体は明らかでない．MYH9異常症では，遺伝子変異部位とAlport症候の発症に密接な関連があることから，遺伝子診断は重要である．治療として，出血傾向を認める場合や手術

など観血的処置を行う場合には，血小板輸血を行う．

NAT（nucleic acid amplification testing）：核酸増幅検査を参照．

Natural killer（NK）cell：ナチュラルキラー（NK）細胞を参照．

Neovascularization（blood vessel formation）：血管形成を参照．

Neutropenia：好中球減少症を参照．

Neutrophil：好中球を参照．

Nilotinib（ニロチニブ）：分子標的薬を参照．

Non-Hodgkin lymphoma：非ホジキンリンパ腫を参照．

Ofatumumab（オファツムマブ）：分子標的薬を参照．

Opportunistic infection：日和見感染を参照．

Opsonization：オプソニン化を参照．

Organelle：細胞小器官を参照．

PAF（platelet activating factor）：血小板活性化因子を参照．

Pancytopenia：汎血球減少症を参照．

Paroxysmal cold hemoglobinuria(PCH):発作性寒冷ヘモグロビン尿症を参照.

Paroxysmal nocturnal hemoglobinuria(PNH):発作性夜間血色素尿症を参照.

Partial D

Rh血液型の主要5抗原(D, C, c, E, e)の中で,D抗原は最も免疫原性が強く,臨床的に重要である.基本的に,*RHD*遺伝子からD抗原,*RHCE*遺伝子からCcおよびEe抗原が生成され,これら遺伝子の変異が抗原性の変化に直接影響を与える.partial Dは,Rh血液型におけるD variantの1つである.D抗原は,非常に多くのRhDエピトープで構成されている.partial Dは,*RHD*遺伝子と*RHCE*遺伝子の遺伝子転換によるハイブリッド形成,あるいは*RHD*遺伝子のアミノ酸変異などにより,RhDタンパクの構造異常をきたしD抗原の抗原性が変化する(RhDエピトープが欠失する)ものとされていた.partial Dは,抗Dモノクローナル抗体の反応性の違いにより分類されており,現在91タイプが報告されている.日本人における頻度は,14万から23万人に1人とされている.古典的な分類において,classic partial Dは,D抗原のエピトープが欠失し抗原性が変化した異常なD抗原であるが,D抗原量は正常であるものを指し(質的異常),一方classic weak Dは,D抗原自体は正常であるが量的に減少したものとされていた(量的異常).しかし,実際には,weak Dとpartial Dはオーバーラップしており,古典的な分類以外では区別できない.現在では,異常なD抗原が量的にも減少している"weak partial D"あるいは"partial weak D"とされている．輸血時の取り扱いについて，供血者となるときはRhD陽性（抗原性が変化していても免疫原性あり），受血者となるときはRhD陰性（抗D抗体が産生される可能性がある）として扱う．

PBSCT (peripheral blood stem cell transplantation)：末梢血幹細胞移植を参照．

PDGF (platelet-derived growth factor)：血小板由来増殖因子を参照．

PEG (polyethylene glycol) 化

　ポリエチレングリコール（PEG）は，エチレングリコールが重合した構造をもつ高分子化合物で，分子量2万程度までのものをいう．PEGは，水，メタノール，ベンゼン，ジクロロメタンに可溶であり，ジエチルエーテルやヘキサンには不溶である．タンパク質など他の高分子にPEG構造を付加することをPEG化（pegylation）という．タンパク質性医薬品をPEG化すると，タンパク質の分解を抑制する効果（ステルス化）により，体内での分解が抑制され，また体外への排泄が減少することで，タンパク質が血液中でより長時間残存するために，医薬品の作用時間を延長することが可能となる．具体的な持続型製剤として，PEG化顆粒球コロニー刺激因子製剤（ペグフィルグラスチム，商品名：ジーラスタ®），PEG化エリスロポエチン製剤（エポエチンベータ　ペゴル，商品名：ミルセラ®），PEG化インターフェロン-α製剤（ペグインターフェロン α-2a，商品名：ペガシス®；ペグインターフェロンα-2b，商品名：ペグイントロン®）がある．また，アントラサイ

クリン系抗がん剤であるドキソルビシンを，PEG化したリポソームに封入したPEG化リポソーマル化ドキソルビシン（商品名：ドキシル®）がある．この製剤は，治療抵抗性の卵巣癌やエイズ関連カポジ肉腫に適応がある．リポソームの直径は約100 nmと小さく，マクロファージなどの食食細胞に捕捉されることなく，透過性が亢進した腫瘍の毛細血管系を通じて標的組織（腫瘍細胞）に到達し，内部に蓄積されてドキソルビシンを放出すると考えられる．

Perioperative blood transfusion：周術期輸血を参照．

PG（prostaglandin）：プロスタグランジンを参照．

Ph（Philadelphia chromosome）：フィラデルフィア染色体を参照．

Phagocyte：食細胞を参照．

Philadelphia chromosome：フィラデルフィア染色体を参照．

Phlebotomy：瀉血を参照．

Plasma cell：形質細胞を参照．

Plasma cell leukemia（PCL）：形質細胞性白血病を参照．

Plasma exchange：血漿交換療法を参照．

Plasmapheresis：血漿交換療法を参照．

Plasma preparation：血漿分画製剤を参照.

Plasmin：プラスミンを参照.

Plasticity：可塑性を参照.

Platelet：血小板を参照.

Platelet aggregation：血小板凝集を参照.

Platelet dysfunction：血小板機能異常症を参照.

Platelet functional test：血小板機能検査を参照.

Platelet preparation：血小板製剤を参照.

Platelet transfusion：血小板輸血を参照.

Platelet transfusion refractoriness：血小板輸血不応状態を参照.

PMF（primary myelofibrosis）：原発性骨髄線維症を参照.

PML/RARα：ATRA を参照.

PNH（paroxysmal nocturnal hemoglobinuria）：発作性夜間血色素尿症を参照.

Poikilocyte：奇形赤血球を参照.

Polyagglutination：汎血球凝集反応を参照．

Polycythemia：多血症を参照．

Post-transfusion bacterial infection：輸血後細菌感染症を参照．

Post-transfusion hepatitis：輸血後肝炎を参照．

Post-transfusion purpura：輸血後紫斑病を参照．

PPF（plasma protein fraction，加熱人血漿タンパク）：アルブミン製剤を参照．

PPP（platelet poor plasma）：乏血小板血漿を参照．

PRCA（pure red cell aplasia）：赤芽球癆を参照．

Primary hemostasis：一次止血を参照．

Primary immunodeficiency syndrome：原発性免疫不全症候群を参照．

Primary phagocytic disorders：食細胞機能異常症を参照．

Prion：プリオン病を参照．

Proteasome：プロテアソームを参照．

PRP（platelet rich plasma）：多血小板血漿を参照．

Pseudo-Pelger-Huet anomaly:偽 Pelger-Huet 核異常を参照.

Pseudothrombocytopenia:偽性血小板減少症を参照.

PT-GVHD(post-transfusion graft-versus-host disease):輸血後移植片対宿主病を参照.

Punched-out lytic lesion:打ち抜き像を参照.

PV(polycythemia vera):真性赤血球増加症を参照.

Pyroglobulin:パイログロブリンを参照.

Red blood cell preparation:赤血球製剤を参照.

Red blood cell transfusion:赤血球輸血を参照.

Red cell enzyme abnormalities:赤血球酵素異常症を参照.

Red cell fragmentation syndrome:赤血球破砕症候群を参照.

Red cell membrane abnormalities:赤血球膜異常症を参照.

Reduced-intensity stem cell transplantation:ミニ移植を参照.

Reed-Sternberg 細胞(Reed-Sternberg cell)
　　　Reed-Sternberg 細胞は,悪性リンパ腫のホジキンリンパ腫において,Hodgkin 細胞とともに,病理組織学

的に特徴的な細胞である．Reed-Sternberg 細胞は，分葉状対称型（鏡像）の2核，あるいは多核の大型細胞であり，核小体が明瞭で owl's eye と称されることもある．一方，Hodgkin 細胞は単核の大型細胞であり，核小体が明瞭である．これらの特徴的な細胞により，非ホジキンリンパ腫と区別される．悪性リンパ腫の病期分類の1つである Ann Arbor 分類が提唱された 1971 年当時は，細胞起源が不明であったことからホジキン病とされていた．近年，Hodgkin 細胞/Reed-Sternberg 細胞が B 細胞由来であることが明らかとなり，ホジキンリンパ腫と呼称されるようになった．

Refractory anemia：難治性貧血を参照．

Renal anemia：腎性貧血を参照．

Reticulocyte：網赤血球を参照．

Retinoic acid syndrome（レチノイン酸症候群）：ATRA を参照．

Rh 血液型（Rhesus [Rh] blood group system）

　　Rh 血液型は，タンパク抗原系血液型の代表的なものであり，ABO 血液型に次いで臨床的に重要である．Rh 血液型抗原は，現在，52 抗原が同定されているが，D，C，c，E，e の 5 抗原が主要な抗原として重要である．この中で，D 抗原は最も免疫原性（生体に免疫反応を惹起しうる抗原の性質）が強く，臨床的に重要である．通常，Rh 陽性という言い方は D 抗原陽性を，Rh 陰性は D 抗原陰性をさす．RhD 陰性の慣用標記において，

D抗原欠如を意味するd（スモールディー）を使用しているが，実際にd抗原は存在せず想定上のものである．日本人におけるD抗原陰性の頻度は，白人の約15％，黒人の約8％と比較して約0.5％（200人に1人）と少ない．Rh血液型は，主となるD抗原と対立抗原であるC/cおよびE/eの抗原で構成され，3抗原の組み合わせによるハプロタイプで遺伝する．Rh抗原は，*RHD*遺伝子と*RHCE*遺伝子の2つの相同性の高い遺伝子によりエンコードされており，*RHD*遺伝子からD抗原，*RHCE*遺伝子からCcおよびEe抗原が生成される．これらのタンパクは，417個のアミノ酸からなる12回膜貫通型で，6つの膜外ループと7つの膜内タンパクで構成され，RhDタンパクとRhCEタンパクの違いは36個のアミノ酸のみである．C抗原とc抗原は，*RHCE*遺伝子の4カ所にアミノ酸置換を認め，E抗原とe抗原は，RHCE遺伝子の1カ所のアミノ酸置換による．*RHD*遺伝子と*RHCE*遺伝子は相同性が高く，3'側で互いに向き合っているため，partial Dの*RHD-CE-D*などのハイブリッド遺伝子が生じやすい．他の血液型のタンパクとは異なり，Rhタンパクは赤血球膜のみに発現しており，Rh関連糖タンパク（Rh-associated glycoprotein：RhAG）が存在することで赤血球膜に発現する．したがって，RhAGに変異が生ずれば，Rh_{null}型やRh_{mod}型などのようにRhタンパクの発現が抑制される．抗Dモノクローナル抗体に対する反応性から，RhD陽性とRhD陰性の中間的なD variantが存在する．輸血療法を行う場合の原則として，患者と輸血用血液製剤において"ABO血液型とRh血液型を一致させる"ことが重要である．具体的にいえば，ABO血液型を一致させるだけではなく，RhD陰性患者にはRhD陰

性血を輸血するということである．RhD 陰性患者に対して RhD 陽性血を輸血した場合，D 抗原の感作により抗 D 抗体を産生させてしまう．患者が妊娠可能な女性の場合には，Rh 血液型不適合妊娠の原因となるので注意を要する．ちなみに，RhD 陽性患者に対して RhD 陰性血を輸血することは問題ないが，日本において RhD 陰性の頻度は約 0.5％と低いことから，積極的に行うことではない．

Rh 血液型検査（laboratory tests for Rh blood group）

Rh 血液型をルーチン検査として検査する場合は，主要 5 抗原の中で最も免疫原性が強い D 抗原について検査を行う．Rh 血液型の具体的な検査方法としては，ABO 血液型検査のオモテ試験を実施する際に，試験管内で抗 D モノクローナル抗体 1 滴と 3％被験血球 1 滴を混合してよく振って混和し，3,400 rpm で 15 秒間遠心した後，凝集の有無を判定する．凝集反応が認められれば，D 抗原陽性である．

Rh 血液型不適合妊娠（Rh blood group incompatible pregnancy）：新生児溶血性疾患（HDN）を参照．

Rh$_{null}$（Ph null phenotype）

Rh$_{null}$ は，RhD 抗原，RhC/c 抗原，RhE/e 抗原をすべて欠失した稀な Rh 血液型をいう．*RHD* 遺伝子および *RHCE* 遺伝子の両方に変異を有する amorph type と，Rh 関連糖タンパク（RhAG）の欠損により Rh タンパクの発現が抑制される regulator type がある．

Richter症候群 (Richter's syndrome)

慢性リンパ性白血病(CLL)は,単一な小型円形から軽度の異型を持つ成熟Bリンパ球の腫瘍であり,多くは慢性で緩徐な経過をたどる.CLLの経過中に,約10%の症例で経過の早い悪性リンパ腫に変化するものがあり,報告者の名前にちなんでRichter症候群と呼ばれる.びまん性大細胞型B細胞リンパ腫(DLBCL)に変化することが多い.臨床症状として,発熱・盗汗・体重減少・全身性リンパ節腫脹・肝脾腫をきたす.一般的に,治療抵抗性で予後不良である.CLLがDLBCLに進展した場合には,進行期DLBCLの治療に準じて,抗CD20モノクローナル抗体であるリツキシマブにシクロホスファミド,ドキソルビシン,ビンクリスチン,プレドニゾロンを併用したR-CHOP療法を行い,造血幹細胞移植を含めた治療戦略がとられる.

Rituximab:リツキシマブを参照.

Rrouleaux formation:連銭形成を参照.

Ruxolitinib (ルキソリチニブ):分子標的薬を参照.

SBOE (surgical blood order equation):手術血液準備量計算法を参照.

Schönlein-Henoch purpura:アレルギー性紫斑病を参照.

SCN (severe congenital neutropenia):重症先天性好中球減少症を参照.

Sebastian 症候群 (Sebastian syndrome)

　　Sebastian 症候群は，1990 年に Greinacher らにより報告された常染色体優性の遺伝性疾患である．現在では，先天性巨大血小板症の一病型である MYH9 異常症に分類され，巨大血小板性血小板減少症と顆粒球の封入体を呈し，Alport 症候群に類似の Alport 症候（進行性腎機能障害，感音性難聴，時に白内障も合併）は認めない．巨大血小板性血小板減少症を示す疾患として，従来，May-Hegglin 異常，Sebastian 症候群，Fechtner 症候群，Epstein 症候群の 4 つの疾患が知られており，Fechtner 症候群と Epstein 症候群は Alport 症候を認め，別の疾患単位であると考えられてきた．Sebastian 症候群で認められる顆粒球封入体は，May-Hegglin 異常のものと比較してより小さく不明瞭であり，Fechtner 症候群で認められるものと同様であるとされていた．近年，これら 4 疾患は，非筋ミオシン重鎖 IIA（NMMHC-IIA）タンパクをコードする *MYH9* 遺伝子の異常により発症し，遺伝子変異部位の違いにより 4 つの表現型を呈することが判明したことから，現在，MYH9 異常症と呼称することが一般的となった．

Secondary erythrocytosis：二次性赤血球増加症を参照．

Secondary hemostasis：二次止血を参照．

Secondary leukemia（**二次性白血病**）：治療関連白血病 / 骨髄異形成症候群を参照．

Selectin：セレクチンを参照．

Selective immunoglobulin A deficiency：選択的 IgA 欠損症を参照.

Serotonin：セロトニンを参照.

Sickle cell disease：鎌状赤血球症を参照.

Signal transduction system：シグナル伝達系を参照.

SLVL（splenic lymphoma with villous lymphocyte）：ヘアリーセル白血病を参照.

Somatic stem cell：体性幹細胞を参照.

Spherocyte：球状赤血球を参照.

Stem cell：幹細胞を参照.

Stem cell niche：幹細胞ニッチを参照.

Stomatocyte：有口赤血球を参照.

Storage pool 病（storage pool disease：SPD）

　　SPD は，血小板機能異常症において，先天的に血小板の放出機構に異常を認めるために，止血機構の一次止血に障害をきたし出血傾向をきたす疾患である．常染色体劣性遺伝形式をとる．血小板には，α顆粒，濃染顆粒，リソソームなどの膜状の顆粒，および開放小管系と呼ばれる細胞小器官が存在する．α顆粒は，直径 0.3〜0.5 μm の球状あるいは楕円状の顆粒で，血小板の中で

最も多い顆粒である．α顆粒内には，血小板第4因子，血小板由来増殖因子（PDGF），トロンボスポンジン，フィブリノゲン，ヴォン・ヴィレブランド因子，βトロンボグロブリンなど多くのタンパク質が存在する．濃染顆粒はδ顆粒とも呼ばれ，$0.2 \sim 0.3\,\mu m$の球状体でα顆粒よりやや小さく，顆粒内に蛋白質は存在せず，カルシウムイオン，アデノシン二リン酸（ADP），アデノシン三リン酸（ATP），セロトニン，アドレナリンなどが存在する．血小板が活性化すると，これらの細胞小器官が機能して，顆粒内の物質を細胞外へ放出する（エキソサイトーシス）．顆粒の放出は，顆粒の中心化，顆粒同士の融合，顆粒と開放小管系の融合，顆粒の放出という過程をとる．このプロセスにおいて，血小板の形態変化が深く関わっており，アクトミオシンの収縮により顆粒が中心へと集まり，顆粒内物質の放出反応をきたす．放出される顆粒内物質として，トロンビンやADPはそれぞれの細胞内のシグナル伝達系を介して血小板を活性化する．また，血小板のアラキドン酸カスケードにおいて生成されたトロンボキサンA_2（TXA_2）は，血小板のTXA_2受容体に結合して他の血小板の活性化を増強する．活性化した血小板からADPやTXA_2などが放出されることで，他の多数の血小板を更に活性化する．SPDは，先天的な血小板顆粒の欠損として，α顆粒が欠損するα-SPD（灰色血小板症候群），濃染顆粒が欠損するδ-SPD，両方の顆粒が欠損するαδ-SPD，およびアラキドン酸カスケードの異常やTXA_2受容体異常症などが含まれる．SPDにおいて，血小板凝集能検査において，ADPとエピネフリンの刺激により一次凝集は正常であるが，二次凝集は低下し，またコラーゲン凝集も低下する．

TACO（**transfusion-associated circulatory overload**）：輸血随伴循環過負荷を参照.

Target cell（**codocyte**）：標的赤血球を参照.

Tear drop erythrocyte（**dacrocyte**）：涙滴赤血球を参照.

TGF-β（**transforming growth factor-β**）：トランスフォーミング増殖因子-βを参照.

Thalassemia：サラセミアを参照.

Therapy-related leukemia/ myelodysplastic syndrome：治療関連白血病/骨髄異形成症候群を参照.

Thrombocytopenia：血小板減少症を参照.

Thrombocytosis：血小板増加症を参照.

Thrombomodulin：トロンボモジュリンを参照.

Thrombopoietin receptor agonist：トロンボポエチン受容体作動薬を参照.

TNF-α（**tumor nectosis factor-α**）：腫瘍壊死因子-αを参照.

Tocilizumab（トシリズマブ）：分子標的薬を参照.

Tofacitinib（トファシチニブ）：分子標的薬を参照.

Toll 様受容体 (Toll-like receptor：TLR)

自然免疫は生体に侵入した病原体を迅速に認識して排除する生体防御機構である．いち早く病原体を認識するステップは，自然免疫系を活性化するうえで重要である．好中球，マクロファージ，樹状細胞などの食細胞において，パターン認識受容体 (pattern-recognition receptor：PRR) である TLR を介して，微生物のもつ共通した分子構造 (pathogen-associated molecular pattern：PAMP) を認識すると，細胞内シグナル伝達経路において TLR シグナル伝達系が活性化されて，炎症性サイトカイン，I 型インターフェロン (IFN)，ケモカインなど病原体の排除に必要な生体防御機構を誘導する．ヒト TLR は，ショウジョウバエの Toll 受容体ホモログとして発見されたが，現在，ヒト TLR ファミリーに属するタンパク質として 10 種類 (TLR1〜TLR10) が同定されている．TLR は，細胞表面あるいは細胞内小胞上に発現している膜貫通型受容体であり，細胞外領域，膜貫通領域，細胞内領域からなる．細胞外領域に存在するロイシンリッチリピート部分で PAMP (ウイルスや細菌由来の成分) を認識し，細胞内領域に存在するインターロイキン (IL)-1 受容体の細胞内領域と相同性のある Toll-IL-1R (TIR) 部分で下流の細胞内シグナル伝達経路を活性化する．TRL リガンドとして，細菌表面のリポ多糖 (LPS)，リポタンパク質，鞭毛のフラジェリン，ウイルスの二本鎖 RNA，細菌やウイルスの DNA に含まれる非メチル化 CpG アイランドなどがあり，TLR リガンドの違いに応じて特異的な免疫応答が生ずる．TLR は，ホモ二量体あるいはヘテロ二量体としてそれぞれのリガンドに結合するが，TLR4 は LPS の認識に補助因子である MD-2 が必要である．TLR は

PAMPを認識すると，TIRドメインにアダプタータンパク質であるMyD88やTRIFなどをリクルートすることにより，転写因子であるIRFやNF-κBなどを活性化し，IFN-αやIFN-β，およびIL-1, IL-6, IL-8などサイトカインの産生を誘導して炎症反応を惹起し，第二の生体防御機構である獲得免疫を誘導する．

Toxic granules（toxic granulation）：中毒性顆粒を参照．

TPO：トロンボポエチンを参照．

TRALI（transfusion-related acute lung injury）：輸血関連急性肺障害を参照．

Transfusion dependence：輸血依存性を参照．

Transfusion service：輸血部門を参照．

Transfusion transmitted infection：輸血感染症を参照．

Trendelenburg position：トレンデレンブルグ体位を参照．

T&S（type & screen）：タイプ&スクリーンを参照．

TTP（thrombotic thrombocytopenic purpura）：血栓性血小板減少性紫斑病を参照．

Tumor lysis syndrome：腫瘍崩壊症候群を参照．

TX（thromboxane）：トロンボキサンを参照．

Universal leukoreduction：保存前白血球除去を参照.

vCJD（variant Creutzfeldt-Jakob disease）：変異型クロイツフェルトヤコブ病を参照.

VEGF（vascular endothelial growth factor）：血管内皮増殖因子を参照.

Vemurafenib（ベムラフェニブ）：ヘアリーセル白血病を参照.

Vesicle：小胞を参照.

Vitamin K deficiency：ビタミン K 欠乏症を参照.

VVR（vaso-vagal reaction）：血管迷走神経反応を参照.

vWD（von Willebrand disease）：ヴォン・ヴィレブランド病を参照.

vWF（von Willebrand factor）：ヴォン・ヴィレブランド病を参照.

Waldenström macroglobulinemia：原発性マクログロブリン血症を参照.

WBIT（wrong blood in tube）

　　WBIT は，文字通り，採血管の血液検体は当該患者のものではなく，別の患者から採血されたものであることを示す用語である．日本において，WBIT という用語はあまり使用されていないと思われるが，患者誤認血

液サンプルとして広く知られている．報告にもよるが，WBITのリスクは2,000人に1人程度とされている．採血管の外見から，当該患者の血液検体であるか否かはわからないため，一般的に，臨床検査部門では"当該患者の検体であると信じて"検査を行っている．しかし，検査結果に違和感を感じた主治医によっては，検査室に問い合わせるか，再度採血してから再検査を行って，患者誤認が判明することがある．一方，輸血関連検査用の患者検体を提出された輸血部門では，血液型検査の依頼の有無にかかわらず，ABO血液型検査を行って当該患者の過去の履歴と照らし合わせて，提出された採血管が当該患者の検体であること（ABO血液型が同一）を確認するのが一般的である．しかし，初診患者の場合には，過去の履歴を参照することができないため，2番目の血液検体が必要となる．ABO血液型検査の項でも触れたが，患者のABO血液型は1回の検査結果では確定できず，異なるタイミングで採血された2つの検体を用いて検査を行い，結果が一致した場合に患者のABO血液型が確定される．初診患者に輸血を行う場合，1回の採血で血液型検査と交差適合試験を行うことは，血液型が確定されていないだけではなく，WBITが起きている場合には（採血管の外見ではわからない），過誤輸血に直結することは明らかである．採血担当者が，いくら注意したとしてもヒューマンエラーは起きるものであり，ダブルチェックを厳重に行う必要がある．一般的に，過誤輸血を防止する対策として，ベッドサイドにおいて輸血を開始する直前のダブルチェックは行っていると思われるが，それ以前の，輸血関連検査用検体の採血時にもダブルチェックを行っているであろうか．現在，電子照合システムはかなり普及してきていると思われるが，現行

のシステムにおいて，検体採血時にも対応している製品はほとんどないと思われる．すなわち，輸血実施時には電子照合を行っているが，検体採血時は採血担当者に依存している現状がある．一般的な臨床検査と比較することは問題ではあるが，特に輸血関連検査用検体を採血する場合には，ダブルチェックを励行することが，過誤輸血を防止するうえで重要である．

Weak D

Rh血液型の主要5抗原（D，C，c，E，e）の中で，D抗原は最も免疫原性が強く，臨床的に重要である．基本的に，*RHD*遺伝子からD抗原，*RHCE*遺伝子からCcおよびEe抗原が生成され，これら遺伝子の変異が抗原性の変化に直接影響を与える．weak Dは，Rh血液型におけるD variantの1つである．weak Dは，赤血球膜のRhDタンパクの膜内あるいは膜貫通部のアミノ酸変異により，D抗原が量的に減少しているものをさしていた．抗原の強弱には幅があり，partial Dとは異なり，すべての抗Dモノクローナル抗体に弱く反応する．古典的な分類において，classic weak Dは，D抗原自体は正常であるが量的に減少したものを指し（量的異常），一方classic partial Dは，異常なD抗原であるが，D抗原量は正常であるとされていた（質的異常）．しかし，実際には，weak Dとpartial Dはオーバーラップしており，古典的な分類以外では区別できない．現在では，異常なD抗原が量的にも減少している"weak partial D"あるいは"partial weak D"とされている．輸血時の取り扱いは，供血者となる時はRhD陽性（抗原量が減少していてもD抗原の免疫原性は高い），受血者となるときはRhD陰性（抗D抗体が産生される可能

性がある）として扱う．

West Nile virus：西ナイルウイルスを参照．

Whole blood transfusion：全血輸血を参照．

Window period：ウインドウ・ピリオドを参照．

Wiskott-Aldrich 症候群（Wiskott-Aldrich syndrome：WAS）

WAS は，原発性免疫不全症候群の中で"その他の明確に定義された免疫不全症"に分類される遺伝性疾患であり，X 染色体連鎖性劣性遺伝形式をとる．血小板のサイズが小型の血小板減少症，難治性の湿疹，易感染性を3 主徴とし，Wiskott-Aldrich syndrome protein（WASp）をコードする *WASp* 遺伝子の変異により発症する．血小板減少症は出生直後の早期から認められ，血便や皮下出血が多いが，頭蓋内出血も認められる．易感染性について，典型例では乳児期より中耳炎，肺炎，皮膚感染症，感染性腸炎，敗血症などを反復し難治性である．肺炎球菌，カンジダ，アスペルギルスなどの真菌，ヘルペスウイルス属感染症が多く，重症化し遷延化する．症例により重症度は異なるが，リンパ球において WASp タンパクの発現を認めない症例では重症化する傾向がある．WASp タンパクは，造血幹細胞を含めすべての造血細胞に発現し機能していることから，WAS では多彩な免疫不全を呈する．特に，T 細胞と NK 細胞の機能障害が免疫不全の主体を担っていると考えられる．WASp タンパクは，アクチン細胞骨格系へのシグナル伝達系とその制御に関与しており，特に，T 細胞において，T 細胞受容体（TCR）シグナル伝達系の刺激後，および抗

原提示細胞との免疫学的シナプス形成時のアクチン重合化の異常が認められる．また，NK細胞の機能障害に基づく悪性腫瘍の合併が高頻度であり，多糖類抗原（肺炎球菌）への抗体産生不全，好中球の走化性の低下なども認められる．診断として，フローサイトメトリー法による末梢血単核球の細胞内WASpタンパクの検出，ウェスタンブロット法によるWASpタンパクの検出，*WASp*遺伝子の変異解析を行う．造血幹細胞移植，特に骨髄移植は根治的治療であるが，摘脾術は出血傾向のコントロールとして有効である．死因のほとんどは，乳幼児期の出血および感染症である．長期生存例において，自己免疫性溶血性貧血，血管炎，IgA腎症などの自己免疫疾患を合併する．また，Epstein-Barrウイルス（EBV）関連を含むB細胞腫瘍（悪性リンパ腫）を合併することも多い．小型血小板性血小板減少症のみを呈し，易感染性を認めないX連鎖性血小板減少症（X-linked thrombocytopenia，XLT）も同じ*WASp*遺伝子異常症である．

Wristband：リストバンドを参照．

Yersinia：エルシニア菌を参照．

Zika virus：ジカウイルスを参照．

大坂 顯通 (おおさか あきみち)

順天堂大学大学院医学研究科　輸血・幹細胞制御学教授，医学博士
順天堂大学医学部附属順天堂医院　臨床検査部部長，輸血・セルプロセシング室室長

◇学歴および職歴

昭和	54 年 3 月	順天堂大学医学部卒業
	54 年 6 月	自治医科大学附属病院内科　ジュニアレジデント
	61 年 4 月	自治医科大学血液学講座　助手
	63 年 10 月	自治医科大学附属病院輸血部　講師
平成	1 年 10 月	順天堂大学医学部輸血学研究室　講師
	3 年 9 月	日立製作所日立総合病院　内科医長
	12 年 8 月	順天堂大学医学部輸血学研究室　教授
		(現輸血・幹細胞制御学研究室)
		順天堂大学医学部附属順天堂医院　輸血室長（併任）
	19 年 4 月	順天堂大学医学部附属順天堂医院　臨床検査部部長(併任)
	20 年 4 月〜28 年 3 月	順天堂大学医学部附属順天堂医院　副院長
	28 年 12 月	順天堂大学大学院医学研究科共同研究講座次世代血液検査医学教授

◇専攻領域　輸血学，血液学，内科学，細胞生物学

◇所属学会　日本血液学会（代議員）
　　　　　　日本輸血・細胞治療学会（評議員，監事）
　　　　　　日本内科学会
　　　　　　日本再生医療学会
　　　　　　日本化学療法学会
　　　　　　American Association of Blood Banks (AABB)
　　　　　　International Society of Blood Transfusion (ISBT)
　　　　　　American Association of Clinical Chemistry (AACC)
　　　　　　European Hematology Association (EHA)
　　　　　　International Society of Laboratory Hematology (ISLH)

◇受賞歴　第 1 回茨城県医師会勤務医部会学術奨励賞（平成 8 年 10 月）

平成 29 年 4 月　現在

輸血学・血液学小事典 ©

発　行	2017年4月20日　初版1刷
著　者	大坂　顯通（おおさか　あきみち）
発行者	株式会社　中外医学社
	代表取締役　青木　滋

〒162-0805　東京都新宿区矢来町62
電　話　　　(03) 3268-2701 (代)
振替口座　　00190-1-98814番

印刷・製本／三和印刷（株）　　　　　　＜MS・SH＞
ISBN978-4-498-01924-9　　　　　　　Printed in Japan

JCOPY ＜（株）出版者著作権管理機構 委託出版物＞

本書の無断複写は著作権法上での例外を除き禁じられています．複写される場合は，そのつど事前に，（社）出版者著作権管理機構（電話 03-3513-6969，FAX 03-3513-6979，e-mail: info@jcopy.or.jp）の許諾を得てください．